# Die Kunst sich selbst zu verjüngen

M. J. KIRSCHNER

# DIE KUNST
# SICH SELBST ZU VERJÜNGEN

## YOGA FÜR TÄTIGE MENSCHEN

AGIS - VERLAG BADEN - BADEN

8. Auflage. (23. bis 25. Tausend). Alle Rechte vorbehalten!
© 1958 by Agis-Verlag Baden-Baden. Gesamtherstellung: Zippel=Druck Kulmbach.
Printed in Germany.

ISBN - 3-87007-002-1

*Herrn Dr. med. Günther Schulz*
*und Frau Dr. med. Sophie Schulz, München,*
zum Dank für ihre Mitwirkung als ärztliche Berater.

# VORWORT ZUR ERSTEN AUFLAGE

Ein neues Buch über Yoga? Viel zuviel ist darüber schon geschrieben worden, und manches davon hat mehr Verwirrung als Nutzen gestiftet. Aber dieses Buch ist gerechtfertigt, weil es sich beschränkt. Es geht hier um nicht mehr und nicht weniger als um den „Hauch des Lebens", den Atem, oder besser gesagt: um den richtigen Gebrauch des Atems als hygienische Nutzanwendung. Liegt diesen Atemübungen auch die Lehre des Yoga zugrunde, so ist doch weder von Mystik noch von Askese die Rede. Im Gegenteil: Es geht einzig und allein um das Wohlbefinden und um ein humanes Verhalten gegenüber dem eigenen Ich; denn nicht die viel zitierte Technik und ihre Auswirkungen sind die Quelle des Unbehagens an unserer Zeit, sondern die brutale Selbstausbeutung, die wir täglich betreiben.
Wir leben in einem neuen Zeitalter der Sklaverei. Obwohl wir wissen, daß Ausbeutung nicht nur unmenschlich, sondern auch unwirtschaftlich ist — denn ein Sklave arbeitet teuer und schlecht — verteidigen wir die Ausbeutung unserer eigenen Person mit den gleichen Worten wie die Sklavenhalter von ehedem: Es geht nicht anders, wenn man zu etwas kommen will. Ein merkwürdiges Schauspiel: Mit Abscheu und Mitleid blicken wir auf die vergangene Zeit der Sklaverei zurück und übersehen, daß die Lage der Unglücklichen, die in der modernen Sklaverei leben, weit schlimmer ist als jede frühere Menschenausbeutung. Keine Gewerkschaft schützt sie, kein Aufstand sprengt ihre Fesseln; denn Sklave und Peitsche haben sich im Namen eines Trugschlusses in eine paradoxe Personalunion begeben, die selbst so freundlich gesinnten Körperschaften wie etwa Tierschutzvereinen keine Machtbefugnisse mehr einräumt. Die Opfer der Selbstausbeutung haben weniger Anspruch auf die Sympathie der Öffentlichkeit als ein erschöpfter Droschkengaul.

Wir alle wissen, daß dieser Raubbau am eigenen Körper im Namen des Wiederaufbaus und des Wirtschaftswunders nicht mehr weitergehen kann. Aber wie Abhilfe schaffen? Dieses Buch will einen Weg weisen, der selbst demjenigen offensteht, der weder Geld noch Zeit für sein Wohlbefinden zu opfern bereit ist.

# VORWORT ZUR SECHSTEN ERWEITERTEN AUFLAGE

Ein Inder, der sich dem Yoga zuwendet, tut dies aus einem von zwei Gründen. Entweder seiner Gesundheit wegen; dann wird er sich mit einem bescheidenen Fortschritt im Hatha Yoga begnügen. Oder er nimmt die Entsagungen und Gelübde des Hohen Yoga (Radscha Yoga) auf sich und erwartet, dafür durch übersinnliche Wahrnehmungen, durch mystische Erlebnisse und den Erwerb magischer Kräfte belohnt zu werden. Daß dies möglich ist, davon ist er fest überzeugt. Denn die sehr alte und ehrwürdige Überlieferung der brahmanischen Literatur setzt ihm als erreichbares Ziel den Aufstieg bis zu den höchsten Stufen der Allgegenwart, Allwissenheit und Allseligkeit. Die Vorstellung, daß solche Attribute der Gottheit vorbehalten und dem Sterblichen nicht zugänglich seien, hat das Denken der Inder in seinen uferlosen Spekulationen nie gehemmt. Eine ungeheure Menge von Zitaten, Lehrgesprächen und Abhandlungen der Orthodoxie versichert dem Radscha Yogi, daß er zu solchem Streben den Mut haben darf und soll und daß er seinen Vorsatz auch verwirklichen kann.

Wieviele Menschen jemals zu den höchsten Stufen dieser Lehre emporgestiegen sind, darüber gibt es keine Auskunft. Aber die großen Weisen sind auch in Indien selten. Kein Jahrhundert kann sich rühmen, ein Dutzend hervorgebracht zu haben. Menschliche Größe kann man im übrigen nicht durch solche zahlenmäßigen Schätzungen erfassen, und es ist schwierig, den auch in Indien oft geäußerten Einwand zu überhören, daß die Orthodoxie eine unfruchtbare Lehre ist. Der Schriftsteller Arthur Koestler kam zu diesem Schluß, nachdem er ein Jahr in Indien mit der Untersuchung orthodoxer Yogaschulen und auf der Suche nach den Weisen des Landes verbracht hatte. In seinem sehr interessanten Buch „The Lotus and the Robot" (1960, bei Hutchinsons, London) sagt er, daß in der indischen

**9**

Orthodoxie hochgespannte Erwartung und endliche Erfüllung in einem geradezu tragischen Mißverhältnis zueinander stehen. Der immer noch kreißende Berg der orthodoxen Literatur des Yoga gebiert eine Maus an Verwirklichung.

Dem gegenüber stehen in Indien wie im Westen die mündlichen Überlieferungen und einige wenige Bücher, die versuchen, ihren Anhängern und Lesern die üblichen Überforderungen zu ersparen und das wirklich Erreichbare für ihr tägliches Tun zu empfehlen. Sie nehmen von vornherein den Standpunkt ein, daß die Gesamtheit der orthodoxen Überlieferung nicht ohne Überprüfung hingenommen oder gar auf Verhältnisse in anderen Ländern angewendet werden kann. Sie ziehen eine Grenze zwischen dem Bewundernswerten, dem Ausführ- und Vertretbaren einerseits — dem Fragwürdigen, dem Gefährlichen und Unzulässigen sowie dem baren Unfug andererseits. Diese kritische Einstellung stempelt sie als unorthodoxe Schulen ab. Das entscheidende Kennzeichen ist ihre bewußte Beschränkung auf das Zumutbare und der Verzicht auf Askese und Gelübde. Dafür aber verlangen sie energische Ausnutzung der gegebenen Möglichkeiten bei bescheidener Zielsetzung.

Nun tut Koestler in seinem Buche alle diese östlichen und westlichen Richtungen des Yoga mit dem Wort „bowdlerized versions" („bowdlerisierte Versionen") ab. Er spielt damit auf die Tätigkeit eines anglikanischen Bischofs Bowdler in England vor mehr als hundert Jahren an, der versucht hat, alle Texte Shakespeares von Stellen zu reinigen, welche ihm anstößig vorkamen. Ein „bowdlerisierter Yoga" soll wohl ein abgeschwächter und unechter Yoga sein. Hier hat, wie ich meine, ein Meister der Formulierung seinen Vorwurf an die falsche Adresse gerichtet; denn die unorthodoxe Auffassung in Indien wendet sich gegen die puritanische und lebensverneinende Einstellung der wirklichkeitsfremden Literatur. Sie versucht, eine heitere und lebensfrohe Lehre zu verbreiten und jenem Lebensgefühl der Bejahung und der Freude Ausdruck zu geben, das in der großen Vergangenheit des Landes die ganze Kultur erfüllt und getragen hat. Wenn jemand das heutige Indien „bowdlerisiert", dann sind es die orthodoxen Eiferer und die kleinbürgerlichen Reformatoren. Sie würden das Land völlig verspießern, wenn es keine unorthodoxen Kritiker gäbe.

Bei uns im Westen hat der unorthodoxe Yoga andere Aufgaben: Er füllt mit seiner bewußt betriebenen Gesundheitserziehung eine wesentliche Lücke aus, die unsere Erziehungssysteme offen gelassen haben. Dabei hat er sichtbare und beweisbare Erfolge. Die Zahl seiner Anhänger ist zwar unbekannt, aber nicht unbeträchtlich. Dies geht u. a. aus dem Widerhall hervor, den unser Buch DIE KUNST SICH SELBST ZU VERJÜNGEN in fünf deutschen und 7 spanischen Auflagen gefunden hat. Hunderte von Lesern lernte ich auf meinen Vortragsreisen und bei Demonstrationen kennen. Sie kamen zu mir, und andere schrieben mir. Der erste spanische Leserbrief stammt von einem Mönch im Kloster Montserrat. Allen diesen freundlichen Lesern möchte ich für ihre Worte der Anerkennung und die Empfehlung des Buches danken. Unter ihnen waren auch Frauen und Männer mit beachtlicher Kenntnis der orthodoxen Yoga-Literatur. Daß sie mit meiner Definition der Echtheit eines Yogi — das Merkmal ist die innere Aufrichtigkeit (nicht der Bart, die Schwierigkeit der Akrobatik usw.) — übereinstimmten, hat mich besonders gefreut.

Und schließlich darf ich mit aufrichtigem Dank der Förderung gedenken, die mir von vielen Ärzten und auch Heilgymnasten zuteil geworden ist. Man hat mir erlaubt, in Sanatorien, Heilstätten usw. zu sprechen, in ärztlichen Wohnungen Kurse zu geben, und man hat vielen Patienten das Buch in die Hand gedrückt mit der Empfehlung, danach zu handeln. So mancher Arzt hat sich mir als Schüler anvertraut, seine Patienten und Familienmitglieder zu mir geschickt und somit meine Tätigkeit als Gesundheitserzieher direkt unterstützt.

So empfehle ich nun diese neue Auflage der Gunst der alten Leser und Freunde und vieler neuer Leser, ganz besonders der Jugend. Denn es ist durchaus möglich, daß sie auf diesen Seiten die Grundlage für einen neuen Beruf entdeckt, den bisher nur ganz wenige Leute ausüben: den des anerkannten Gesundheitserziehers.

München, im März 1968                    Der Verfasser

* 1979: acht deutsche, neun spanische, eine englische und eine amerikanische Ausgabe.

# I. EINLEITUNG

Im Jahre 1952 kehrte ich nach einem langen Aufenthalt in Indien nach Deutschland zurück, bereichert durch einen Gewinn: Ich hatte im Umgang mit Indern etwas Yoga erlebt.

Yoga ist eine Lehre, und Yogi ist, wer Yoga macht. Yoga ist ein Erlebnis. Man erwirbt seinen persönlichen Stil des Yoga durch persönlichen Kontakt und durch Übung. Man kann Yoga weder kaufen noch durch Lesen allein sich aneignen. In Indien erlernt niemand Yoga aus Büchern. Man wird entweder durch Familienmitglieder eingeführt, oder man geht in eine der brahmanischen Schulen, Aschram genannt.

Es gibt in Indien vielerlei solcher Schulen und manche ungeschriebene Tradition des Yoga, keine der andern völlig gleich. Aber alle diese Auffassungen des Yoga gehen auf einen gemeinsamen Stamm zurück, von welchem sie auseinanderstreben, wie sich etwa die Zweige eines Baumes in verschiedenen Richtungen dem Himmel entgegenstrecken. Der Stamm entspricht der klassischen Literatur des Yoga, wie sie niedergelegt ist in den Sutras des Patanjali, im Gita und anderen Werken.

## Die Einseitigkeit der priesterlichen Überlieferung

Das Studium, die Auslegung und Übermittlung der Sanskritschriften sind in Indien das Vorrecht einer Kaste: der Brahmanen. Sie sind die Wortführer und die Traditionsträger des Hinduglaubens; aus der Brahmanenkaste gehen alle ihre Priester hervor. Aber nicht jeder Brahmane übt priesterliche Vorrechte aus. Hunderttausende von Brahmanen stehen im Berufsleben als Lehrer, Beamte, Angestellte aller Grade. Es gibt ganze Dörfer voller brahmanischer Bauern. Einige brahmanische Familien sind so vornehm, daß sie mit keinem der indischen Maharadschas an einem Tische zusammen essen könnten, denn zur Vornehmheit gehört in Indien, daß man nur mit seinesgleichen ißt. Es gehört auch dazu, daß man nur ißt, was jemand von gleichem oder höherem Range zubereitet hat. Daher sind viele Brahmanen Köche in Hotels. Das hat den Vorteil, daß jedermann dort essen kann, ohne sich etwas zu vergeben.

Die Priester selbst sind also innerhalb einer nach Millionen zählenden Kaste eine Minderheit. Aber von dieser Minderheit stammt die ganze Yogaliteratur Indiens, durchtränkt mit dem Weihrauchduft der Tempel und gesättigt mit dem Geist der Lebensverneinung, der nun einmal den Kern der hinduistischen Philosophie ausmacht. (Siehe Albert Schweitzer: „Aus meinem Leben und Denken", S. 126 — über indische Lebensverneinung —: „Verinnerlichung im Sinne des indischen Denkens besteht darin, daß sich der Mensch dem Gedanken des Nicht-mehr-Leben-Wollens ergibt . . .")

Diese priesterliche Geisteshaltung setzt vom indischen Leser und Schüler mit Selbstverständlichkeit voraus, daß er brahmanische Riten befolgt. Das heißt: daß er vegetarisch lebt, seine Fasten- und Schweigetage einhält, sich allgemeiner Enthaltsamkeit befleißigt, und daß er niemals etwas Rotes ißt. Denn es gehört zu den freiwilligen Lebenserschwerungen dieser Kreise, daß sie schon die unschuldige Tomate und die Erdbeere als etwas zu Aufreizendes betrachten. Vom roten Pfeffer ganz zu schweigen.

Auch versteht es sich in den brahmanischen Schulen von selbst, daß der Fortgeschrittene die klassischen Übungen des Hatha Yoga beherrscht, ehe er weitergeht zu den Lehren vom Karma Yoga, Kundalini Yoga usw., auch daß er bereit sein wird, die entsprechenden Gelübde abzulegen, wenn er sich dem Radscha Yoga widmen wird. Dieses sind die Stufen einer höheren Ausbildung, die auf den Hatha Yoga folgen, wie bei uns die Universität auf die höhere Schule.

Die indischen Bücher über Hatha Yoga dienen mehr als Nachschlagewerke, als Quellen für den Arzt, in denen er die Wirkung einer Übung sucht. Sie sind nicht dazu da, dem Anfänger die Übung klarzumachen. Wie man einen Asana macht, das sieht er von seinem Lehrer. Die Übung selbst ist meist nur so weit beschrieben, daß man sie erkennt. Aber dann folgen seitenlange und oft begeisterte Beschreibungen der segensreichen Wirkungen jeglicher Übung. Es soll deren 84 000 geben. Andere indische Quellen sprechen von 840 000 Asanas. Die Meinungen gehen in diesem Punkte auseinander. Nur sind sich die meisten Werke darüber einig, daß schon einige wenige der Übungen imstande sind, den menschlichen Körper von allen Übeln des Daseins zu befreien.

Wenn nun Bücher über Yoga den Zweck haben sollen, westliche Menschen auf eine für sie wertvolle Sache aufmerksam zu machen, dann muß — bei allem Respekt vor der philosophischen Seite dieser Literatur — gesagt werden, daß sie weder anschaulich noch anziehend ist. Im Gegenteil! Sie schreckt den Leser ab und verwirrt ihn durch eine Überfülle von Beweisführungen und Namen. Sie erschöpft ihn durch endlose Wiederholungen. Den Skeptiker reizt sie zu Fragen, die nicht zu umgehen sind.

Warum gehören zur Allgemeinbildung des Yoga etwa 1 600 Übungen, wenn schon einige wenige so gute Wirkung haben? Hat es jemals einen Yogi gegeben, der die· 840 000 Asanas selbst beherrscht hat?

Leute in mittleren Jahren erschrecken vor den Anforderungen, die an ihre Gelenkigkeit gestellt werden. Der Durchschnittsleser kann sich dem Eindruck nicht entziehen, daß gerade in der schmerzhaften und absurden Verrenkung eine besonders segensreiche Wirkung gesucht wird.


Zeit: der einschränkende Faktor

Weiterhin baut sich vor dem strebenden westlichen Leser ein unüberwindliches Hindernis auf. Es ist die echt indische Verachtung der Zeit, die aus der brahmanischen Literatur spricht. Für uns westliche Leute ist die Zeit von höchster Wichtigkeit. Für den Inder hat sie wenig Bedeutung. Und wenn sich jemand dem Radscha Yoga widmet, dann hört er auf, sich mit irgend etwas anderem zu beschäftigen. Die Zeit wird für ihn gänzlich bedeutungslos. Radscha Yoga ist der Yoga der Zeitlosen und der Tatenlosen.

Der westliche Leser, mit seinem aufrichtigen Streben nach Verinnerlichung, kann sich der Frage nicht entziehen, wie er die
vielen Übungen und stundenlagen Meditationen mit seinem
Tagesprogramm vereinigen soll. Er sehnt sich verzweifelt nach
einem Gleichgewichtszustand von Intellekt und Seele. Eine
komplizierte Unlust des Unbalanciertseins hat von ihm Besitz
genommen. Irgendwie fühlt er, daß im Yoga der Ausweg liegt.
Irgendwie ist er sich bewußt, daß sein rationales Denken nicht
ausreicht, einen Kalten Krieg zu beenden, den er mit sich selbst
führt. Aber all diese Bücher verlangen von ihm, daß er etwas
gibt, das er nicht hat: Zeit.

## Westliche Yoga-Literatur

In einer milderen Form spricht die gleiche Verantwortungs-
losigkeit hinsichtlich der Zeit des Übenden auch aus den westlichen Büchern. Die umfangreiche westliche Literatur lernte ich
erst nach meiner Rückkehr aus Indien kennen. Ihren Verfassern bin ich zu großem Dank verpflichtet, auch wenn ich mich
vornehmlich mit ihren Werken befaßt habe, um nichts aus
ihnen zu wiederholen. Ihnen schulde ich den gleichen Dank,
der auch meinen indischen Freunden gebührt. Wer immer ein
neues Buch schreibt, der stellt sich sozusagen auf die Schultern
aller jener, die vor ihm denselben Gegenstand behandelt haben.
Seine einzige Rechtfertigung besteht darin, daß er einen neuen
Beitrag bietet. Bevor nun der Kern dieses Beitrages genannt
wird, ist es notwendig, auf einige wesentliche Unterschiede
zwischen östlicher und westlicher Auffassung hinzuweisen.
Zusammenfassend läßt sich sagen, daß die große Literatur des
Radscha Yoga strenggenommen nur einer sehr kleinen Zahl
von ausübenden Radscha Yogis gilt. Daneben besteht die weltliche Form des Hatha Yoga, die in Tausenden von Familien und
Haushaltungen praktiziert wird, nur durch Beispiel weiterge-
geben von Generation zu Generation, fast ohne jede schrift-
liche Anleitung und meist ohne brahmanische Beeinflussung.
Welchen Yoga man auch macht in Indien, man redet sehr wenig
darüber.

Im Westen ist es umgekehrt. Es wird sehr viel über Yoga geredet und geschrieben und sehr wenig Yoga gemacht.

Wenn man aus Indien kommt, dann ist man überrascht von der Fülle und Vielseitigkeit der Vorträge, Artikel und der Bücher und auch beeindruckt von der Vielfalt der Meinungen und Ansichten über Atmung und die Stufen des Yoga. Man hat den Eindruck, daß sich im Westen mehr Leute für Yoga interessieren als in Indien, und daß dieses Interesse zwei Quellen entspringt. Zum Teil strebt die Leserschaft nach einer echten Verinnerlichung, zum andern Teil will sie in die Geheimnisse des Ostens eindringen. Was einem Inder störend auffallen würde, wenn er all diese Bücher und Beiträge läse und die Vorträge besuchte, ist ein zwiefacher Mangel an Zurückhaltung. Er würde sich darüber wundern, daß niemand ein Mißverhältnis zu bemerken scheint, welches zwischen dem Yoga besteht, den jemand macht und den jemand bespricht oder liest. Es würde ihm unbegreiflich vorkommen, daß Menschen Vorträge über Yoga halten, die selbst gar keinen Yoga machen. Ebensowenig würde er verstehen, warum sie dann darüber schreiben. Er würde auch erschrecken angesichts der geistigen Unabhängigkeit vom Lehrer und der Neigung zur Eigenforschung auf seiten der Leser von Yoga-Büchern. Dem Inder, mit seinem eingewurzelten Respekt vor der Autorität des Lehrers und Meisters, ist der Gedanke gänzlich fremd, daß man etwa in einen Buchladen geht und sich dort Bücher über die tiefsten Geheimnisse tibetanischer Sekten kauft. Wenn er ein Werk über Yoga liest, dann wird er sich erst bei seinem Meister erkundigen, ob das Buch nicht etwa zu weit hinausgeht über den Stand, den er mit seinen Übungen erreicht hat.

Die westliche Art, in den Yoga eindringen zu wollen, im Lehnstuhl sitzend, mit dem Buch in der Hand, hat für den Inder nun einmal etwas Unwirkliches und vielleicht Komisches. Denn er weiß, daß Yoga erworben werden muß durch tägliches Tun. Er weiß, daß sich der voreilige Leser der ständigen Versuchung aussetzt, mit den schwierigsten aller Dinge anfangen zu wollen, nur weil ihn ein Buchtitel dazu verleitet. Er ist sich bewußt, daß Yoga ein stufenweise aufzubauendes Erlebnis sein soll, nicht eine Spekulation des kalten Intellekts. Er weiß, daß die Lehre in leicht verdauliche Bissen aufgeteilt werden muß, die man in einem nicht rein intellektuellen Vorgang aufnimmt und verwertet. Er empfindet das Hineinwatenwollen in den See der tiefsten Geheimnisse als eine geistige Unbescheidenheit. Und er weiß, daß der Fortschritt davon abhängt, daß man das kleine Flämmchen eines Vorsatzes weder zu sehr anfachen noch unter einer Enttäuschung ausgehen lassen darf.

## Yoga für tätige Menschen

Im Umgang mit Hunderten von europäischen Schülern habe ich oft beobachten können, wie wichtig es ist, den Anfänger nicht zu entmutigen. Sein Vorsatz darf keiner Überbeanspruchung ausgesetzt werden. Man darf keine zu großen Opfer von ihm verlangen hinsichtlich seiner Zeit, noch sein Vertrauen erschüttern.

Yoga für tätige Menschen wurde geschrieben aus der Erfahrung, daß es unrealistisch ist, von tätigen Menschen zu erwarten, mehr als zwanzig Minuten täglich vor dem Frühstück für ihre Übungen herzugeben. Man kann dann auch, wenn sie die Unentbehrlichkeit der Entspannung eingesehen haben, erwarten, daß man im Tagesablauf irgendwann die notwendigen zwanzig Minuten für eine Entspannung einlegt. Alles, was darüber hinausgeht an Postulaten, führt nur zu Enttäuschungen. Tätige Menschen machen entweder einen Yoga von 20 plus 20 Minuten oder sie betreiben gar keinen Yoga.

Es erhebt sich nun die Frage, ob man denn in diesen ersten 20 Minuten des Tages so viel Yoga-Übungen machen kann, daß der Kern der Lehre erhalten und wirksam bleibt. Dieses Buch wurde geschrieben, um zu sagen: man kann! Aber, es soll von Anfang an gesagt sein: Auch zum „20-Minuten-Yoga" gehört mehr als zwanzig Minuten und eine Wolldecke. Es gehören auch dazu ein Wollen der Gesundung, eine gewisse Bescheidenheit und ein Maß von Aufrichtigkeit mit uns selbst. Wir dürfen vor allem nichts unternehmen, über dessen Sinn und Meinung wir nicht in vollkommener Klarheit sind. Hatha Yoga beginnt mit Klarheit, Aufrichtigkeit und einem bescheidenen Vorsatz.

## Die Zielsetzung

Die Aufrichtigkeit und diese Bescheidenheit verlangen eine Beschränkung auf ein erreichbares Ziel. Das Ziel des Hatha Yoga, mit seinen drei Disziplinen der Atmung, der Körperübungen (Asanas) und der Entspannung, ist zunächst körperliche Entgiftung. Hatha Yoga ist für uns zunächst nur eine Gesundheitslehre. Angestrebt wird Gesundheit in ihrer begehrenswertesten Form: in sichtbarer, fühlbarer und erlebter Verjüngung.

Für manche Leser ist nun diese Verjüngung nicht gerade das, was sie vom Yoga erwartet haben. Besonders nicht für jüngere Menschen, für die ein Nochjüngerwerden nichts Bestechendes hat. Aber auch reifere Jahrgänge unter den Lesern werden vielleicht befürchten, durch die Beschäftigung mit Hatha Yoga in einen östlichen Lehrgang bloßer Körperpflege zu geraten, der nur Hygiene predigt und ihnen nicht den erwarteten Trost einer Bewußtseinserweiterung verspricht. Sie erhoffen sich vom Yoga an erster Stelle eine Vertiefung des Lebens, eine Verinnerlichung. Indem sie den seelischen Bedürfnissen den ersten Rang einräumen, erwarten sie denn auch an erster Stelle Hilfe von den sogenannten „rein geistigen Disziplinen" des Radscha Yoga.

Die Verpflichtung zur Aufrichtigkeit erfordert eine Aufklärung. Wenn es auch richtig und lobenswert ist, die Vergeistigung als wichtigstes Ziel zu betrachten, so bedeutet dies nicht, daß man den Weg beim Ziel beginnt. Die Vergeistigung steht am Ende und nicht am Ausgangspunkt der Bemühung. Sie an den Anfang zu rücken ist der Denkfehler, der aus einer merkwürdigen Verachtung des Körperlichen stammt, welche dem Inder fremd ist. Der Inder ist viel freundlicher zu seinem Körper. Ihm kommt als Hochmut vor, wenn er sieht, wie westliche Menschen mit ihrem Leibe umgehen. Wie sie ihn mißhandeln, mißbrauchen und oft mit einer unbeschreiblichen Rücksichtslosigkeit ausbeuten.

Der westliche Mensch hat sich angewöhnt, seinen Körper zu betrachten, als sei er eine Art von Pferd — ein Arbeitstier —, das zu allen Zeiten im Galopp zu rennen hat. Wenn es ermüdet, dann gibt man ihm die Sporen zu fühlen und legt die Peitsche über seinen Rücken. Ins moderne Leben übertragen, hat sich die Peitsche in Reizgifte verwandelt und der Sporn in den Stachel der Leistungskonzentration. Mit Hilfe von Koffein, Alkohol und anderen Reizmitteln verfährt der westliche Mensch grausamer mit seinem Körper, als er gegen irgendeinen ihm fremden Droschkengaul sein würde.

Für den Inder beginnt jede Wendung zum Besseren zunächst damit, daß man den eigenen Leib brüderlich zu behandeln lernt, daß man mit dem Einfachen anfängt und langsam sein Verständnis steigert, bis man würdig geworden ist, in die höheren Sphären des Yoga einzudringen. Der Gesamtkomplex des Yoga ist wie ein Wolkenkratzer. Die untersten drei Stockwerke entsprechen den drei Disziplinen des Hatha Yoga: Atmung, Asanas und Entspannung. Was darüber sich erhebt, gehört zum Radscha Yoga. Der Inder empfindet es als Überheblichkeit, wenn nun jemand versuchen sollte, mit einer Art von Expreßlift gleich auf den Gipfel des Ganzen zu gelangen. Für ihn ist es selbstverständlich, daß man Stockwerk um Stockwerk aus eigener Kraft zu erklimmen hat. Er hat kein Verständnis für die Auffassung einer intellektuellen Spekulation, welche die Stufen des Hatha Yoga als rein körperlich verachtet und gleich in die obersten Stockwerke bis zu den letzten Geheimnissen vorzudringen wünscht.

Die Aufrichtigkeit der Zielsetzung gebietet absolute Klarheit sowohl über das Erreichbare als auch über das Nicht-Anzustrebende. Es dürfen weder nebelhafte Hoffnungen noch mystische Erwartungen genährt werden, denn eine Nichterfüllung wäre tödlich für das Flämmchen des guten Vorsatzes.

Deshalb ist es auch notwendig, klarzumachen, daß die westliche Vorliebe für eine Beschäftigung mit den sogenannten „rein geistigen" Disziplinen der Konzentration, der Meditation und des Samadhi (Stufe der höchsten Verzückung eines Radscha Yogi) leicht zu einer Auffassung führt, als sei der Hatha Yoga eine „ungeistige" Schule. Es darf hier betont werden, daß es keinen „ungeistigen" Yoga gibt. Auch nicht im Hatha Yoga.

## II. DAS HAUS DES YOGA

### Was heißt „Yoga"?

Das Wort Yoga hat denselben Stamm wie unser „Joch" (yoke im Englischen, Yuga im Sanskrit). Yoga machen heißt zusammenjochen, heißt ein brüderliches Zusammenspannen von Geist und Körper betreiben, eine Gleichberechtigung von zwei Partnern betonen. Dadurch wird ein „Freundlichsein zu uns selbst" eingeleitet, welches ein geistig gelenktes Erlebnis ist. Diese Geisteshaltung steht in bewußtem Gegensatz zu der Selbstausbeutung und Roheit gegen uns selbst, die wir im Westen gewohnt sind. Die Atmung wird zu einer durchgeistigten Übung. Alle Körperübungen werden in einer bestimmten Geistesverfassung gemacht, und die Entspannung wird zu einer Kraftquelle, zu der auch die großen Meister des Radscha Yoga täglich zurückkehren. Nichts ist dem Hatha Yoga fremder als ein seelenloses Turnen. Wenn jemand nun befürchtet, daß im Hatha Yoga sein Seelenleben zu kurz kommen könnte, so beweist dies nur, daß er bisher keinen Hatha Yoga gemacht hat. Die Furcht des Fernstehenden, daß er im Körperlichen stecken bleiben könnte, würde in Indien nur ein Lächeln hervorrufen. Denn man kann sich nicht mit unberührt bleibender Seele verjüngen, ebensowenig als man in einen See springen kann, ohne naß zu werden.

### „Echter" und „unechter" Yoga

Im Interesse der Klarheit ist es auch wünschenswert, den Unterschied zwischen „echtem" und „unechtem" Yoga zu beschreiben. Ich habe einmal in Indien an einen Brahmanen die Frage gerichtet, wer eigentlich ein echter Pilger sei. Seine Antwort, echt indisch als Vergleich gegeben, machte mir auch den Unterschied zwischen „echten" und „unechten" Yogis klar.

Meine Frage hatte eine gewisse Berechtigung, denn ich hatte eine unangenehme Begegnung mit indischen Wallfahrern gehabt, in einem Schnellzug zwischen Kalkutta und Patna, in Bihar. Es geschah in einer Mondnacht auf einer kleinen Station, daß der Zug von einer Schar von Pilgern erstürmt und geplündert wurde. Nun hatte ich schon oft Tausende von Wallfahrern die Bahnstationen des Landes belagern sehen in der Hoffnung, irgendwie mit einem Zug mitzukommen. Denn manchmal sind Hunderttausende von Leuten unterwegs zu Festen und heiligen Stätten. Nur wenige legen den Weg zu Fuß zurück. Aber noch nie hatte ich derartige Ausbrüche von Gewalttätigkeit von seiten solcher Pilger erlebt. Sie verließen den halb zerstörten und gänzlich ausgeraubten Zug an einer Haltestelle in der Nähe des Ganges.

Die Schrecken jener Nacht waren schon überwunden, als ich einige Wochen später wieder in dieselbe Gegend kam und an jener Haltestelle ausstieg. Ich ließ Diener und Gepäck zurück und setzte über den Strom. Am anderen Ufer stand ein kleiner Tempel in einem Hain. Der Priester hatte sein Bad und seine Meditation beendet, und ich geriet in ein Gespräch mit ihm. Ich erzählte ihm von dem Überfall und beklagte mich über diese merkwürdige Art von Wallfahrern. Er meinte, diese Leute hätten ursprünglich wohl nur vorgehabt, ein paar Haltestellen weit mitzufahren, um in jener heiligen Nacht ein Bad im Ganges zu nehmen. Den Zug hätten sie wahrscheinlich nur ausgeraubt, weil sie sich vermutlich über irgend jemand oder irgend etwas geärgert hätten.

„Die heilige Vollmondnacht verbringt man zu Hause oder im Tempel, Sahib", fuhr der alte Mann in seinen Erklärungen fort. „Wer reist denn schon in solch einer Nacht!" setzte er mit leisem Vorwurf hinzu, „wenn jedermann betet oder meditiert!" Ich versuchte, ein Gefühl der Verlegenheit zu verbergen, und stellte meine Frage.

„Was ist denn der Unterschied zwischen einem echten Wallfahrer und einem falschen?"

„Gott wird sicher den Pilger ehren, der reinen Herzens über den Fluß rudert, um vielleicht bei diesem Tempel hier sein

Gebet zu verrichten. Er wird ihn sicher einem Manne vorziehen, der bis zum Heiligen See von Manasarowar nach Tibet hinaufwandert, über alle die Berge und Pässe, dreitausend Kilometer weit . . . und der unterwegs in alle Kneipen und Spielhöllen eintritt. Die Echtheit des Wallfahrers, Sahib, liegt nicht in der Länge und Steilheit oder Steinigkeit des Weges begründet, sondern in der Aufrichtigkeit des Vorsatzes."

Dasselbe gilt auch vom Yoga. Das Maß der Echtheit liegt nicht in der Schwierigkeit der Verrenkung. Es liegt in uns selbst. Die Echtheit ist relativ. Wer etwas Erreichbares mit Bescheidenheit und täglicher Bemühung anstrebt, der betreibt echten Yoga.


## Was kann der „20-Minuten-Yogi" erwarten?


Es ist beruhigend zu wissen, daß die Echtheit der Bemühung im Yoga ein relativer Wert ist. Wenn nun diese Echtheit an die Ernsthaftigkeit des Vornehmens gebunden ist, dann ist es auch wesentlich, genau zu wissen, wo dem „20-Minuten-Yogi" seine Grenzen gesteckt sind und was er nicht wollen soll oder darf. Zur Verdeutlichung dieser Grenzen möge eine Gegenüberstellung von Hatha und Radscha Yoga dienen, aus welcher sich die Gemeinsamkeiten sowie auch die Unterschiede der Bestrebungen entnehmen lassen.

HATHA YOGA
Bejahung des Lebens

RADSCHA YOGA
Verneinung des Lebens

8. Samadhi (die höchste
Verzückung)

7. Meditation

„Durchblick" →

3. Entspannung
(drei Stufen)

2. Körperübungen
(Asanas)

1. Atmung

6. Konzentration

5. Observanz: Fasten,
Entsagung,
Schweigen,
Abtötung der
Wünsche.

4. Gelübde: Nicht Lügen,
Nicht Stehlen,
Nicht Töten,
Nicht Begehren,
Nicht Besitzen.

Das Ziel: VERJÜNGUNG          Das Ziel: NICHTSEIN

Die Gegenüberstellung deutet an, welchen Platz die drei Disziplinen des Hatha Yoga im Gesamtkomplex des Yoga einnehmen. Sie stellen die weltliche Seite dar. Hatha Yoga ist kein
Kult, sondern die Lehre einer dreifachen Reinigung, welche
den Körper wie auch den Geist befreit.
Die Atmung ist eine Reinigung der Luftwege. Die Körper-

übungen, verstärkt durch die Atmung, befördern die Ausscheidung von Rückständen und Körpergiften. Die dritte Disziplin — die Entspannung — wird geübt, um eine lebhafte Durchblutung des Leibes zu erreichen, und wird erlebt als eine Befreiung und eine Rückkehr zu dem Zustande der Reinheit und des Unvergiftetseins, in welchem der jugendliche Mensch lebt. Dieser Grad innerer Reinheit ist für manche Inder ein Lebensbedürfnis, für den Radscha Yogi überhaupt die Voraussetzung seines Lebens. Der erwachsene westliche Mensch lernt diesen Zustand nur ausnahmsweise kennen. Es ist die Entgiftung. Und diese Entgiftung, systematisch betrieben, ist das Wesentliche an dem Vorgang der Verjüngung durch Hatha Yoga.

Die Gegenüberstellung macht auch den gewissen Gegensatz sichtbar, der nun einmal zwischen den Disziplinen des Hatha Yoga einerseits, und denen des Radscha Yoga andererseits besteht. Hatha Yoga ist eine lebensbejahende Lehre. Das Ziel der Verjüngung will schließlich nur jemand erreichen, der ja sagt zum Leben.

Radscha Yoga sagt nein zum Leben. Sein Ziel ist das Nichtsein. Dieser Gegensatz drückt sich auch in den Übungen aus, welche von den Übenden beider Schulen gemacht werden. So gilt es in Indien keineswegs als eine Entweihung der Prinzipien des Hatha Yoga, wenn z. B. ein Sportler gewisse Übungen macht, welche die Männlichkeit betonen. Die gleichen Übungen macht ein Offizier vor einer Schlacht. So ist es auch durchaus im Rahmen des Üblichen, mit denselben Übungen die sexuellen Kräfte zu steigern. Der Radscha Yogi macht Übungen zum gegenteiligen Zweck. Er wünscht die Abtötung, und seine Geisteshaltung ist die des Verzichtes und der Entsagung.

Es ist notwendig, über diesen Unterschied klare Ansichten zu haben. Wer Hatha Yoga macht, wird keinerlei Gelübde ablegen, noch auf die Freuden des Daseins verzichten. Es gibt in Indien Zehntausende von Menschen, die mit Hatha Yoga aufwachsen und ihn bis an das Ende ihres Daseins betreiben. Sie stehen mitten im Leben, meist als Angehörige der obersten Schichten, des kriegerischen und landbesitzenden Adels, als hohe Beamte, Juristen, Offiziere, Ärzte, Unternehmer. Sie machen Yoga mit ihren Frauen und geben die Lehre den Söhnen und Töchtern weiter.

Es war ein gütiges Schicksal, welches mich in einem Zeitraum von etwa fünf Jahren fast ununterbrochener Wanderungen und Reisen mit solchen Menschen zusammengeführt hat.

## Der Weg der Kschatryas

Meine Tätigkeit als landwirtschaftlicher Berater brachte mich im Laufe jener Jahre gerade mit den Schichten zusammen, die dem kriegerischen Adel — den Kschatryas — angehören. Wohin mich meine Wege führten, immer wurde ich freundlich empfangen, und oft wurde mein Wunsch nach Einführung in den Hatha Yoga erfüllt. Da gab es geruhsame Gespräche auf Hausdächern und Terrassen, wo man die kühlen Stunden der Nacht verbringt. Oder im Sternenlicht unter dunklen Bäumen, an den Ufern heiliger Flüsse. Man erzählte mir von den Überlieferungen der Höfe und den Traditionen großer Clans und Familien. Man lehrte mich, die Übungen zu machen. Einmal war's auf den Zinnen einer Burg. Ein andermal auf einer Bergwiese. Dort zwischen den Zelten und Traktoren auf einer Rodung im Terai, jener reichen Senkung am Fuß der Berge. Einmal, in einem Hochtale des Himalaya, zwischen Tempeltrümmern und zerbrochenen Statuen, zeigte mir ein Sadhu — ein heiliger Mann —, wie man den Kopfstand macht. Und wieder ein andermal war's ein Fabrikherr in seinem Park nahe der großen Stadt, zwischen Anschlußgleisen und rauchenden Schloten der Industriebauten. Ich lernte Yoga von Mitreisenden auf Schiffen und in Zügen, in Hotels, in den Unterkunftshäusern und in Dutzenden von Privatwohnungen.

Was in diesem Buch als „die indische Auffassung" dargelegt wird, ist die Summe der Ratschläge, Meinungen und Erklärungen, auch der Warnungen und Vorbehalte, von denen ich Kenntnis erhielt. Allen diesen meinen Lehrern gebührt mein Dank.

Wie ich an mir selbst erlebt habe, kann ein nicht ungelehriger Anfänger (zu welchen ich mich rechne) die Verjüngung durch Hatha Yoga an sich selbst innerhalb weniger Wochen verwirklichen. Wie man das macht, wird in den folgenden Kapiteln gezeigt. Wenn dieses Buch seiner Leserschaft eine Beschränkung auf das für westliche Menschen Durchführbare und Erreichbare vorschlägt, so ist dies ganz im Sinne jener, die meine Lehrer waren. Die freiwillige und bewußte Beschränkung ist auch keineswegs als eine Kritik an den höheren Stufen des Yoga aufzufassen. Sie ist vielmehr ein Zeichen des Respektes und jener Bescheidenheit, mit welcher sich ein Besucher des Tempels damit begnügt, sich im Vorhofe aufzuhalten, ohne in das Innere des Heiligtums eindringen zu wollen. Denn, je erfolgreicher man im Hatha Yoga ist, desto mehr Bewunderung hat man für die unerhörten Leistungen der Radscha Yogis und für die Entsagung, welche sie sich auferlegen.

## Der Preis des Radscha Yoga ist Verzicht

Der Pfad des Anfängers im Radscha Yoga ist gepflastert mit Entsagung und Verzicht. Der Novize legt Gelübde ab, die in ihrer absoluten Lebensverneinung den strengsten Forderungen westlicher Klöster entsprechen würden. Daher ist, im Gegensatz zu den vielfach verbreiteten Anschauungen, die Ausübung des Radscha Yoga nur eine Sache für wenige Auserwählte. Nur sehr wenige Inder machen Radscha Yoga. Niemand kann mit genauen Zahlen aufwarten, denn es gibt keine Statistik über Yogis in Indien. Indische Schätzungen schwanken zwischen 1 bis 3 pro Million Einwohner. Das ergibt Gesamtzahlen von etwa 400 bis 1 200 ausübenden Radscha Yogis. Diese wenigen Leute gehen vollkommen unter in der ungeheuren Zahl von etwa drei Millionen von Sadhus (religiösen Bettlern und dergl.), die alle Heiligtümer und auch alle Jahrmärkte des Landes bevölkern und gegen milde Gaben Yoga-Übungen zeigen.
Der „echte" Radscha Yogi ist niemals ein Bettler, auch wenn er den Weg der freiwilligen Armut einschlägt und ohne zu wanken einhält.
Nach der indischen Auffassung, die sich übrigens nicht mit der Möglichkeit beschäftigt, daß eine Frau Radscha Yoga machen könnte, läßt sich das ideale Leben eines Mannes in vier Perioden einteilen. Sein Lebenslauf beginnt mit einer Zeit des Lernens. Darauf folgt die Eheschließung und die Zeit des Erwerbens. Wenn man heranwachsende Kinder hat, ist die Periode des

Lehrens eingeleitet. Und etwa nach der Geburt eines zweiten Enkels ist die Zeit des Sichzurückziehens gekommen. Im Sinne solcher Überlieferungen geschieht es immer wieder, daß ein hochgebildeter Mann vorgerückten Alters, sagen wir ein Rechtsanwalt oder erfolgreicher Geschäftsmann, ein Minister oder ein Gelehrter, Abschied nimmt von dem Getriebe dieser Welt. Bis soweit kommt uns all dies verständlich und erträglich vor. Auch Karl V. ging in ein Kloster.

Aber er ging nicht auf die Straße! Die Entsagung des Radscha Yogi geht viel weiter. Er nimmt einen Abschied, der viel tiefer einschneidet, und er nimmt ihn auf immer. Von seinem Beruf, seinem Besitz. Von seinem Namen und seiner Kaste. Lebendigen Leibes macht er seine Frau zur Witwe und seine Kinder zu Waisen und geht hinaus in eine Welt, die er nicht kennt. Mit einem Lendenschurz angetan und einem Stabe in der Hand. Einer höheren Erfüllung wegen gibt er jegliche Tätigkeit auf. Ob er seinen „Guru", den geistigen Lehrer, schon kennt, ist unsicher. Es mag ein Jahrzehnt dauern, bis er ihn findet. Aber wir dürfen annehmen, daß er seines Rufes sicher ist.

Irgendwo — vermutlich am Rande einer heiligen Stadt — wird er sich niederlassen, um von den milden und recht spärlichen Gaben sehr einfacher Leute zu leben, denen er nicht ein Wort des Dankes geben wird. Denn seine Schweigepflicht macht ihn zu einem menschenscheuen Flüchtling, zu einem asozialen Wesen. Bis zu seiner letzten Verzückung wird er kaum Umgang haben mit seinen Zeitgenossen, außer mit seinem Guru. Mit diesem aber wird er — wie die ernst zu nehmenden Berichte lauten — nur auf dem Wege der Gedankenübertragung verkehren. Geredet wird im klassischen indischen Yoga sehr wenig. Angesichts solcher Opferbereitschaft ist es fühlenden Menschen kaum möglich, sich einer gewissen Ergriffenheit zu erwehren. Aber die gleiche Aufrichtigkeit, welche uns Bewunderung abnötigt, ruft auch unseren Sinn für Wirklichkeit wach. Der Radscha Yogi nimmt all diese Entsagungen auf sich, um nicht wiedergeboren zu werden.

Radscha Yoga — ohne den Glauben an die Seelenwanderung — wird zu einer gegenstandslosen Lehre. Aber auch, wenn wir uns versuchsweise in die indische Einstellung versetzen, ist es für westliche Menschen schwierig zu begreifen, warum aus

einem höchst wertvollen Mitglied der Gesellschaft ein nur mit
sich selbst beschäftigter Anhänger der Tatenlosigkeit werden
muß, nachdem er sein bisheriges Leben offensichtlich im Glauben an die Nützlichkeit des Tuns und den Sinn des Lebens
verbracht hat.

Es ist aber sehr wohl vorstellbar, daß es sich in solchen Fällen
um Introvertierte handelt — das sind Menschen mit einem
stark nach innen gerichteten Lebensdrang —, für welche ihr
bisheriges Leben das wirkliche Opfer war und die jetzt — nach
erfüllter Aufgabe — endlich den Weg zu ihrer eigentlichen Be-
stimmung einschlagen.

## Wie steht es um die Meditation?

Wenn wir noch einmal zu der Gegenüberstellung auf Seite 24
zurückkehren, dann wird die bildlich dargestellte Trennungswand zwischen den beiden Schulen des Yoga in ihrer Bedeutung durch das Bisherige erklärt sein. Der „20-Minuten-Yogi"
kann nicht erwarten, geschenkt zu erhalten, was in Indien den
wenigen Auserlesenen — nach solch ungeheuren Opfern — allein
offensteht. Er kann auch redlicherweise nicht erwarten, auf
einem Umwege zu gewinnen, was andere so teuer erkauft
haben. Die tiefen Versenkungen der Meditationen und die Ver-
zückungen des Samadhi stehen uns nicht offen, wenn wir nicht
die Gelübde ablegen, uns nicht der Askese unterwerfen, kurz,
wenn wir den Preis nicht bezahlen wollen. Wir haben nur eine
gewisse Aussicht, einen Blick hinüber in die lichte Welt des
Radscha Yoga zu werfen, wenn wir in das Grenzgebiet der
tiefen Entspannung einzudringen gelernt haben.

In der genannten Scheidewand steht ein Fenster offen, genannt
„der Durchblick". Es gibt auf der tiefsten Stufe der Entspannung eine Art von subjektivem Erlebnis eines Schwebezustan-
des, welches seinerseits eine gefestigte Beherrschung der At-
mungs- und Körperübungen voraussetzt. Aus diesem Zustand
der „Innenschau" (welcher oft mit der echten Meditation des
Radscha Yoga verwechselt wird) kann man Erlebnisse des Ein-
dringens in eine andere Welt und unvergeßliche Eindrücke zu-
rückbringen. Aber von irgendeinem „Samadhi-Erlebnis" kann

keine Rede sein. Die in diesem Buch enthaltenen Anweisungen werden die Leserschaft bis an das Fenster in der Trennungswand heranführen, aber keineswegs hindurch.

### Ist der Lotossitz notwendig?

Die indische Sitzhaltung mit den verschränkten Beinen ist geradezu zum Symbol und Wahrzeichen des Yoga geworden. Der sogenannte Lotossitz gehört zu den vier klassischen meditativen Stellungen. Wer die Meditation aber von vorneherein nicht anstrebt, für den ist die Quälerei überflüssig. Denn für den westlichen Stuhlsitzer ist es eine jahrelange Qual, bis er so weit ist, daß er diese Sitzhaltung, ohne zu leiden, längere Zeit erträgt. Der Inder leidet nicht, denn er ist Bodensitzer. Im Kapitel über die Atmung wird dieser Punkt näher behandelt (Seite 63).

Westliche Yoga-Bücher beginnen meist ganz im Stile der indischen Literatur und mit der gleichen steinernen Pedanterie, indem sie diese schwierigen Sitzhaltungen an den Anfang aller Übungen rücken. Meist zeigen sie auch die ganze Skala der Übungen in vorzüglichen Bildern. Und ganz wie in den indischen Werken wird vom Leser vorausgesetzt, daß er unbeschränkte Zeit hat und daß er jede Übung macht. All diese Forderungen werden der „Echtheit" des Yoga zuliebe erhoben.

### Warum so wenig Yoga gemacht wird

Das interessierte Publikum hat heutzutage auch vielfache Gelegenheiten, Yoga-Bilder in Zeitschriften zu sehen. Meist sind es Abbildungen eines westlichen Meisters in Person oder einer gertenschlanken Schülerin. Auch gibt es ab und zu in westlichen Städten Vorführungen „echt indischer" Yoga-Übungen im brahmanischen Stile, gegeben von einem Inder.

Aus dem einen oder andern erhält das Publikum gewöhnlich den fast unzerstörbaren Eindruck, daß man in erster Linie ein Schlangenmensch sein muß, wenn man Yoga treiben will. Die Zuschauerschaft gerät in die verwirrende Überzeugung, daß die Akrobatik die Hauptsache ist am Yoga, und daß der Maßstab der Echtheit in der schmerzhaften Verrenkung liegt. Der Vorführende bemüht sich dann vergeblich, durch gegenteilige Versicherungen hinwegzunehmen, was er durch sein Tun erreicht hat.

Die Bücher, die Bilder und die Vorführungen wirken alle zusammen, um Tausende von Menschen von der Ausübung des Hatha Yoga fernzuhalten. Sie sind ebenso viele Abtötungen aufkeimender Vorsätze, die in den Herzen ungezählter Zuschauer, Leser und Zuhörer und ihrer Frauen entstanden waren. In den Herzen von Menschen, die sich angezogen fühlten und schon längst Yoga hätten machen sollen und die nun neue Gründe gefunden haben, davon abzustehen.

Diejenigen, welche den Yoga am dringendsten nötig hätten, sind die Korpulenten. Sie sind die ersten, die sich abschrecken lassen durch Bilder von schlanken Mädchen, durch Angst vor lächerlicher Akrobatik und wohlberechtigte Befürchtungen um ihre Gelenke und Rückenwirbel.

Aber nicht nur die Dicken werden abgeschreckt. Der Wille zur Selbsthilfe durch Yoga ist in jedermanns Brust wie ein schwaches Pflänzchen. Man darf es nicht unter der Sonne vergleichender Selbstkritik verdorren lassen. Und man muß ihm einen sicheren Standort gönnen. Aber gerade das Suchen nach einem möglichst „echten" Beet ist für den westlichen Leser von Yoga-Büchern eine viel zu schwierige Aufgabe. Ihm bleibt überlassen, sich aus einer Überfülle von Übungen diejenigen herauszusuchen, für die ihm seine beschränkte Zeit Muße läßt. Meist muß er diese Wahl treffen, ehe er die Übungen erlernt hat. Die Folge ist, daß er bald damit aufhört.

In manchen Fällen tritt eine Übersättigung mit zusammengelesener Weisheit ein. Auch sachlich richtige, tiefschürfende Bücher über Yoga können die Aufnahmefähigkeit der Leserschaft übersteigen. Nicht der Verfasser ist für die entstehende Entmutigung verantwortlich, sondern die Ungeduld der Lesenden.

Manchmal werden auch Hoffnungen erweckt und genährt von Leuten, die selbst keinen Yoga machen, die ihn aus zweiter und dritter Hand bezogen und mystische Weisheiten über ein erschauerndes Publikum ausgießen. Sie machen die wirksamste Werbung gegen Yoga überhaupt.

Eine Anzahl von Werken der westlichen Literatur des Yoga versucht, ihrer Leserschaft dergleichen Enttäuschungen zu ersparen. Sie sind durchweg von Leuten geschrieben, die im Osten und im Westen einigermaßen zu Hause sind. Entweder von Indern, die im Westen leben, oder von westlichen Verfassern, die ihren Yoga in Indien an Ort und Stelle erworben haben. Je mehr sich diese Werke vom orthodoxen Standpunkt der brahmanischen Schule entfernen, desto mehr tragen sie dazu bei, daß sich die Ausübung des Yoga im Westen ausbreitet. Aber bei aller gebotenen Fülle der „liberalen" Literatur muß doch gesagt werden, daß sich die große und wichtige Lehre von der Verjüngung im Westen viel zu langsam durchsetzt. Sie sollte schon längst in die Lehrpläne westlicher Schulen aufgenommen sein.

## Das Buch des Yoga

Dies ist das Buch von der Verjüngung für tätige Menschen. Es ist ein Versuch, Lesern und Leserinnen aller Altersgruppen und Bildungsgrade einen erlebten und relativ „echten" Yoga zu zeigen, den sie langsam durch ein wenig Lesen und ein Maß des täglichen Tuns verwirklichen können. Es ist auch ein Versuch, dem westlichen Standpunkt noch mehr entgegenzukommen und dabei zu vermeiden, das Schon-oft-Gesagte zu wiederholen. Es soll. versucht werden, für das Pflänzchen des guten Vorsatzes einen Standpunkt zu finden, an dem es gedeihen kann. Es soll ihm ein Plätzchen gefunden werden, wo es Wurzel schlagen kann, ohne daß die Übenden ihre Gläubigkeit überanstrengen.

Dies ist das Buch des Yoga für die Skeptiker. Yoga für lebensfrohe Menschen. Yoga der Lebensbejahung. Ohne Möncherei und auch ohne den Kitzel des Mystischseinwollens. Yoga für den Lehrer und den westlichen Arzt. Ganz besonders richtet sich dieses Buch an die Millionen arbeitsamer Menschen in mittleren Jahren, welche die Anzeichen eines körperlichen Abstieges als eine seelische Belastung schmerzlich empfinden. Ihnen soll und kann geholfen werden.

Dieses Buch soll ihnen zeigen, wie solch ein Abstieg zuerst aufgehalten und dann wieder rückgängig gemacht wird.

Daher ist dies das Buch des Yoga für die Überanstrengten und ewig Müden. Es soll den vielen erschöpften Hausfrauen zeigen, wie man sich von den Schmerzen im Rücken und den immer kalten Füßen befreit. Es soll den vielen Geschäftsleuten helfen, die nur mehr in Kraftwagen sitzen, die da kurzatmig und schwerfällig wurden und auf steifen Gelenken durch das Leben wandern, früh alternd und mißgestimmt. Für sie sollen ganz besondere Übungen gezeigt werden.

Wer Yoga am meisten nötig hat, das sind die Dicken, die nachts nicht schlafen. Dieses Buch wurde mit der besonderen Absicht geschrieben, gerade den Korpulenten jegliches Hindernis aus dem Wege zu räumen, das ihnen den Weg zur Selbsthilfe durch Yoga verstellt. Es wird sich auch mit jenem Hindernis befassen, welches in der Brust der Dicken wohnt, und daher heißt das nächste Kapitel: „Yoga für die Dicken".

## III. YOGA FÜR DIE DICKEN

### Vorzeitiges Altern

Es gibt einen Grad der Körperverfettung des Menschen, der so überwältigend zu sein scheint, daß man sie die „übermächtige" nennt. In dieser Bezeichnung drückt sich die Machtlosigkeit aus, mit welcher der Leidende, und oft auch seine Ärzte, dieser Krankheitsform gegenüberstehen.

Die allgemeine Körperverfettung ist eine weitverbreitete Plage. Die indische Auffassung geht dahin, daß fleischessende Menschen mehr darunter leiden als die Vegetarier, obwohl letztere keineswegs davon verschont bleiben. Auch unter Völkern, die z. B. nur von Reis leben wie unter den Indern von Bengalen und Bihar, gibt es viel Fettsucht. Es ist aber doch auffallend, wie sich Anhänger gewisser religiöser Gruppen (die man an ihren Turbanen, Bärten usw. von den Vegetariern unterscheiden kann) als Typus des korpulenten Fleischessers einprägen. Sie beeinflussen, möchte man sagen, das Erinnerungsbild des Reisenden, das er vom Lande mitnimmt. Ob Vegetarier oder nicht, es trifft auch für Indien die alte Wahrheit zu, daß der Dicke kürzer lebt.

Hierfür haben die Inder eine einfache und eindringliche Erklärung. Sie sagen, jedem Menschen werde bei seiner Geburt die Anzahl seiner Atemzüge vorausbestimmt und auch die Gesamtmenge seiner ihm zustehenden Nahrung zugemessen. Wer nun also diese Atemzüge in kurzen Stößen früh erschöpft, oder die ihm zukommende Nahrung hastig verschlingt, der wird vorzeitig alt und stirbt früh.

Die meisten westlichen Ärzte werden einverstanden sein mit einer ähnlich lautenden Erklärung der Körperverfettung: als einer vorzeitigen, örtlichen Alterung einiger Organe, die meist sogar in der Vergreisung einer einzigen Drüse (der Hypophyse) ihren Anfang nimmt. Vertieft und beständig wird dieses Leiden durch einen unbezähmbaren Appetit, welcher den Korpulenten immer wieder dazu treibt, sich mit Nahrung zu überladen und dadurch seine Beschwerden noch zu steigern. Es wäre unrealistisch, sich dieser Tatsache zu verschließen. Auch in Indien ist es so, daß der Dicke gerne gut und allzugut ißt, heimlich oder unheimlich, und zu oft.

Seine Strafe ist also örtliche Vergreisung, auch seiner Bauchspeicheldrüse, seiner Leber und Nieren. Somit beginnt die Leidensgeschichte mit der Unterfunktion an einer Stelle, welche als Symptom etwa Unwohlsein und Leibschmerzen nach sich zieht. Aus solchen Symptomen werden dann wieder Ursachen von weiteren und zusätzlichen Beschwerden. Ursachen und Folgen, hier also Alterung und Schwächungen, hängen zusammen wie die Glieder einer vielfach verzweigten Kette. Die Körperverfettung ist eine Kettenreaktion.

Die indische Auffassung sagt, die Kette beginnt mit falscher Atmung. Auch hier stimmen die westlichen Ärzte überein: der Mensch, welcher ohne Zwerchfellbewegung atmet, begibt sich auf den Leidensweg der Verfettung. Mit der Einschränkung, daß damit nur der erste nachweisbare körperliche Faktor genannt sein soll. Denn oft gehen der Erkrankung seelische oder wirtschaftliche Einflüsse voraus. Es gibt Leute, die aus enttäuschter Liebe dick werden: sie fangen an, zuviel zu essen. Andere, weil sie im Geschäftsleben erfolgreich waren. Zu erfolgreich, ist man versucht zu sagen, denn, wenn sie das Auto nicht hätten und nicht soviel Hummer bezahlen könnten, wären sie besser dran! Die sitzende Lebensweise und das Auto mit seinen Bequemlichkeiten sind jedenfalls sehr oft mitbestimmende Faktoren.

Der westliche Geschäftsmann und seine Frau verbringen ihre Tage am Schreibtisch oder am Lenkrad. Mit überladenem Magen sitzen sie in zusammengesunkener Haltung für viele Stunden täglich, nur mit der Brust atmend, einen verkrampften Fuß auf dem Gashebel. Diese Art von Leuten bevölkern die Sanatorien aller Welt mit den Qualen ihrer Leiber und ihren Depressionen. Alles, weil sie aufgehört haben, richtig zu atmen. Und unglücklicherweise ist es gerade diese Art von Leuten, die so sehr zur Verfettung neigen, welche die meisten Widerstände zu überwinden haben, ehe sie sich bis zum entscheidenden Schritt der Selbsthilfe durchringen. Der erste Schritt zu dieser Selbsthilfe ist Verständnis. Daher nehmen wir die Kette beim ersten Gliede auf und verfolgen den Fortschritt der Erkrankung: die Kettenreaktion.

## Die drei Stufen des Dickwerdens

Der Mensch, welcher nicht mit seinem Zwerchfell atmet, entzieht seinem Leibe die Massage und Durchknetung, auf welche seine Organe einen Anspruch haben. Dann beginnt auch die Abwärtsbewegung der Eingeweide. Der überlastete Magen senkt sich. Dadurch werden in der Leibeshöhle die Bauchspeicheldrüse und die Milz eingeengt und in ihren Funktionen behindert. Der ganze Dünndarm wird gedrückt, und der Dickdarm wird an die Bauchwand gepreßt. Die Eigenbewegung (Peristaltik) des Darms wird gehindert und hört auf Teilstrecken ganz auf. Verdaute Nahrung häuft sich an und wird nur mehr durch Gasdruck weitergeschoben. Sie trocknet aus und wird immer giftiger. Fäulnisprozesse beginnen, deren Abbauprodukte vom Darm aufgesaugt und in den Blutkreislauf gebracht werden. Die Symptome der Kopfschmerzen und Blähungen führen ihrerseits wieder zu Schlafstörungen. Der Fettansatz nimmt seinen Anfang.

Der Bauch drängt sich zunächst nach oben . . . in den Brustkorb hinein. Die Schultern heben sich, wodurch der Eindruck hervorgerufen wird, als hätte sich der Hals verkürzt. Nacken und Kinn tauchen langsam unter in einer Reihe von Speckfalten. Die Brust hebt sich, aber es ist keine Heldenbrust. Sie heißt nur so. Sie ist kein Anlaß, etwa stolz zu sein auf eine gute Figur. Denn sie ist das Symptom der ersten Stufe eines fortschreitenden Verfalls.

Dann geht der Verfall rasch weiter. Das Becken beginnt sich nach vorne zu senken, es kippt nach unten, dem Druck des Bauches nachgebend. Dies verursacht das bekannte Hohlkreuz, das seinerseits wieder Veränderungen nach sich zieht. Die falsche Haltung führt zu Fußbeschwerden. Der Dicke nimmt noch immer zu, und sein Gewicht drückt seine Füße durch. Der

Patient beginnt unter einer erhöhten Anfälligkeit für Erkältungen zu leiden. Auch sonst ist er in eine Zone überhöhter Gefahr eingetreten. Er hat etwa fünfmal soviel Chancen einer Krebserkrankung, aber viel weniger Aussicht, eine Operation zu überleben, die der Schlanke glatt übersteht. Die Versicherung verlangt mehr Prämiengeld von ihm als vom Dünnen. Sehr zu Recht! Nach dem Senkfuß die Krampfadern, die Hämorrhoiden und die Herzbeschwerden.

Die dritte Phase wird eingeleitet, wenn der Inhalt des Unterleibes die Bauchwand völlig ausweitet und die allgemeine Unförmigkeit eintritt. Körperschlacken und Wasser häufen sich in großen Mengen im Leibe an. Der Darm wird auf einem immer größer werdenden Teil der Gesamtlänge zum Kotbehälter. Er ist nicht mehr aktiv in der Aufnahme von Nährwerten, sondern von Giften. Meist macht das Herz dann einen Proteststreik.

### Die Alarmglocke läutet

Diese Herzbeschwerden sind eines der Anzeichen einer verzweifelten Gegenwehr des Körpers. Er hat ein gutes Recht, sich zu verteidigen. Wir gestehen ihm dieses Recht auch im allgemeinen zu, etwa wenn wir einmal zuviel Wein getrunken haben. Dann erwarten wir einen Kater. Aber der korpulente Mensch, der zwar eine dumpfe Ahnung des Abstiegs hat, will den Zustand des Dauerkaters nicht anerkennen und nicht als Warnung hinnehmen. Die rechtmäßigen Proteste nimmt er als unerträgliche Unbotmäßigkeit seines Leibes hin. Denn dieser Leib ist nur dazu da, zu dienen und zu gehorchen. Die Kopfschmerzen und das Kreuzweh, die Atemnot und die Angstzustände werden nicht als Hilferufe und Notsignale aufgefaßt, sondern als lästiges Versagen von Bestandteilen wie etwa von Zündkerzen an einem Motor.

Derselbe Mann würde wahrscheinlich seinem Auto den fällig gewordenen Ölwechsel nicht vorenthalten. Aber die Bitten und Hilferufe seines Körpers wünscht er nicht zur Kenntnis zu nehmen. Er unterdrückt sie, er läßt alle Jalousien herunter, und dann erkauft er sich eine schnelle Befreiung von dem jeweiligen Symptom.

Denn der Dicke ist nicht bereit zu einer Zusammenarbeit mit seinem Leib — noch nicht. Denn er hat ja Geld! Er will es sich auch gerne etwas kosten lassen, wenn ihn nur jemand schnell und ohne aktive Mitarbeit von seinen Symptomen befreit. Er legt viel Geld auf viele Tische für Tabletten und Pülverchen, für Spritzen, Bäder und Massagen. Für dieses Geld erwartet er, mit Gesundheit bedient zu werden, und daß man ihm Besserung serviert, ohne daß er etwas dazu tut.

Er bekommt auch, wofür er bezahlt hat. Die Kopfschmerzen vergehen, mit Hilfe der Tabletten vergißt er die morgendliche Depression. Aber . . . die Erleichterung ist nicht von Bestand. Die Beschwerden melden sich immer wieder, in immer kürzer werdenden Pausen. Die Dosen der Tabletten werden dementsprechend größer. Der Körper läßt seine Sirenen immer lauter aufheulen. Wenn der Dicke reist, dann führt er eine halbe Apotheke mit sich, die sich auf seinem Nachttischchen breitmacht. Aber die Verstopfungen und die Schlaflosigkeiten und die grauen Morgenstunden reisen mit.

Erst wenn der Schwerleibige nach vielen kostspieligen Erfahrungen des Ballastes von Chemikalien in seinem Körper müde ist, dann ist er — vielleicht — bereit, den entscheidenden geistigen Schritt zu tun, der ihn zu einem aktiven Mithelfer bei der Selbsthilfe des Körpers machen wird.

## Der innere Widerstand

Die praktische Erfahrung lehrt, daß es weitaus schwieriger ist, in einem Dicken den Wunsch zur Selbsthilfe zu entwickeln und das kleine Pflänzchen am Leben zu erhalten, als ihm die paar Yoga-Übungen beizubringen, welche ihm helfen werden. Die Schwierigkeit liegt nur zum geringsten Teil im Körperlichen verankert; es sind seine seelischen Widerstände, die so schwer zu überwinden sind.

Einige Hemmungen sind angeboren. Der Pykniker — der Urtyp des Rundlichen — hat nun einmal etwas gegen jegliche Disziplinierung, um nicht zu sagen, daß er sie haßt. Die reinen phlegmatischen Pykniker sind aber selten. Sehr oft ist der Korpulente ein energischer Mensch. Sein Wollen muß nur ausgelöst werden, und dies ist möglich, sobald er einsieht, daß seine Fettsucht das Produkt seiner eigenen Geisteshaltung ist. Denn wenn er sich dagegen wehren würde, dann könnte er sich davon befreien.

Auch die Dicken haben ein Gewissen, und daher ringen sie mit ihren Hemmungen. Sie lesen dieselben Bücher und Zeitschriften wie die Schlanken und sind daher den gleichen Mißverständnissen ausgesetzt. Ihre Angst vor jeglicher Akrobatik und ihre Furcht vor Verletzungen sind berechtigt. Das Minderwertigkeitsgefühl des Dicken ist tief verankert. Er will sich nicht lächerlich machen und keine vergeblichen Opfer bringen. Dicke Leute sind meist nicht kämpferisch veranlagt; aber wenn sie etwas zu verteidigen bereit sind, dann ist es der Abendschoppen, die Tasse Kaffee und die Zigarre: die „kleine Freude". Denn das ist alles, was ihnen eigentlich noch vom Leben geblieben ist.

Dieser innere Konflikt steigert sich zu einer Krise, wenn der Patient eine vergebliche Entziehungskur gemacht hat. Wenn er genug gelitten hat, entschließt er sich zu einem Verzweiflungsschritt: er geht fasten. Dieser Anlauf steht etwa in der Mitte zwischen den bisherigen Versuchen, die Symptome durch Kauf von chemischen Präparaten loszuwerden, und einer echten Selbsthilfe. Es ist immerhin ein großer Fortschritt, daß er ein körperliches Opfer bringt. Das Opfer wird auch belohnt, aber die Belohnung entspricht nicht ganz den Erwartungen des Patienten.

Wenn er nach einigen Wochen schlank und verjüngt zu seiner Familie, seiner Firma und seinen Stammtisch zurückkehrt, dann weiß man schon, was geschehen wird. In wenigen Wochen ist die alte Fülle wieder da, und die Krise beginnt.

## Ein schlechter Dienst

Es ist ein schlechter Dienst am Korpulenten, wenn man seine Hemmungen steigert, anstatt ihm den Weg zur Selbsthilfe zu erleichtern. Man stößt ihn weiter hinein in eine Gefahrenzone, in welcher er nun einmal lebt. Denn niemand kann sagen, wie viele Zehntausende von Dicken jährlich an den Folgen der Verfettung zugrunde gehen, oft viel zu vorzeitig und manche gänzlich unnötigerweise. Niemand kann sagen, wie viele Leben hätten gerettet werden können, wenn man diesen Patienten gesagt hätte, daß Hatha Yoga nicht eine Schule der mönchischen Entsagung und des Verzichtes ist, sondern eine freundliche Lehre der Lebensbejahung und Lebensfreude; daß nicht jeder jede Übung machen muß, aber daß es für jeden eine ihm angepaßte Übung gibt; daß er kein Schlangenmensch werden muß, daß er weder vegetarisch leben noch auf seinen Schoppen Wein verzichten muß. Man darf einfach nicht soviel Tugend und Enthaltsamkeit predigen, wie es die Yoga-Literatur vom Dicken verlangt, denn er liest aus all dem nur das Nein.

## Der Umbruch

Es ist ebenfalls ein schlechter Dienst an den Verfetteten, wenn man ihnen nicht klarmacht, warum auch eine Entziehungskur keinen bleibenden Erfolg hat, wenn sie nicht aus der passiven Haltung zur aktiven Mithilfe übergehen. Bloßes Hungern ist etwas Negatives. Ein Unterlassen. Was der Dicke aber nötig hat, ist ein innerer Umbruch, eine Korrektur seiner Geisteshaltung. Die Kur ohne Korrektur ist ein Mißerfolg (was ihm sein Arzt wahrscheinlich auch schon gesagt haben wird).
Der Dicke hat seine Geisteshaltung gegenüber seinem Leiden zu ändern. Bei der Mehrheit der Korpulenten ist nicht der konstitutionelle Faktor ausschlaggebend, sondern die Ansicht, daß der dicke Bauch etwas Natürliches und Unvermeidliches ist, das man bis an sein Lebensende mit sich herumschleppt. In den meisten Fällen ist der Bauch ein Zeichen einer inneren Verschlampung, einer Unreinlichkeit. Also nicht vom Schicksal auferlegt, sondern ein Verschulden und eine Schande.

## Die Statistiken des USA-Gesundheitsdienstes

Die geistige Einstellung bestimmt, ob eine Bevölkerung dick oder schlank ist. Eine Statistik des USA-Gesundheitsdienstes

(Newsweek vom 31. 1. 1955, Seite 42) sagt, daß es unter der weißen Bevölkerung in USA zweimal soviel dicke Männer gibt wie Frauen. Und daß, verglichen mit den Zahlen von 1912, die Frauen durchschnittlich 5 Pfund weniger wiegen ' als die vergleichbaren Altersgruppen von 1912, während die Männer 5 Pfund schwerer geworden sind.

Bei den Negern aber ist es umgekehrt! Und die Negerinnen sind erheblich dicker als die Männer!

Diese Zahlen können nicht durch Ernährungs- und Vererbungsfaktoren erklärt werden. Für die weiße Bevölkerung ist nur eine Auslegung dieser Zahlen möglich: Die Amerikanerin hat mehr Körperbewußtsein als ihr Mann. Für sie bedeutet Dicksein eine soziale Deklassierung, ein Unschick- und Unreinsein. Der Mann aber nimmt seinen Bauch als Selbstverständlichkeit hin. Der männliche Neger bleibt schlank aus Gründen, die nicht schwer zu finden sind. Er ist immer noch der Schwerarbeiter, während der Negerin der zunehmende Wohlstand der Rasse körperlich nicht gut bekommen ist: sie ist verschlampt. Zu einem kleinen Teil kann auch ein anderes Schönheitsideal diese Zunahme erklären. Aber das ist ja wiederum ein geistiger Faktor!

## Aktive Selbsthilfe

Am Anfang des Abnehmens steht die geistige Umkrempelung, der Schritt zum Körperbewußtsein, zur aktiven Mithilfe bei der Genesung. Solange ein Mensch sich um diese Korrektur drückt, nimmt er nicht bleibend ab. Er wird erst dann einen Fortschritt machen, wenn er selber etwas tut, und zwar Yoga-Übungen macht.

## Korrektur ohne oder mit Kur

Eine normale Körperverfettung von etwa 8—16 kg Übergewicht läßt sich meist zu Hause — ohne Entziehungskur — weitgehend korrigieren. Wenn der Patient seine Übungen getreulich macht, dann kommt es zu einer Verkleinerung des Magens. Auch werden die Organe durch die pneumatische Massage der Atmung und die Wirkung der Übungen wieder langsam aus der Senkung herausgeholt und an ihre Plätze zurückgeführt. Zunächst tritt dann der — für den Übenden oft überraschende — Zustand ein, daß er nicht mehr soviel essen will. Es kommt vor, daß ihm große Mahlzeiten plötzlich widerstehen. Gewisse Veränderungen im Sonnengeflecht finden statt, welche die geistige Einstellung des Korpulenten zu den Freuden der Tafel oft bleibend ändern. In einem späteren Kapitel wird hiervon ausführlich die Rede sein. Durch die Zusammenwirkung dieser Faktoren wird die Selbstdisziplinierung, vor der der Dicke meist soviel Angst hat, auf einmal leicht gemacht. Ja, es ist möglich, daß sie zu einem neuen Bestandteil seines Tagesablaufes wird, auf den er später nicht mehr verzichten möchte.

Es soll hier durchaus nicht der Eindruck erweckt werden, daß Hatha-Yoga-Übungen alle Entziehungskuren überflüssig machen sollen. Im Gegenteil. Die Lehre rät zu Abmagerungskuren unter der A u f s i c h t  v o n  Ä r z t e n in allen Fällen von fortgeschrittener Verfettung. Das heißt, wenn der Leidende schon unbeholfen und unförmig ist, wenn er alt und geschwächt ist. Denn in diesem Falle ist er gar nicht imstande, wirksame Übungen zu machen, ohne daß man seinen Darm einmal gründlich entleert und sein Gewicht auch durch Wasserentzug vorher herabsetzt. Hatha Yoga verlangt nur, daß der Leidende in der zweiten Hälfte dieser Kur schon mit den leichtesten Übungen beginnt.

Diese Übungen sind in der Rückenlage zu machen. Auch der Schwächste wird imstande sein, sie auszuführen. Sie bezwecken die Lockerung und Aufhebung von Darmverkrampfungen, eine Belebung des Kreislaufes und gewisse Steigerungen der Funktionen durch eine sogenannte „Wärmelenkung". Zu diesen Übungen gehört keinerlei Gewandtheit oder nennenswerte Muskelkraft. Jeder kann sie machen, der nur über etwas Geisteskraft und Vorstellungsvermögen verfügt.

Es darf in diesem Zusammenhange erwähnt werden, daß man mit sehr kleinen Kindern oder mit geistig Zurückgebliebenen keinen Yoga machen kann. Den Feinfühligen aber wird das „Insich-Hineinhorchen" des Yoga leicht fallen. Sie werden ihre Entgiftung auch durch die Denkvorgänge des Yoga zu beschleunigen lernen und daher schneller abnehmen. Schlankwerden durch Schlauheit ist mehr als ein witziges Schlagwort. Es ist eine alte Erfahrung im Yoga, daß intelligente Schüler weitaus größere Fortschritte machen als Leute mit unzureichendem Einfühlungsvermögen.

Dies gilt ganz besonders für die korpulente Leserin. Sie wurde zwar bisher in diesem Kapitel nicht erwähnt, aber ihr weibliches Einfühlungsvermögen wird ihr wohl bei der Lektüre jeder Seite gesagt haben, daß auch sie gemeint war, wenn von dem Dicken die Rede war. Ihr wird dieses Vermögen ganz besonders zugute kommen. Und somit: Auf zur Atmung!

# IV. DIE ATMUNG

## A. Die Atmung als Stoffwechsel, als Anregung und Belebung sowie als Erlebnis

### Falsche Atmung: der Anfang des Übels

Im vorhergehenden Kapitel wurde versucht darzustellen, daß die Kettenreaktion der Verfettung mit dem Aufhören der Zwerchfellatmung anfängt. Es ist also logisch zu erwarten, daß eine Rückbildung und Verjüngung von einer Korrektur der Atmung ausgehen muß.

Atmung, richtig verstanden, ist nicht nur ein reines Luftholen. Es kommt noch auf andere Dinge dabei an. Wichtig ist, daß man mit der ganzen Lunge atmet und nicht mit einem Teil. Vieles hängt davon ab, auf welchem Wege der Ein- und Ausatmungsstrom durch die Zugangspforten in die Lunge geleitet wird. Und schließlich ist es auch wesentlich, in welcher Haltung man atmet, was man dabei will und dabei denkt. Dann nämlich wird die Atmung erst zu einem Erlebnis.

Zunächst einmal zu der rein hygienischen Seite des Atmens.

Wenn wir die Lunge mit einem Schwamm vergleichen, dann entspricht die Mechanik des Vollsaugens dem Vorgang der Einatmung, und ein Auspressen des Schwammes gibt ein gutes Bild von einer Ausatmung, denn diese Lunge ist ein schwammartiges Gebilde. Im Interesse eines einprägsamen Vergleiches wollen wir uns die Luft als eine verderbliche Flüssigkeit — etwa als Milch — vorstellen, wie sie aufgesaugt, festgehalten und wieder abgegeben wird. Die Atmungsluft ist ja nicht dem Verderben ausgesetzt, wie etwa Milch. Sie enthält jedoch genug Verunreinigungen, welche sich in der Lunge festsetzen und sich dann wie gärende Milch verhalten können.

Der Schwamm der Lunge ruht also eingebettet in dem elastischen Brustkorb, der sich zwar etwas zusammenpressen läßt, aber doch niemals so weit, daß der Schwamm gänzlich leergepreßt wird. Die Ausatmung ist auch im besten Falle nur eine unvollkommene Entleerung des Schwammes. Bei jedem Atemzug bleibt ein Rückstand von etwa einem Liter Luft zurück, den der Arzt die „Residualluft" nennt.

Im Sinne eines Vergleiches mit Milch entspricht dieser Rückstand etwa dem Bodensatz gestriger Milch in einer Kanne, der auf dem Boden ruht und nicht mit ausgegossen wird. Der Vergleich mit Milch ist angreifbar. Er hat nur den einen Vorteil, daß er uns die Vorstellung von einem Schwamm erleichtert, in dessen Kämmerchen und feinen Bläschen eine leicht verderbliche Masse von Rückständen zu Schleimabsonderungen führt. Der Rückstand wird zum Gefahrenherd.

Es ist daher nicht überraschend, wenn Lungenerkrankungen in solchen Ansammlungen ihren Ursprung finden. Auch ist es leicht zu verstehen, warum man bettlägrige Patienten, die etwa mit einem Beinbruch in eine Klinik eingeliefert wurden, täglich mehrmals umdrehen muß. Denn wenn man sie tagelang auf ihren Rücken liegen ließe, dann würde sofort der Schwärungsprozeß einer Lungenentzündung beginnen.

Mit anderen Worten: die Schleimabsonderungen werden zu Entzündungsherden, wenn man sie ruhen läßt. Dann fangen sie zu gären an. Wenn man sie aber bewegt, sanft knetet und drückt, dann findet immer wieder ein gewisser Austausch von Frisch- und Altluft statt, die Reinigung verhütet eine Entzündung.

Nun hat dieser Brustkorb des Menschen einen Boden, der elastisch ist: das Zwerchfell. Dieser Boden ist so konstruiert, daß er sich mit einer Einatmung nach unten ausflacht und daher

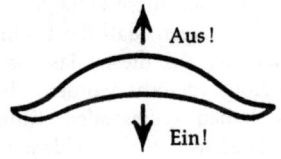

Aus!

Ein!

den Lungenraum vergrößert. Bei der Ausatmung soll er sich in den Brustkorb hineinwölben und dadurch von unten her die kritischen Gegenden ausquetschen, in denen der Bodensatz festsitzt. Diese Zwerchfellbetätigung heißt auch die Bauchatmung, da der Leib mit der Einatmung schwillt und mit der Ausatmung in sich zusammensinkt. Luft wird dabei nicht in den Unterleib eindringen. Man hat nur das subjektive Empfinden, als würde sich der Leib blähen wie ein Ballon und auch ebenso zusammenfallen.

## Raus mit dem Bodensatz

Die innere Reinlichkeit verlangt, daß man so wenig Altluft wie nur möglich in sich herumträgt und alte Rückstände mehrmals täglich durch ein Ausdrücken des Schwammes entfernt. Das wird durch eine verstärkte Ein- und Auswölbung des Zwerchfelles erzielt. Dies läßt sich sehr wirksam machen, wenn man sich auf die Schultern stellt (Schiefe Kerze — Viparita karani) oder gar auf den Kopf. Damit erreicht man einen Grad der Reinigung, der im Stehen, Sitzen oder Liegen nicht zu erzielen ist. Das soll aber nun nicht gleich heißen, daß man jeden Korpulenten gleich auf den Kopf stellt. Er wird andere Übungen machen, die etwas weniger wirksam sind und etwas länger gemacht werden müssen. Aber auch für ihn gibt es etwas, das ihn befreit.

## Was sagt das Herz dazu?

Das in den Brustkorb eingebettete Herz wird bei diesen mehr oder weniger energischen Bewegungen mitgehoben und mitgesenkt. Da nun die Dicken oft ein schwaches Herz haben, ist es notwendig zu wissen, ob ihnen diese Übungen auch bekommen. Im allgemeinen kann man sagen, daß die Übungen eine Wohltat sind, denn das Herz ist auf diese Massage eingerichtet. Es ist auch bereits mit Erfolg versucht worden, Herzerkrankungen mit Atemübungen zu heilen (Wiesbaden, Klinik Wilke, Prof. Tirala). Es wird aber geraten, daß der Leidende seinen Arzt befragt, wenn er mit diesen Übungen beginnt.

# Atmung als Energiezufuhr und als Entgiftung

Vom rein Stofflichen her betrachtet ist Atmung nichts anderes als die Aufnahme eines wichtigen Rohstoffes in den Kreislauf: Aus einem gemischten Gas wird ein Prozentsatz eines Kraftspenders entnommen — der Sauerstoff. Von allen Bedürfnissen des Menschen ist er dasjenige, welches er am wenigsten entbehren kann.

Vortragsredner über die Materie der Atmung pflegen zu betonen, daß man wochenlang ohne feste Nahrung und tagelang ohne Wasser leben kann — aber höchstens zwei bis drei Minuten ohne Luft. Sie weisen auch meist auf den Unterschied zwischen „Äußerer Atmung" und „Innerer Atmung" hin und damit auf die Möglichkeit, durch Steigerung der inneren Atmung das Lebensgefühl und die Leistungsfähigkeit zu erhöhen.

Wenn man den Atmungsvorgang mit dem der Nahrungsverwertung vergleicht, dann vollzieht sich die Verdauung entlang einer Einbahnstraße. Sie beginnt beim Eingangstor und ist ein Durchmarsch zu einem jenseitigen Ausgangstor. Der Weg mag vielfach gewunden sein und die Details sehr kompliziert, aber es ist der Sachverhalt. Atmung dagegen ist ein schnell fließender Gastransport in rasch wechselndem Pendelverkehr. Die Einbahnstraße der Luftwege wechselt ihre Richtung in einem unbeständigen Rhythmus, und die Eingangsöffnung ist auch der Ausweg. Der Weg zum Endverbraucher des Sauerstoffs — zur Millionenmasse von Körperzellen — ist nur für kleinste Energieeinheiten passierbar, und diese Zellen liegen am letzten Ende, sozusagen in einer engen Haarnadelkurve.

Wie alle Nahrung durch den Magen geht, muß alle Atmung die Lunge durchqueren. Diese aber ist nicht ein Sack zur Vorverdauung, sondern mehr eine Art von Schalterhalle. Und wie bei einer Bank bestimmt die Anzahl der Schalteröffnungen, wieviele Kunden zu gleicher Zeit bedient werden können. Viele Schalter erlauben einen hohen Gesamtumsatz des Betriebes.

Die äußere Atmung schafft eine Quantität unsortierten Gases in diese Schalterhalle (die Lunge) hinein und pumpt alles Material aus ihr hinaus, das ihr aus den Schaltern übergeben wird. Sie

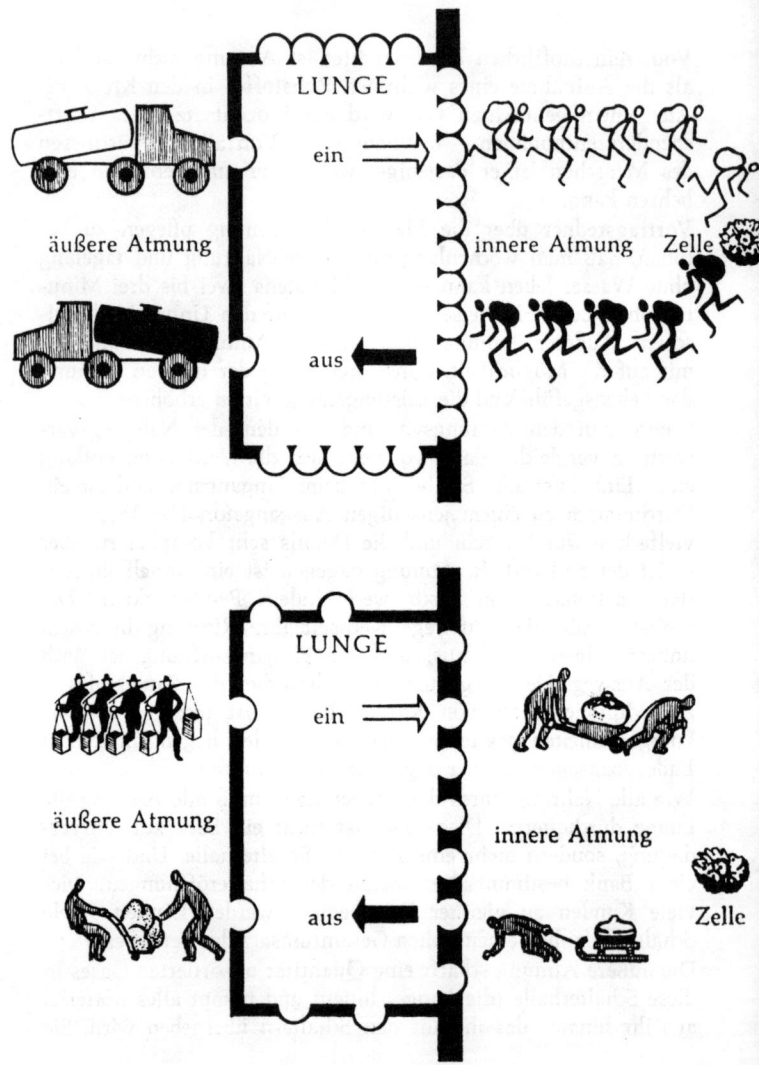

ist reine Spedition und arbeitet wie etwa ein Möbelpacker, der am Inhalt der Kisten nicht interessiert ist.

Die Lungenbläschen haben eine chemisch aktive Innenseite, die den wertvollen Sauerstoff aussortiert und das Unbrauchbare zurückweist. Innerhalb des Lungenbläschens übernimmt ein Bote eine Fracht Sauerstoff und eilt damit auf einer der Millionen Bahnen zu einer Zelle. Es ist ein rotes Blutkörperchen. Die Zelle wartet schon hungrig auf ihn und übergibt ihm als Rückfracht eine kleine Menge Kohlensäure, die das Abgas ihrer Verbrennungsmaschine ist. Diese Kohlensäure ist also ein Rückstand, der im gleichen Tempo hinausgeschafft werden muß und zum Körpergift wird (in der Form der Milchsäure), wenn er sich in Nervenzellen oder Muskeln anhäuft. Nach großen und ungewohnten Überanstrengungen (wie etwa einer Bergtour) wirkt sich diese Anreicherung als schmerzhafte Schwellung aus, die uns als Muskelkater bekannt ist. Übermüdung ist also immer eine Übersäuerungserscheinung. Die Verhinderung von vorzeitiger Erschöpfung hängt weniger von der Energiezufuhr als von der reibungslosen Abfuhr von Rückständen ab.

Die Fähigkeit, Körpergifte auszuscheiden, nennt der Arzt das Erneuerungs- oder Regenerationsvermögen. Es kann einen hohen oder einen ungenügenden Wirkungsgrad haben. Beim unvergifteten Kinde geschieht die Regeneration völlig unbewußt und automatisch und hinterläßt keinerlei Reizstoffe im Körper. Beim Erwachsenen aber wird die Funktion der Erneuerung durch eine Vorbelastung mit Giftstoffen (wie etwa Alkohol, Nikotin und Nahrungsrückstände im Darm) wesentlich erschwert. Außerdem hängt der Erfolg davon ab, daß er genügend rote Blutkörperchen als Träger und genügend Lungenbläschen als Bankschalter in Betrieb hat.

### Einfluß der Zwerchfellatmung auf den Bauch

Die Wirkung der vorgeschlagenen Übungen beschränkt sich keineswegs auf Lunge und Herz. Denn man kann ja das Zwerchfell nicht auf- und abbewegen, ohne den Bauch zu rühren. Jede Vergrößerung des Lungenraumes geht auf Kosten der Leibeshöhle: sie wird zusammengedrückt und mit ihr die Eingeweide. Damit wölbt sich die Bauchwand nach außen auf. Diese Bewegungen des Darmes und der Organe, wie des Magens, der Leber, Gallenblase, Bauchspeicheldrüse, sind eine Massage, auf welche diese ein Anrecht haben. Wenn man ihnen diese Massage vorenthält, dann hören sie auf, richtig zu funktionieren. Dies aber ist, was der Schwerleibige nicht erfüllt. Er atmet nur mit dem Brustkorb. Die Bauchatmung findet er lästig und ermüdend. Und deshalb wird er dicker. Er hat nicht nur einen großen Bodensatz verbrauchter Luft in der Lunge, also eine verschleimte Lunge, die nur mit einem Bruchteil der Kontaktfläche arbeitet. Er hat auch einen verdreckten Darm.

Im vorhergehenden Kapitel wurde (auf Seite 36) von der Ansammlung verdauter Nahrung gesprochen, welche der Korpulente meist in sich herumschleppt. Es ist nichts Außergewöhnliches, wenn jemand im Dickdarm die Nahrungsreste der letzten 48 Stunden, also von 6—8 Mahlzeiten aufgespeichert hat. Diese Reste bestehen aus teilweise abgebauten Nährstoffen, welche Gärungs- und Zersetzungsprozessen unterworfen sind. Sie werden immer giftiger, und es werden schädliche Stoffe in flüssiger und in Gasform ausgeschieden. Diese Gifte werden vom Darm absorbiert und vom Kreislauf im Körper abgesetzt, wo sie verheerend wirken. Der Kot selbst wird immer trockener und härter. Schließlich verursacht er auch durch mechanische Reibung Verletzungen und sekundäre Beschwerden, wie etwa Hämorrhoiden. Es ist auch durchaus nicht verwunderlich, daß gerade dort, wo der harte und giftigste Kot getragen wird, im absteigenden Dickdarm und im Mastdarm, gewöhnlich der Tumor des Darmkrebses operiert werden muß.

Der Korpulente fühlt natürlich die Folgen dieser Vergiftung und bemüht sich, sie loszuwerden, indem er Brechmittel einnimmt, die nach unten wirken. Die Reizwirkung führt zu einer explosiven Entleerung, aber die Behandlung muß immer wieder wiederholt werden, da sie keine Selbsthilfe ist.

Atmungsübungen, welche das Zwerchfell nach oben und unten in Bewegung setzen, sind also eine doppelseitige Reinigung. Oben wird die Lunge ausgeknetet und von Rückständen befreit. Darunter wird durch die Darmmassage zunächst der Verdauungskanal gereinigt und indirekt die langsame Entschlakkung des Leibes in die Wege geleitet. Denn es ist ja nicht nur der Darm, in welchem der Korpulente den angesammelten Unrat herumschleppt. Er trägt ihn ja auch kiloweise als Fett und Körperflüssigkeit in den Organen, den Muskeln und zwischen den Geweben herum.

Die Atmung bringt wieder Beweglichkeit einerseits in den Lungenrand, andererseits in den stillgelegten Bauch. Für den Dicken ist ja gerade das Empfinden eines unbeweglichen Klotzes, der wie eine tote Masse an ihm hängt und auf ihm reitet, das Quälende. Er würde auch gerne die Atmung versuchen, aber sie strengt ihn an und er glaubt, sie nicht durchhalten zu können.

Zunächst einmal sei hier gesagt, daß es durchaus nicht nötig ist, immer nur mit der Zwerchfellatmung zu atmen. Auch der Yogi tut das nicht. Man übt sie minutenweise, mehrmals am Tage. Und dann nicht im Stehen und Sitzen, sondern im Liegen. Da geht alles sehr viel leichter. Aber ohne die Atmung gibt es keine Wendung zur bleibenden Abnahme des Gewichts.

Dem Schlanken fällt das Aufwölben und Einsinkenlassen der Bauchdecke immer leichter als dem Korpulenten, auch wird die gewünschte Wirkung rascher eintreten, denn der Schlanke hat eine gewisse Beherrschung der Organe. Der Dicke ist von dem Körpergefühl des Beherrschens ganz abgekommen, daher muß er etwas Geduld haben. Aber die Yoga-Atmung gibt ihm eine zusätzliche Hilfe zur Hand, deren er sich mit gleichem Vorteil bedienen kann wie der Nichtverfettete.

## Yoga-Atmung ist mehr als Luftholen — Gelenkte Wärme als Hilfe

Die Schule des Yoga bleibt nicht bei einer rein mechanistischen Erklärung stehen. Der geistige Faktor des gewollten Lenkens von Vorgängen im Körper tritt schon bei der allerersten Übung hinzu. Yoga-Übungen unterscheiden sich von anderen Gymnastiksystemen durch die Bedeutung, welche den gedanklichen Vorgängen während der Übungen zukommt.

Die Korrektur durch Selbsthilfe fängt mit einer Übung an, die wir die „Sammlungsatmung" nennen wollen. Man macht sie, indem man sich (auf einer Decke!) rücklings auf den Boden legt, den Kopf auf ein Kissen gestützt, mit angezogenen Knien. Die Fersen und Sohlen werden etwas auseinandergesetzt, so daß die Knie gegeneinander lehnen. Diese Lage ist für die Dicken besonders angemessen, denn sie haben ein Hohlkreuz, das ihnen ein Flachliegen auf dem Boden zur Qual macht. (Die Bilder von Yogis, wie man sie in den Lehrbüchern findet, zeigen immer Leute ohne Hohlkreuz, sind daher nicht als Vorbild anwendbar.)

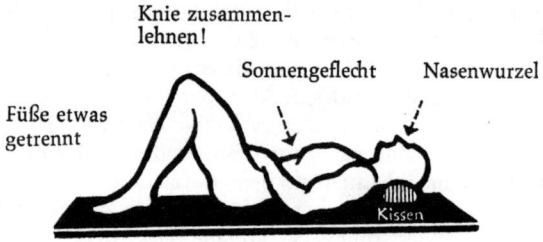

Knie zusammenlehnen!

Füße etwas getrennt

Sonnengeflecht   Nasenwurzel

Kissen

Man versucht, eine Bauchatmung zu machen, also einzuatmen, ohne die Brust zu heben, indem man den Bauch soweit wie möglich aufbläht. Durch die Nase, bitte! Und dann die Ausatmung, wieder durch die Nase! Ein langsames Ausströmen der Luft durch den oberen Rachenraum und die Faltungen der Nasenschleimhaut. Der Unterleib sinkt etwas in sich zusammen. Das macht man etwa zwei Minuten lang.

Bei den meisten Leuten wird sich bei einer ruhigen und möglichst tiefen Atmung in dieser Haltung und Weise ein Wärmeempfinden in der Magengrube einstellen. Es ist eine Anregung des großen Ganglien-Zentrums, das als Sonnengeflecht bekannt ist, des Plexus solaris der Medizin.

## Das Sonnengeflecht und der Sympathikus

Diese sehr angenehme Wärme wurde durch die Ein- und Ausatmung durch die Nase in dieser Haltung hervorgerufen. Sie ist ein Erlebnis und daher nur mit annähernden Ausdrücken zu beschreiben. Der Anfänger hat ein schwaches Empfinden einer rinnenden Wärme, die sich vielleicht über Teile des Unterleibes ausbreitet. Es gibt ihm einen befreienden und erlösenden Eindruck. Er wird bald bemerken, daß diese Wärme durch wiederholtes Üben gesteigert wird, daß sie immer rascher auftritt und immer tiefer wirkt. Mit anderen Worten, wer diese Sammlungsatmung täglich übt, wird vertraut mit seinem Sonnengeflecht.

Dieses Nervenzentrum liegt in der Magengrube, dort wo die Rippen sich auseinanderwölben.

Dem westlichen Menschen von heute ist der Solarplexus meist nur vom Boxen her ein Begriff, denn ein Hieb auf diese Stelle führt zum „Knockout". Der Getroffene sackt bewußtlos zusammen, da das Sonnengeflecht empfindlich ist und Roheiten nicht verträgt. Im übrigen sind die meisten Menschen vertraut mit gewissen Auswirkungen seelischer Erregung auf die Magengrube. Wenn wir uns geärgert oder eine Enttäuschung erlebt haben, wenn wir uns fürchten oder einem Feind begegnen, dann krampft sich da etwas zusammen. Dies drückt sich auch im allgemeinen Sprachgebrauch aus, in Wendungen wie etwa diesen: Es hat mir den Appetit verschlagen. Die Sache liegt mir schwer im Magen. Mir wird schlecht, wenn ich den Kerl bloß sehe!

Das Sonnengeflecht reagiert also auf seelische Stöße. Die unangenehmen und schmerzlichen Folgen sind überall im Westen bekannt. Die Darmverkrampfung der nervösen Frau und des empfindsamen Dicken, die Darm- und Magengeschwüre verbitterter Menschen sind ja fast sprichwörtlich geworden. Aber wie man so etwas abreagiert, das hat der westliche Mensch bisher nicht gelernt. Obwohl die Kunst so wichtig ist, daß sie eigentlich in allen Schulen zum Pflichtfach werden müßte, ist sie in der Literatur des Yoga kaum beschrieben.

Es ist eine Hilfe bei dem Bestreben, ein verlorengegangenes Körpergefühl wiederherzustellen, wenn man sich klar macht, daß der Solarplexus bei primitiven Menschen, und deshalb auch den Griechen der Bronzezeit, ein wichtiges Organ war. Den homerischen Helden war das Sonnengeflecht wichtiger als der Kopf. Sie glaubten, es sei der Sitz des Denkens („er dachte in seinem Zwerchfell"). Es ist durchaus wahrscheinlich, daß auch gewisse Fähigkeiten der übersinnlichen Wahrnehmung, wie etwa die Gabe der Telepathie, hier ihren Sitz hatten. Dem Inder ist dieses Körpergefühl noch sehr lebendig erhalten. Für ihn ist es daher eine Selbstverständlichkeit, daß man versucht, sein Sonnengeflecht zu beeinflussen und — auf einem Umweg — zu beherrschen.

Das Sonnengeflecht ist ein Teil des autonomen vegetativen Nervensystems, dem wir keine Befehle erteilen können. Es ist vergleichbar mit einem Telephonnetz in einer Stadt, das neben den Leitungen für die allgemeinen Teilnehmer des gewöhnlichen Netzes besteht und auch nachts arbeitet. Es ist nur für amtlichen Gebrauch da, und es regelt solch wichtige Dinge, die auch im Schlafe weiterfunktionieren müssen, wie die Atmung, die Verdauung, die Funktion aller Drüsen, den Blutzuckergehalt und das Heilen von Wunden. Aber telephonieren darf nur, wer es gelernt hat!

Auch der Yogi lernt nicht zu befehlen, aber er lernt, dem autonomen System durch „Einladung" seine Bedürfnisse mitzuteilen. Das Mittel, um die Zentrale des vegetativen Nervennetzes „anzusprechen", ist eben diese „Sammlungsatmung", wobei man aber von dem Unterschied in der Temperatur der Ein- und der Ausatmung Gebrauch macht. Die Einatmungsluft wird als ein Kühlstrom empfunden im Vergleich zur Ausatmungsluft, welche ungefähr die Körpertemperatur hat, wenn sie an der hinteren Rachenwand vorbeistreicht.

Die „Sammlungsatmung" ist eine Art von „Warm- und Kaltatmung". Sie wird wirksam an Stellen, die hinter den Augen tief im Kopfe liegen. Wir wollen diese Stellen Sammlungspunkte nennen. Nämlich an der rückwärtigen Rachenwand und im oberen Rachenraum, wo sich die Hirnanhangdrüse (Hy-

pophyse) befindet. Diese Drüse ist in die Schädelbasis tief eingebettet, jedoch ist sie nur durch ein dünnes Knochenplättchen
von dem oberen Rachenraum getrennt. Außerdem liegen in der

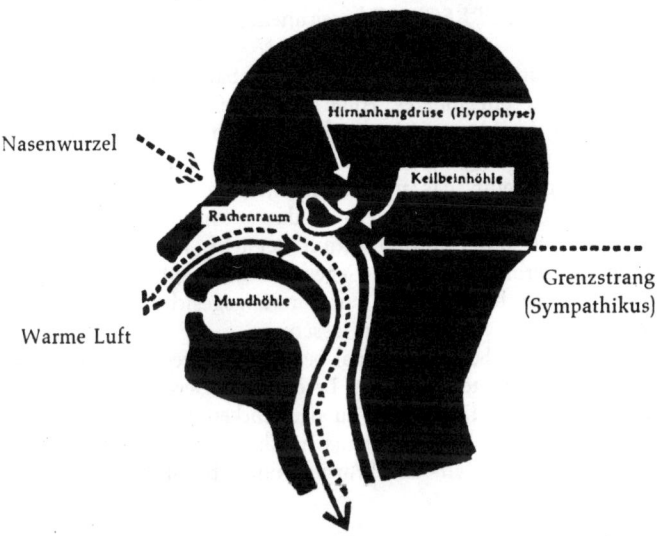

Nasenwurzel

Hirnanhangdrüse (Hypophyse)

Keilbeinhöhle

Rachenraum

Mundhöhle

Grenzstrang
(Sympathikus)

Warme Luft

rückwärtigen Rachenwand, ganz dicht unter den Schleimhaut-
auskleidungen, die beiden oberen Ganglien des Grenzstranges,
des Sympathikus.
Die Wirkung der „Kalt-Einatmung" richtet sich auf den Sympathikus, die „Warmstrom-Ausatmung" fängt sich wahrscheinlich in der Keilbeinhöhle, welche eine nach rückwärts gerichtete
Öffnung hat. Dr. Walter Scheidt, Professor für Anthropologie,
Universität Hamburg, schreibt in seinem Lehrbuch der Anthropologie, Teil IV, 2. Aufl., Seite 149:

,in der hinteren oberen Wand des Rachengewölbes, genau da, wo bei normaler Nasenatmung die Einatmungs-
luftströme aus den beiden Nasenhöhlenhälften auf die
Rachenwand auftreffen, liegen, wenige Millimeter unter
der Schleimhaut, die beiden Oberen Grenzstrang-Gang-
lien (ggl. cervicalia superiora). Diese Gegend wird also

rhythmisch mit den Einatmungszügen abgekühlt, mit den Ausatmungsstößen wieder erwärmt . . .

. . . Jede Einatmung kommt einer Grenzstrangerregung gleich, die wir deshalb als PHYSIOLOGISCHE GRENZ-STRANGERREGUNG bezeichnen.'

Was den Anfänger hier angeht, ist die „Sammlung". Es ist, als richtete man ein inneres Auge auf einen Punkt hinter den Augen (in der Literatur ist es die Nasenwurzel). Das soll aber nicht ein unsinniges Schielen sein. Es ist ein geistiges Sich-sammeln gemeint, das man auch eine Konzentration nennen kann. Es soll aber keineswegs in das ausarten, was der westliche Mensch unter Konzentration versteht, in ein zähneknirschendes Verbissensein. Im Gegenteil! Man soll in der Ruhestellung ganz bewußt ein „Entspannungsgesicht" machen und den Unterkiefer etwas hängen lassen.

Da aber das Erleben tausendmal besser ist als jede Beschreibung, wird jetzt angeraten, daß der Leser seine Decke und das Kissen bereitlegt und, wenn er zu den Dicken gehört, seine enge Kleidung lockert. Wir legen uns nämlich gleich auf den Boden und machen die „Kalt- und Warmatmung" bewußt.

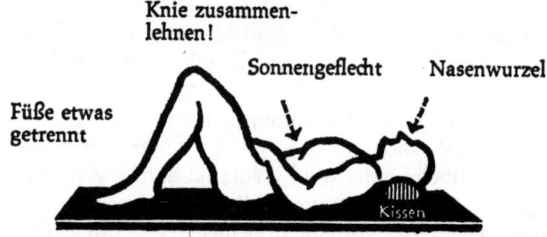

Also: Wir wiederholen. Rückenlage mit angezogenen Knien, Kopf auf das Kissen. Fersen etwas seitwärts aufgestellt, Knie zusammenlehnen wie Zeltstangen. Gut! Jetzt das „Entspannungsgesicht". Wir lassen den Unterkiefer hängen und sagen laut „D — wie David! D — wie Du! De!" Dann bleibt die Zunge in der D-Position stehen, leicht angelehnt an den inneren Zahnrand. „De!" Das nichtausgesprochene De!

Einatmung. Durch die Nase! Bauch aufblähen! Kalt hinter den Augen. Augen zu! Innenschau!

Ausatmen! Durch die Nase, bitte! Nicht blasen wie ein Walfisch! Nase! . . . Warten bis zur nächsten Ausatmung! So jetzt! Nase! Durch die Nase! Nicht durch den Mund! Sonst lenken Sie den Warmstrom dort vorbei, wo er wirken soll. Und Sie geben Ihrer Nase nicht die Vorwärmung, auf welche sie ein Anrecht hat!

Ach so! Sie haben das irgendwo anders gelernt! Mundausatmung! Das gibt es im Yoga auch, aber nur in gewissen Übungen, wenn wir die Luft gewaltsam ausstoßen wollen. Aber jetzt wollen wir ein Fließen! Ein langsames, gelenktes und empfundenes Fließen, das sich auf einen Punkt hinter den Augen richtet. Dort wird es auf einmal warm. Und diese Wärme breitet sich auch im Kopfe aus, durch die Stirn, die Augen und die Wangen.

Noch einmal! Zunge in die „D-Position". Nein, nicht durch den Mund ausatmen, er steht nur offen, damit der Kiefer nicht zubeißt. Loslassen! Sinken! Einatmung: Kalt! Ausatmung: Warm! Ein! und langsam aus! Und wieder ein! Und wieder langsam und fließend Aus! Je langsamer und fließender Sie atmen, desto größer und deutlicher wird das Wärmegefühl. Es kommt mit der Ausatmung zu Ihnen wie eine überflutende Welle. Wir wollen dies den „Wärmestoß" nennen. Und dieser Wärmestoß wird bald in Ihrem Sonnengeflecht fühlbar werden.

## Warum Nasenatmung?

Ehe wir weiter über die Wärmelenkung sprechen, muß gesagt werden, daß die Nasenatmung wesentlich ist, nicht nur für die Wärmelenkung selbst, sondern überhaupt für das Wohlbefinden des Menschen.

Ganz besonders in einem kalten Klima, wenn die Außenluft sich sogar weit unter den Gefrierpunkt abkühlt. Es ist eine Grausamkeit gegenüber dem eigenen Körper, wenn man seine Lunge durch Mundeinatmung mit eiskalter Luft vollsaugt. Sie läßt sich dies auch nicht gefallen. Der „Kältestoß" verkrampft sofort die Kehle und die gesamten Luftwege. Auch die vielgepriesene Ausatmung durch den Mund ist ein Fehler. Die aus der Lunge kommende Warmluft soll doch die Innenräume des Rachens und der Nase vorwärmen, ganz wie bei einem Dampfkessel im Gegenstromprinzip das einfließende Kaltwasser vorgewärmt wird, damit der Kessel nicht Druck verliert. Die Nase ist ein Vorwärmer, und wer ihn nicht funktionieren läßt, der setzt den Wirkungsgrad der Maschine des Körpers herab.

Der Übende wird bald herausfinden, daß die einfließende Kaltluft im Rachenraum eine Anregung auslöst, die sich als Wohlbehagen in das Sonnengeflecht und von dort aus weiter dirigieren läßt. Er wird bald erkennen, wie man diesen Kaltstrom durch langsame, fließende Atmung verlängert. Und damit eröffnet sich ihm eine Reihe von neuen Erlebnissen.

## Wärmelenkung als Entkrampfung

Es ist schon die Rede gewesen von den Darmverkrampfungen, welche aus seelischen Einflüssen entstehen und dann zu den Verdauungsbeschwerden von schlanken und auch korpulenten Menschen beitragen. Es ist gut, wenn man sich darüber klar ist, daß eine Darmverkrampfung ein zeitweiliger Darmverschluß ist, der die Ausscheidung unerwünschter Abfallprodukte verzögert. In kurzen Worten: Verkrampfung heißt Vergiftung, Unbehagen, Nervosität, Reizbarkeit, schlechtes Aussehen, Ringe um die Augen . . . Altsein!

Die Kunst des bewußten Abreagierens, welche bisher noch an keiner Schule gelehrt wird, ist also ein Beitrag zu der Verjüngung, welche das Ziel des Hatha Yoga ist. Wir haben aus dem Bisherigen bereits gesehen, daß die „Sammlungsatmung" das Mittel ist, um Entkrampfungen zu erzielen. Wir haben auch schon eine Übung versucht, die mehr oder weniger erfolgreich war. Sie war vielleicht schwieriger, als man bei einem so einfachen und so bequemen Anfang erwartet hat: wir mußten so viel dabei denken.

Damit sind wir schon zum Kern der Sache gekommen: die Kunst des Abreagierens besteht aus einer Atmungstechnik plus einem Denkprozeß. Das ist nun einmal so im Yoga. Die Lehre besteht nicht nur aus Turnen im Zeitlupentempo, sondern auch aus einer geistigen Teilnahme. Zu jedem Denkprozeß gehört Verstehen. Je besser man eine Sache versteht, desto leichter fällt die Denkarbeit.

Wenn wir verstehen, wie ein Krampf entsteht, dann werden wir auch leichter begreifen, wie ungefähr sich die Entkrampfung vollzieht. Auch in diesem Falle trifft der Sprachgebrauch den Kern des Problems. Man sagt nicht: ich habe mir einen Krampf in der Zehe gemacht, sondern: ich habe einen Krampf gekriegt! Ein Krampf ist also etwas Unwillkürliches, etwas, das nicht auf unseren Befehl entstanden ist. Wir können ihn folglich auch nicht durch einen Befehl auflösen. Denn er entstand durch eine Reaktion in jenem zweiten, autonomen Nervennetz, von dem schon die Rede war. Dieses Netz kann „angesprochen" werden durch eine gewisse Sammlung auf die schon erwähnten „Sammlungspunkte", die im Rachenraum auf den Wechsel von warm und kalt reagieren. Sie schicken Weisungen in andere Zentren, z. B. das Sonnengeflecht. Und von dort geht eine Wärmeempfindung aus, welche den Krampf auflöst. Diese Wärme ist weitgehend in andere Teile des Körpers lenkbar. Es wird noch mehr davon die Rede sein. Es sei hier nur gesagt, daß sie sich verhältnismäßig leicht in den Querdarm und den absteigenden Ast des Dickdarms dirigieren läßt und daß es einfach ist, die Leber und die Gallenblase zu durchwärmen, indem man während der Übung die rechte Hand auf die Bauchdecke legt, so daß die Hand die Leber bedeckt. Es kommt dann vor, daß man die sofortige Entleerung der Gallenblase fühlen und auch hören kann. Genauso läßt sich die Wärme durch Handauflegen in den absteigenden Ast des Dickdarms leiten, worauf dort das Kluckern und Fließen einsetzt, welches der Beweis der Entkrampfung ist.

### Wärme ist Durchblutung

Es genügt für den Anfänger, wenn er versteht, daß diese Wärme genau dem animalischen Wohlgefühl des schlafenden Kindes entspricht. Wir wissen, wie kleine Kinder in ihren Bettchen liegen, mit heißen Wangen und einem rosig durchbluteten Körper. Wir haben dieses Gefühl nie ganz vergessen, und unser Körper sehnt sich immer danach. Es ist das Wohlgefühl der Durchblutung. In einem gewissen Gegensatz hierzu steht die „Euphorie", wie sie z. B. durch Rauschgifte hervorgerufen wird. Mit dem Namen „Euphorie" belegt die Heilkunde unechte Behagenszustände, denen der wirkliche Zustand des Patienten nicht entspricht. Der echte Glückszustand des Kindes, den der Erwachsene durch die Sammlungsatmung wieder hervorrufen kann, beruht auf einem Öffnen der Kapillaren. Das sind die Haargefäße, die feinsten Verzweigungen der Blutbahnen. Sie können sich verengen und erweitern, wodurch der Zufluß von nährendem Sauerstoff abgeschnürt oder auch vergrößert wird. Dieser Schließungsmechanismus untersteht dem autonomen Leitungsnetz der unwillkürlichen Nerven, denen wir bekanntlich keine Befehle erteilen können.

Das Gegenteil des Wohlbehagens ist ein Verkrampfungszustand, der die Kapillaren im Darm oder sonstwo im Körper abschnürt. Wir haben gesehen, daß dies oft durch seelische Einflüsse, wie etwa Angst oder Zorn, hervorgerufen wird. Es ist der seelische Einfluß einer ruhigen Sammlung, welcher den Sympathikus einlädt, das natürliche Wohlgefühl wiederherzustellen. Wir haben also ein Mittel zur Hand, um durch Gefäßerweiterungen die Durchblutung wieder zu normalisieren. Diese Technik läuft auf eine indirekte Beherrschung des vegetativen Nervensystems hinaus.

### Vom Winterschlaf des Bären

Der Bär ist ein Meister der Wärmelenkung. Die Natur hat ihm die Gabe verliehen, eine negative Wärmelenkung zu vollziehen, welche Monate anhält. Er kann seine Körpertemperatur auf etwa 6° C herabsetzen, wobei er in eine totenähnliche Starre versinkt. Die Atmung und andere Körperumsätze hören dabei fast gänzlich auf. Das ist der Winterschlaf. Im Frühling macht er dann die positive Wärmelenkung. Dann wird er wieder warm und wacht auf zu einem normalen Leben.

Von den indischen Radscha Yogis liest man ähnliches. Diese Berichte sind ernst zu nehmen. Es ist vorgekommen, daß Yogis sich bis zu 40 Tagen lebend eingraben ließen, und daß sie nachher normal und gesund aus der Erde geholt wurden. Es ist wenig bekannt über die Atemtechniken, welche hierbei angewendet werden. Es ist naheliegend, daß ein Anhalten im Zustande des Ausgeatmetseins eine große Rolle spielt, und daß die Funktionen des Körpers wie bei einem Bären im Winterschlaf herabgesetzt werden.

Dieser Winterschlaf auf Bestellung ist wohl die weitgehendste Form der Beherrschung des vegetativen Nervensystems, die sich ein westlicher Mensch einigermaßen vorstellen kann. Gemessen an einer solchen Meisterschaft ist es also nichts Übermenschliches, wenn wir versuchen werden, ein bißchen Wärme in kalte Füße zu lenken oder etwa in eine arthritische Hüfte oder in ein schmerzendes Knie. Ehe wir aber weitergehen, wollen wir die Sache mit dem Auflegen der Hände einmal praktisch versuchen.

## Übung

Wie vorher. Kopf auf das Kissen, Rücken flach hinlegen. Knie hoch. Sohlen flach auf den Boden. Entspannungsgesicht! Zunge in die „De-Position"! Langsam ausatmen! Durch die Nase! Langsam einatmen! Durch die Nase! Es fließt kalt!

Wir legen die Hände auf den Leib, als wollten wir das Sonnengeflecht einrahmen, mit etwas abgespreizten Ellenbogen. (Wenn Ihnen diese Ellenbogen auf dem harten Boden Schmerzen bereiten, bitte, unterlegen Sie Kissen rechts und links! Wir sind nicht in einem Kloster. Sie dürfen mit gutem Gewissen nett zu sich sein!) Nicht hineinkrallen in das Sonnengeflecht! Leicht umfassen! Atmen. E i n ! und a u s ! Langsam! Damit Sie den Unterschied von warm und kalt fühlen und erleben. Nicht Pusten! Nasenatmung! Wenn das Zimmer kalt ist, decken Sie sich zu! Sonst geht die Sache nicht. Man kann nicht mit einem Wärmeverlust beginnen und erwarten, daß man warm wird.

Atmen, Bauch aufwölben: E i n ! Bauch einsinken lassen: A u s ! Zunge locker. Innenschau! Das heißt, wir denken an die Stelle hinter der Nasenwurzel. Hinter den Augen. Dort wird es warm. Auf einmal wird es warm unter Ihren Händen. Es wird ganz heiß. Die Wärme ist da! Lauschen! Horchen Sie in sich hinein! Innenschau heißt das. Hat es gekluckert? Hat sich etwas in Ihrem Darm gerührt? Haben Sie etwas gefühlt und erlebt?

Wenn ja, dann darf man Ihnen zu der ersten bewußten Wärmelenkung Ihres Lebens gratulieren! Sie haben etwas gelernt, das Ihnen ein Leben lang eine Hilfe sein wird. Wenn nicht, dann haben Sie entweder falsch geatmet (Mundatmung!) oder Sie haben an den Kuchen im Backrohr gedacht oder an das Ferngespräch mit Müller & Co.

Die dritte Möglichkeit ist, daß Sie zu den Dicken gehören. Bei denen geht es immer etwas langsamer. Bitte, haben Sie Geduld!

## B. Die Atmung als Reinigung und seelische Erneuerung

### Befreiung von Erkältungen

Yoga bietet keinen Schutz gegen Grippe, aber es darf eigentlich nicht vorkommen, daß sich ein Yogi unter normalen Umständen erkältet. Für Leute, die dies nicht glauben wollen, gibt es eine Methode, sich davon zu überzeugen: Yoga zu machen. Und zwar zunächst Atmungsübungen zu erlernen, welche eine Reinigung der inneren Nasen- und Rachenräume, der Kiefer- und der Stirnhöhlen bezwecken.

Zunächst ein Wort über die indische Auffassung von Reinlichkeit. Sie geht viel weiter als westliche Körperpflege. Sie bleibt nicht stehen bei einer Säuberung der Außenhaut und der Poren sowie des Mundes und der Zähne. Die Gesundheitslehre des Yoga verlangt auch Pflege des Naseninneren, sowie der Kiefer- und Stirnhöhlen, in welchen sich nach der indischen Auffassung die Keime der Wiederansteckung verbergen. Außerdem besteht die Lehre auf völliger Ausscheidung verdauter Nahrung nach spätestens 12 Stunden (nach der Mahlzeit!). Ein gewissenhafter Inder der strenggläubigen Richtung würde sich nicht getrauen, einen Tempel zu betreten, wenn er sich morgens nicht entleeren konnte. Er ist im strengen Sinne „unrein" und nicht gesellschaftsfähig. Er würde daher auch die Teilnahme etwa an einer Hochzeit ablehnen, da er befürchten müßte, Unglück über das junge Paar zu bringen.

Außerdem ist der Inder „staubbewußter" als wir. Denn er lebt in einem sehr trockenen Lande zur heißen Zeit inmitten von ständiger Staubbewegung, die sogar bis in etwa 2 000 m Höhe im Himalaya noch in die Häuser eindringt. Daher hat sich in Indien das „Wasserschnupfen" mit oder ohne Salz (oder DKS-Natron) eingeführt. Man zieht Wasser aus der hohlen Hand in die Nasenlöcher ein und erlaubt der Flüssigkeit, durch den Mund zu entweichen. Die Methode ist in kalten Klimaten nicht immer zu empfehlen und sei deshalb nur der Vollständigkeit halber erwähnt.

Dagegen ist die „Bastrika" genannte Atemübung eine Notwendigkeit. Man soll sie im Sitzen oder Knien machen. Es soll gleich damit begonnen werden. Aber, ehe die Atemübungen des näheren beschrieben werden, ist es notwendig, über die Sitzhaltungen des Yoga ein Wort zu sagen.

## Der Lotossitz als Abschreckung

Den indischen Sitzhaltungen wird in der klassischen Literatur und den von ihr abgeleiteten Werken eine sehr große Bedeutung beigemessen. Der Lotossitz, bei welchem die untergeschlagenen Beine verflochten werden, so daß die Fersen links und rechts in der Leiste ruhen, ist sozusagen zum Kennzeichen des Yoga geworden. Die Betrachtung der Bilder, welche in westlichen Büchern den Verfasser in dieser Haltung zeigen, löst bei den meisten Lesern jene Angst vor Verrenkungen aus, welche sie dann von der Ausübung des Yoga abhält.

Es sei hier deutlich gemacht, daß diese Sitzhaltungen zur Ausübung des Radscha Yoga unerläßlich sind, für die Verjüngungslehre des Hatha Yoga sind sie überflüssig. Denn wir beschäftigen uns nicht mit Yoga-Meditation. Man wird fragen, warum meditiert dann der Inder in diesen schwierigen Haltungen? Für den Inder sind sie nicht schwierig, denn er ist ein Bodensitzer von Jugend auf. Er ist in einem Heim ohne einen einzigen Stuhl aufgewachsen. Er hat seine Schuljahre auf dem Boden sitzend verbracht und alle Mahlzeiten seines Lebens auf dem Boden eingenommen. Die Haltung ist ihm selbstverständlich, ob er nun Yoga macht oder nicht. Auch die Ladenbesitzer und Handwerker sitzen mit untergeschlagenen Beinen bei ihrer Arbeit. Diese Sitzhaltung hat auch die Beinlänge beeinflußt. Der Durchschnitts-Inder hat einen langen Oberkörper und kurze Beine.

Es geht nun einmal nicht an, von westlichen, stuhlsitzenden Menschen in mittleren und höheren Jahren eine Vollendung zu erwarten und womöglich diese Forderung an den Anfang der Unterrichtung zu rücken. Es ist vielfach nur zuwillen einer mißverstandenen Verpflichtung, möglichst „echten" Yoga zu liefern, daß diese Forderung gestellt wird.

Die Aufrichtigkeit fordert, daß der Dicke und Überarbeitete von aller Akrobatik absieht, von deren Notwendigkeit er nicht völlig und aufrichtig überzeugt ist. Dann macht er — mit gutem Gewissen — einen „echten" Yoga. Die Resultate werden zeigen, daß es auch ohne diese vertrackten Sitzhaltungen möglich ist, sich zu verjüngen.

Niemand soll daran gehindert werden, den Lotossitz zu erlernen, wenn er es wünscht. Nur dauert es meistens mehrere Jahre, bis man, ohne zu leiden, ein längeres Sitzen verträgt. Dazu werden tätige Menschen kaum Zeit haben. Es wird aber dringend angeraten, den sogenannten unechten Diamantsitz zu erlernen.

### Bastrika-Atmung im (falschen) Diamantsitz

Der Leser wird eingeladen, hiermit den ersten Versuch zu machen, indem er auf der zusammengelegten Decke (je weicher, desto besser) niederkniet und sich langsam auf die Fersen niederläßt. Dabei sollen die beiden Fußrücken flach auf der Decke liegen. Autsch! Wird der Dicke sagen. Gut! Stehen Sie auf und setzen Sie sich auf Ihren Stuhl! Sie sind (vorläufig) vom Diamantsitz dispensiert.

Das Gewicht ruht also auf den Fersen. Wenn es im Fuß weh tut, dann hat man einen Senkfuß. Die Übung korrigiert diesen

Senkfuß und sollte mit etwas Geduld so weit entwickelt werden, daß man auf den Fersen wippen kann.

Die Bastrika-Atmung und eine weitere Übung werden in diesem sogenannten „unechten" Diamantsitz gemacht und begonnen. Der „echte" Diamantsitz ist — wie man eigentlich erraten könnte! — schwieriger und viel schmerzhafter. Dabei sitzt man nämlich zwischen den Fersen auf dem Boden! Sie dürfen ihn ruhig weglassen!

Die Übung selbst ist leicht. Man macht „Bastrika" (Blasbalg auf Sanskrit), indem man, abwechselnd durch ein Nasenloch ausatmend, dieses verschließt und dann mit dem anderen Nasenloch einatmet.

Bitte den Zeigefinger auf die Nasenwurzel legen — auch der korpulente Leser auf seinem Stuhl wird ersucht mitzu-

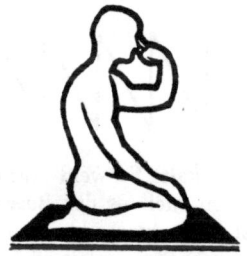

machen! Dann halten wir das rechte Nasenloch zu und atmen, uns etwas vorbeugend, durch die linke Nasenseite tief aus. Jetzt wechselt der Daumen seinen Griff. Links zuhalten und rechts einatmen. Wieder wechseln. Links aus! Wieder wechseln. Rechts ein! Wobei man sich natürlich aufrichtet. Dann dreht man die Fließrichtung des Atems um, indem man beginnt, links auszuatmen und rechts einzuatmen.

Was ist der Zweck dieser Übung? Eine innere Reinigung der Kiefer- und Stirnhöhlen! Sie werden ausgeblasen, so wie aus einer Parfümflasche mit einem Zerstäuber durch eine kleine Öffnung feine Tröpfchen herausgeholt werden, indem ein scharfer Luftstrom über die Öffnung geleitet wird. Man kann, besonders bei eitrigen Entzündungen der Kieferhöhlen, die Wirkung verstärken, indem man bei der Ausatmung den Kopf schief neigt. Ist die linke Seite infiziert, dann hält man rechts zu und neigt den Kopf rechts bei der Ausatmung. Gleicherweise verfährt man bei Stirnhöhlenkatarrh. Ist die Übung wirksam? Die Antwort liegt im Tun und Erleben und kann nicht aus gelesenen Worten destilliert werden!

Die Übung gehört zum täglichen „15-Minuten-Yoga", sie nimmt etwa 30 Sekunden in Anspruch.

## Atmung und Seele

Atmung, wenn sie bewußt erlebt wird, ist mehr als eine körperliche Reinigung, sie beeinflußt auch unsere seelischen Regungen. Jedermann weiß, wie jemand reagiert, wenn er sich ärgert, oder wenn man ihn erschreckt hat. Das Herz fängt an,

Wellenbild der Erregung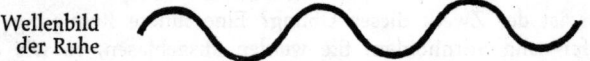

rascher zu schlagen, der kalte Schweiß bricht aus, und — wie es früher in den Romanen hieß — der Busen wogt. Der Busen oder die Heldenbrust wogt in raschen Stößen auf und ab. In graphischer Darstellung ergibt das eine böse Zickzacklinie. Auf ist Einatmung und Ab ist Ausatmung. Da der zornige Mensch nicht an seine Atmung denkt, ist dies das Bild einer unbewußten Atmung.

Ebenso unbewußt ist die ruhige und flache Atmung etwa einer Hausfrau, die sitzend einer ruhigen Beschäftigung nachgeht. Die Atmungskurve dieser Hausfrau ist eine sanft fließende, ohne

Wellenbild der Ruhe

hohe Kämme und tiefe Täler. Sie entspricht genau der Gemütsverfassung von Leuten, die einer nicht aufregenden Sache hingegeben sind. Die Atmungskurve ist in beiden Fällen wesensgleich mit dem Gemütszustand.

Um diese Gleichartigkeit hat man im frühesten Altertum schon gewußt.

Kaum ein Vortragsredner versäumt zu erwähnen, daß das griechische und lateinische Wort für Seele (Pneuma und Spiritus) eben auch Atmung bedeutete. Es gibt auch heutzutage kaum Leute, die bezweifeln wollen, daß sich der Satz von der Atmung, welche durch die seelische Erregung gelenkt wird, auch umkehren läßt: Mit Atmung kann man die Wellenbilder unserer Gemütswogen umformen. Man kann sie tiefer und höher machen. Man kann die Spitzen und Kämme der höchsten Brecher ausgleichend niederhalten und aus einem tosenden Orkan eine beherrschte Welle machen.

Die Sammlungsatmung, welche schon beschrieben und auch erlebt wurde, ist ein Versuch, den Rhythmus des seelischen Wellenschlages zu steuern.

Aus dem jähzackigen Auf und Ab des Erregten soll ein fließendes Strömen der Ruhe werden, aus dem Gezittere der Angst eine mächtige Welle des Mutes. Die Wirkung liegt also im Rhythmus.

## Konzentration auf Rhythmus und eigenen Wellenschlag

Es wird in diesem Buche weitgehend vermieden, von Konzentration zu reden, denn der westliche Mensch kennt meist nur eine Form der Konzentration: die auf Leistung gerichtete, erkämpfte Willenshaltung des Befehle-in-sich-Hineinschreiens. Wenn man ihm vorschlägt, sich auf eine Sache zu konzentrieren, dann beißt er die Zähne aufeinander und furcht die Stirn. Mit dieser Art von Sammlung läßt sich die Atmung nicht lenken.

Es gibt eine zweite Art der Konzentration. Sie ist die Geisteshaltung des östlichen Menschen, der in einer Ruhelage in sich hineinlauscht. Seine Stirn ist glatt, sein Blick nach innen gerichtet. Er ist vollkommen gelöst einer Innenschau und einem In-sich-Hineinhorchen hingegeben. Wenn man die Darstellungen der Boddhisatvas betrachtet, dann versteht man ohne Worte, was hier gemeint ist.

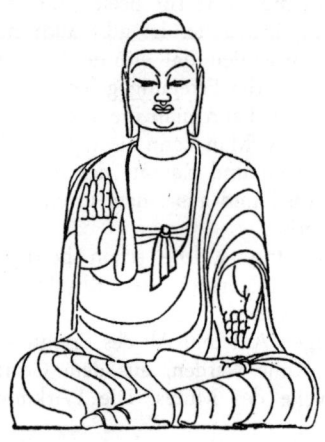

Das In-sich-Hineinhorchen des Yoga ist das Lauschen auf den Rhythmus der Atemwelle. Es ist begleitet von der Vorstellung, daß: „Nicht ich atme, sondern e s atmet!". Der Rhythmus ist nicht etwas, das man anschafft, sondern ein Erlebnis, das man durch eine Erwartung und die Sammlung auf das Fließen und Strömen einlädt.

Der Begriff des Fließens schließt den Gedanken der Gleichmäßigkeit ein. Auf die Atmung übertragen heißt dies: vom Nullpunkt bis zur Fülle muß in jeder Sekunde der Einatmung gleich viel Luft durch die Nase strömen wie in den vorhergegangenen Sekunden. Daher ist Fließen identisch mit Beherrschung, mit der Fähigkeit, den Atem mengenmäßig zu verteilen. Beim Ein- und beim Ausatmen!

Der persönliche Rhythmus hängt also vom Körperbau des Übenden sowie vom Übungsgrad ab. Jedermann muß den Rhythmus finden, der zu ihm paßt. Man kann nicht, wie manche Lehrbücher tun wollen, für jedermann denselben Rhythmus (mit den gleichen Atempausen) vorschreiben. Der persönliche Wellenschlag des Übenden wird immer langsamer im Laufe der Jahre. Damit stellt sich eine entsprechende Beruhigung ein. Das soll nicht heißen, daß man Jahre warten muß, bis die Atmung eine seelische Auswirkung hat, die Linderungswirkung zeigt sich fast augenblicklich bei der Sammlungsatmung und vor allem bei der Vollatmung.

### Vergleichende Diagramme

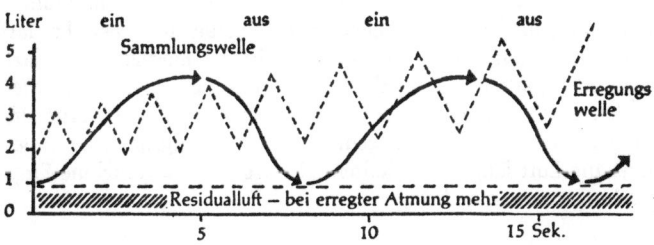

### Vollatmung im Knien (Anfänger)

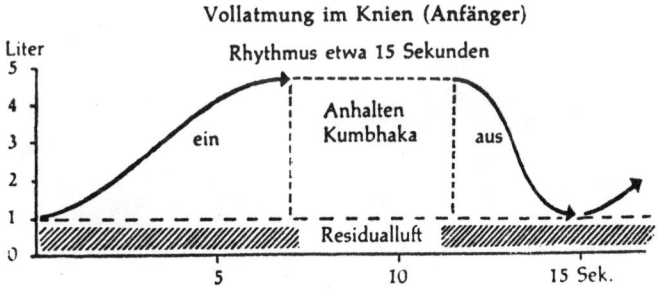

# Die Vollatmung

Die westliche Medizin kennt drei Stufen des Einatmens. Eine Zwerchfellatmung, darauf folgt die Rippenatmung und schließlich die Lungenspitzenatmung. Die hier beschriebene Vollatmung hat genau die gleichen Unterteilungen beim Einströmen der Luft, aber sie wird nicht in drei getrennten Stufen ausgeführt, sondern in einer einzigen und fließenden Bewegung. Die Übung ist ein Sichaufrichten aus der Kauerstellung des Diamantsitzes.

Die folgende Bildserie zeigt die Ausführung mit einer Vorübung in drei Arten, für Schlanke, Beleibte und wirklich Unbeholfene. Von keinem wird erwartet, daß er gleich alles richtig macht. Nur darf kein Übender unaufrichtig sein mit sich selbst. Dazu gehört, daß er nicht schwindelt und eine Einatmungsbewegung macht und zu gleicher Zeit schon ausatmet. Er darf auch nicht umgekehrt Ausatmungsphasen machen und dazu heimlich einatmen. Nur nicht sich selbst betrügen! In solchen Fällen muß man die Übung unterbrechen und von vorne anfangen. Niemand soll sich gedrängt fühlen, langsamer zu atmen oder die Luft länger anzuhalten, als er ohne unangenehme Empfindungen zustande bringt.

# Atmungs-Übungen:

## FÜR NORMALE

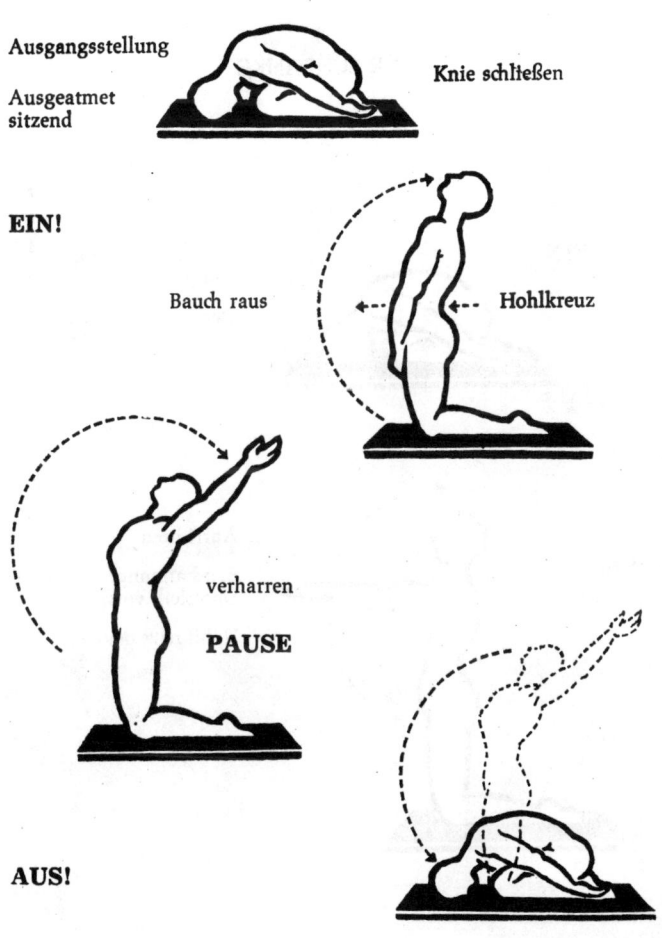

Ausgangsstellung

Ausgeatmet
sitzend

Knie schliefßen

**EIN!**

Bauch raus

Hohlkreuz

verharren

**PAUSE**

**AUS!**

# Die Vollatmung aus dem Diamantsitz

**Wichtig!**

Die Ein- und Ausatmung erfolgt durch die N a s e und soll ein g l e i c h m ä ß i g e s  F l i e ß e n sein, welches durch die E i n t e i l u n g  d e s  A t m u n g s s t r o m e s zu erreichen ist.

## FÜR SCHLANKE

**EIN!**

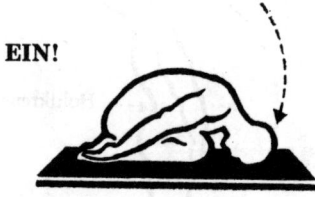

1. Ausgangsstellung
   Nullpositur

   Der Sitz auf den Fersen heißt Diamantsitz

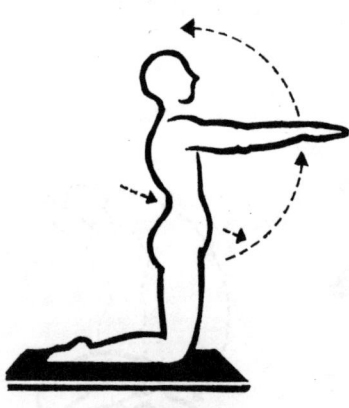

2. Aufrichten

   Bauchatmung,
   Unterleib vorwölben

   Hohlkreuz machen

**EIN!**

3. Rippenatmung, dadurch wird der Unterleib etwas gehoben

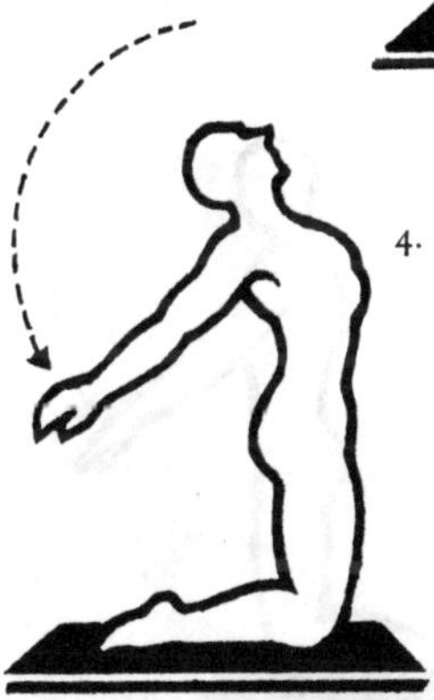

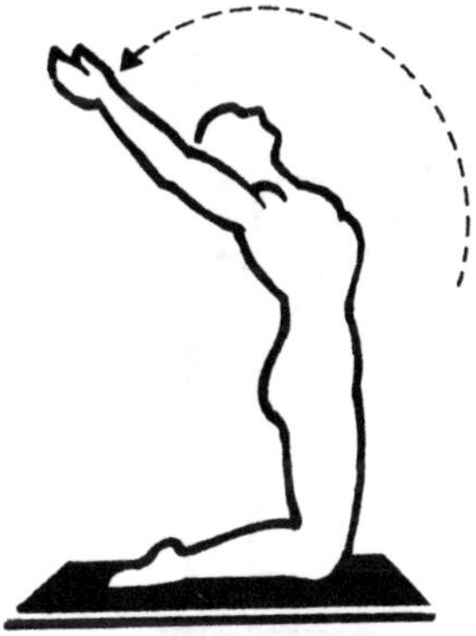

4. Lungenspitzenatmung

**PAUSE**

(2–4 Sek.)

5. Arme hoch

Übergang zur Ausatmung

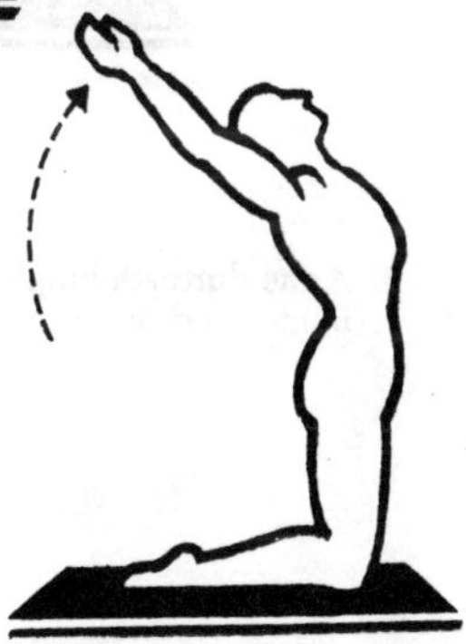

# AUS!

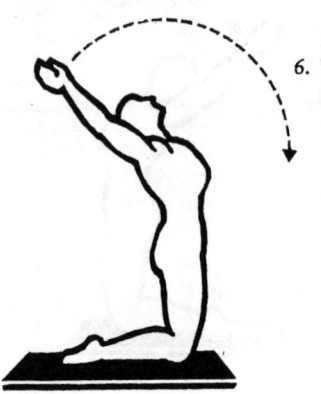

6. Die Ausatmung beginnt, durch die Nase

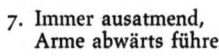

7. Immer ausatmend, Arme abwärts führen

8. Arme durchschwingen, immer noch ausatmend

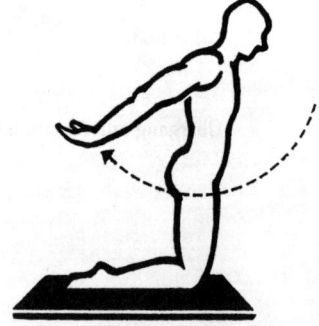

**AUS!**

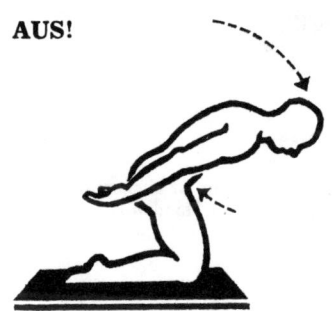

9. Verneigung,

Bauch einziehen,
Arme als Gegengewicht
nach rückwärts strecken

Immer noch ausatmend

10. Nullpositur

gänzlich ausgeatmet sein
Rippenkorb preßt gegen
beide Schenkel

Keine Pause

Wieder bei 2 beginnen

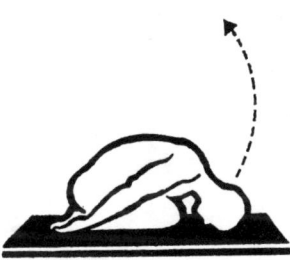

Diese Vollatmung 6mal als erstes des Morgens, bei offenem Fenster.

B e m e r k u n g : Es ist wesentlich, daß Übende die erste Zwerchfellatmung (auch Bauchatmung genannt) richtig machen. Der Bauch muß dabei hervortreten, das Hohlkreuz betont werden. Wer diese erste Stufe der Atmung falsch macht, kommt nicht zur tiefen Vollatmung, da das Zwerchfell noch hochsteht.

Es wird nur d u r c h  d i e  N a s e ein- und ausgeatmet! Für die weiteren Stufen der Vollatmung ist die richtige Führung der Arme wesentlich. Für die Stufe der Rippenatmung machen die gestreckten Arme einen Halbkreis nach oben. Sie sind durch die Kopfbreite voneinander getrennt, die Handflächen zeigen nach vorn.

Die Einatmung (Lungenspitzenatmung) wird vollendet, indem die Arme nun seitlich und etwas nach rückwärts gedreht werden. Die Handflächen sehen nach oben. Dann erfolgt die Pause. Unbeholfene und Schwache halten k e i n e  P a u s e ein!

# FÜR DICKE
## Vorübung

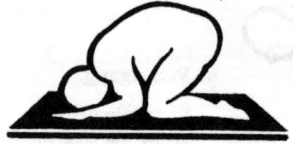

Man ist ausgeatmet
Mit Handstütze

**EIN!**

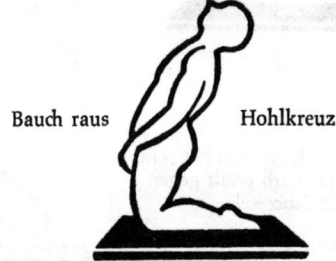

Bauch raus          Hohlkreuz

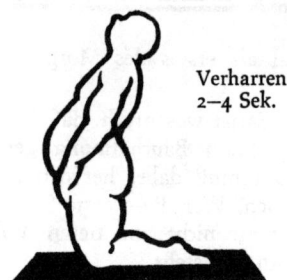

Verharren
2—4 Sek.

**AUS!**

Zurück zur Nullpositur

L-A-N-G-S-A-M!

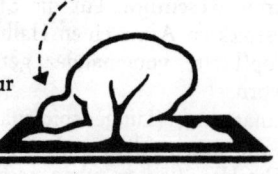

# VOLLATMUNG FÜR BELEIBTE

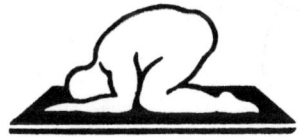

**1.** Mit Handstütze

Nullpositur: Man ist ausgeatmet

**2. EIN!**

Bauch raus 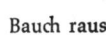 Hohlkreuz

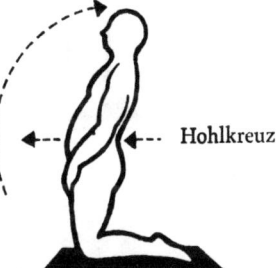

**3. EIN!**

Arme hoch

Bauch rein

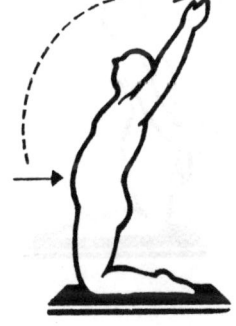

**4. EIN!**

Arme rückwärts schwingen
Pause: verharren 2–4 Sekunden
Handflächen nach oben

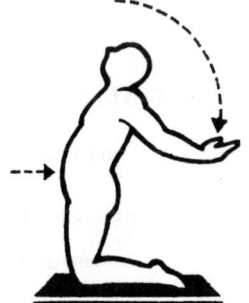

## 5. AUS!

Arme hoch!

Bauch rein!

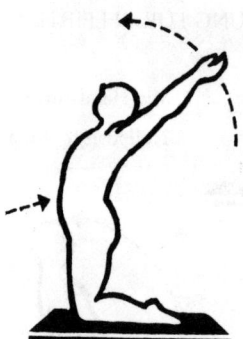

## 6. AUS!

Arme herabschwingen

Bauch rein!

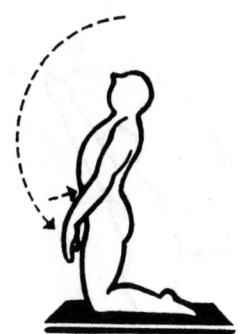

## 7. AUS!

Handstütze!
Bauch rein!

Äußerste Ausatmung
durch
Zusammenkauern

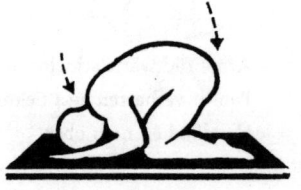

## FÜR UNBEHOLFENE

### Vorübung

Ausgeatmet

sitzend

Knie schließen

**EIN!**

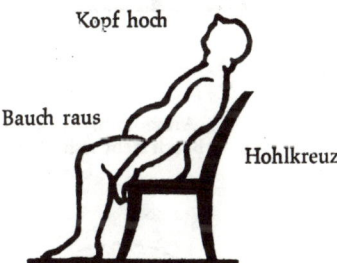

Kopf hoch

Bauch raus

Hohlkreuz

**AUS!**

Schenkel drücken gegen
Unterleib

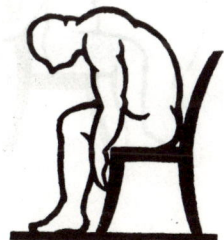

YOGA
ÜBER
SECHZIG

**1. EIN!**

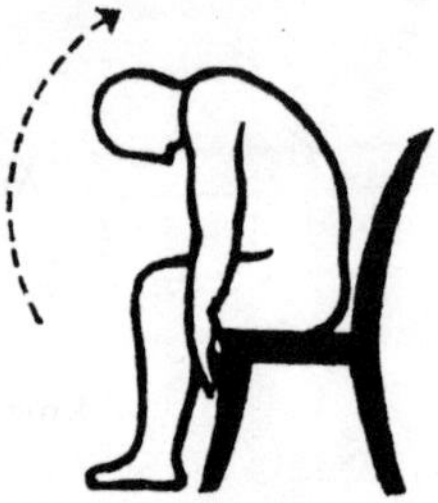

**2. EIN!**

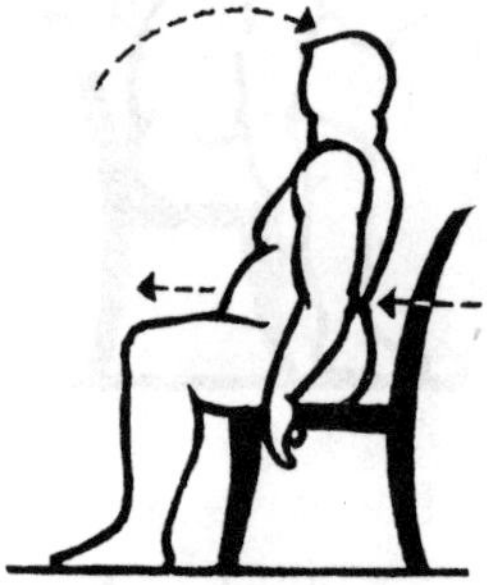

Bauch raus!
Hohlkreuz!

**3. EIN!**

Arme hochschwingen
Bauch hebt sich etwas

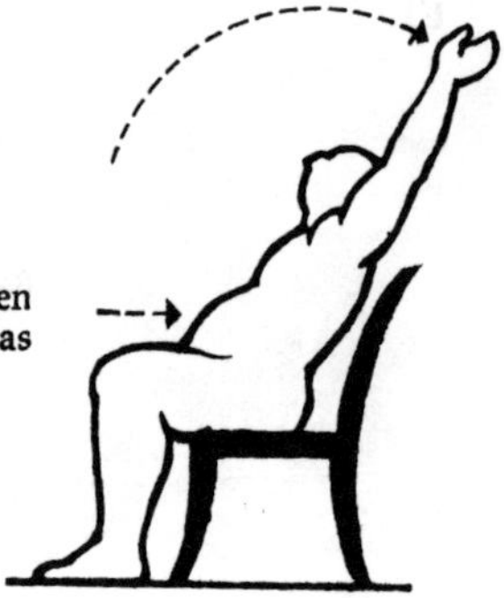

**4. AUS!**

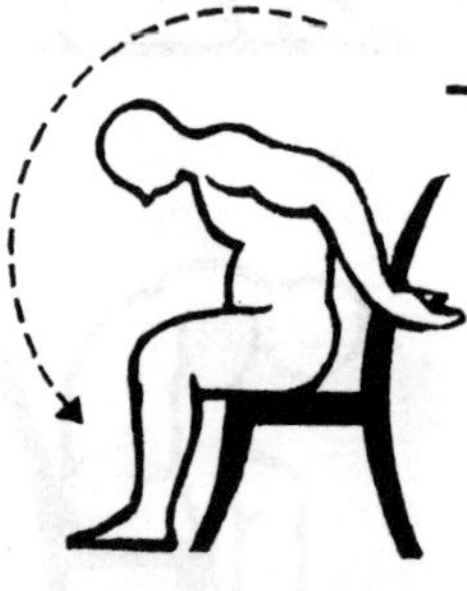

Arme abwärts und
rückschwingen!

Handflächen nach oben!

Zurück zur Ausgangsstellung
Ausatmung

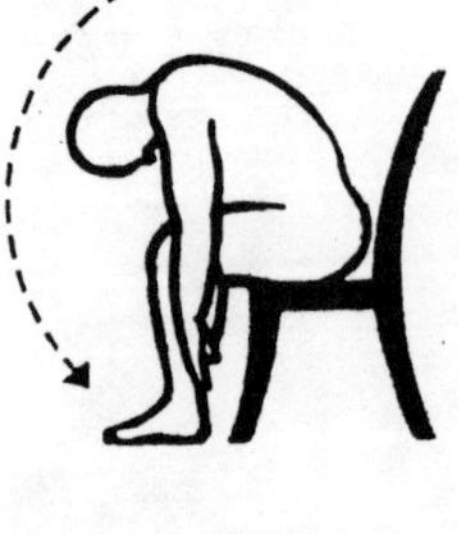

B e m e r k u n g : Den Übenden wird geraten, diese drei Stufen der Einatmung in einer einzigen f l i e ß e n d e n Bewegung auszuführen und dabei auf die mengenmäßige Verteilung der einströmenden Luft zu achten. Nicht zu viel auf einmal in der ersten Stufe einatmen! Immer durch die Nase atmen! Zeit für alle drei Stufen: etwa 5—8 Sekunden im ganzen.

## A t e m p a u s e  ( K u m b h a k a )

In der Fülle der Einatmung bleibt man (vorläufig) eine Sekunde lang in der unter III wiedergegebenen Haltung. Dies ist die Atempause, von der noch ausführlich gesprochen wird.

## A u s a t m u n g

Die Ausatmung erfolgt in der umgekehrten Reihenfolge durch die N a s e ! Ein langsames Ausströmen der Luft, in einer beherrschten mengenmäßigen Verteilung. Ein Fließen!
Der Körper bleibt gestreckt. N u r die Arme legen die Kreisbahn zurück, wobei die Atemluft ausfließt. Das Kreisen der Arme durchläuft einen Bogen von 300 Grad. Die Arme werden nach rückwärts gebracht, mit den Handflächen wieder nach oben.
Dann abknicken. Bauch einziehen, Bauch-Ausatmung, Verbeugung und Oberkörper auf den Schenkel legen. Hierdurch wird die Luft bis auf das letzte ausgequetscht. Das Bild des Schwammes, der ausgedrückt wird.
Keine heimlichen Zwischenatmungen! Keine Sitzpause! Sofort wieder zur nächsten Einatmung übergehen!

## N o c h  e i n m a l :  K o n z e n t r a t i o n  a u f  e i n  F l i e ß e n

So schwierig es ist, die Gedanken auf einen festen Punkt zu fixieren, so leicht ist es, die rhythmische Wiederholung einer

Welle zu verfolgen. Es gibt wohl niemand, der nicht gern einer Brandung zusieht. Das Kommen und Gehen der Wogen ist einfach fesselnd. Und so verhält es sich mit der Atmung. Man stelle sich vor, daß die Einatmung der Brandungswelle entspricht, die auf uns zukommt. Die Ausatmung wird zu einem Von-uns-Wegströmen. Dem Anfänger wird dieses Gedankenbild leichter zugänglich werden, wenn er zuerst in der Sammlungsatmung ausprobiert, an eine Welle zu denken, welche in ihn hinein- und aus ihm hinausfließt. In der Rückenlage ist das einfacher. Dann, zum Diamantsitz übergehend, den gleichen Wellenrhythmus auf die Vollatmung übersetzen! Als Beispiel sei hier noch einmal die Welle aufgezeichnet:

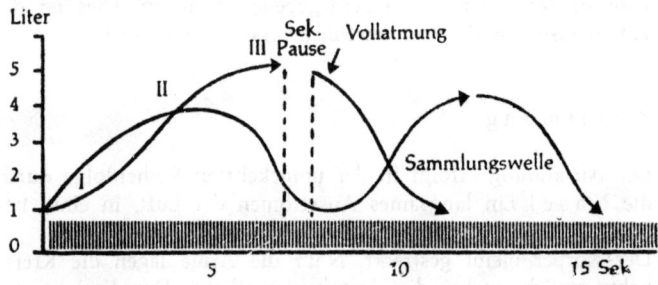

Die hier gezeichneten Wellen haben einen Rhythmus von 8 Sek. (Sammlungswelle) und 13 Sek. (Vollatmung). Dies soll nur als ein Vorschlag hingenommen werden, man darf und kann — je nach Veranlagung — kürzere oder längere Wellen üben. Es wird weiterhin vorgeschlagen, daß der Übende pro Woche seine Vollatmung um je eine Sekunde nach folgendem Schema verlängert:

| Anfangsrhythmus | | III. Woche | IV. Woche | usw. |
|---|---|---|---|---|
| Einatmung I + II + III = | 8 Sek. | 9 Sek. | 9 Sek. | 9 Sek. |
| Pause (Kumbhaka) = | 1 Sek. | 1 Sek. | 2 Sek. | 2 Sek. |
| Ausatmung = | 4 Sek. | 4 Sek. | 4 Sek. | 5 Sek. |
| | 13 Sek. | 14 Sek. | 15 Sek. | 16 Sek. |

Man steigert langsam auf etwa 30 Sek. Vor Übertreibung wird dringend gewarnt. Es genügt vollkommen, wenn man morgens als erstes sein Pensum von sechs Vollatmungen macht = $1^1/_2$ Minuten.

Ausdrücklich gewarnt sei vor dem Rhythmus, wie ihn die indischen Texte vorschreiben, der nur für den geschulten Yogi gedacht ist. Dieser Rhythmus hat den Verlauf von 1 : 4 : 2-Zeiteinheiten, welche jeweils durch eine Anzahl von Pulsschlägen abzuzählen sind. (Der Radscha-Yogi hat natürlich keine Uhr!)
In Sekunden umgesetzt sieht so eine Welle wie folgt aus:

## Die „Lehrbuch"-Welle

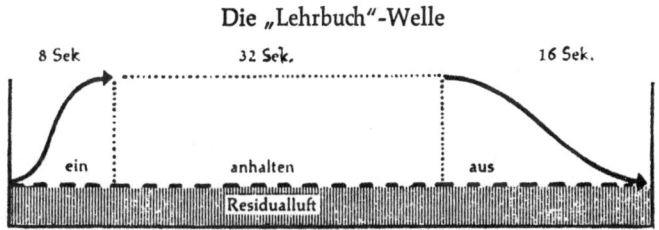

8 Sek          32 Sek.                        16 Sek.

ein              anhalten                      aus

Residualluft

Im Verhältnis zu den 8 Sek. Sauerstoffzufuhr ist die Zeit von 32 + 16 = 48 Sek. eine Periode des Sauerstoffmangels, der der Anfänger nicht gewachsen ist. Innerhalb des 15-Minuten-Yoga wird vorgeschlagen, eine Atempause in der Fülle der Einatmung von etwa 6 Sek. nicht zu überschreiten. Dagegen steht einer Verlängerung der Sammlungswelle bis zu 40 und 50 Sek. nichts im Wege, vorausgesetzt, daß der Übende keinerlei Beschwerden dabei fühlt und den langsamen Rhythmus natürlicherweise vorzieht. Es sei hier noch einmal darauf hingewiesen, daß die Sammlungswelle keine Pause kennt, vom Höhepunkt der Einatmung geht sie pausenlos in die Ausatmung über.

## Anwendungen im Alltag

Man kann und soll die Vollatmung auch im Stehen und Sitzen ohne Armbewegungen machen, auch in Hut und Mantel. Etwa in einem Park. Oder zu solchen Augenblicken, wenn uns enttäuschende und ärgerliche Dinge mitgeteilt werden. Das tägliche Leben bringt große und kleine Bitterkeiten, und manchmal hat auch der beherrschte Mensch den Wunsch, einen Telefonhörer an die Wand zu knallen oder eine rasche und unbesonnene Antwort zu geben.

Dann hilft die Vollatmung, die Woge der Aufwallung zu glätten. Sie hilft uns, nach einer kleinen Pause unsere Stimme in den angebrachten Tonfall einzuengen. Vor allem ist diese Vollatmung eine Erfrischung. Des Morgens, wenn man aus dem Bett kommt, ist sie ein Bad und eine Reinigung, die man nach einiger Zeit nicht mehr entbehren kann.

Sie hilft uns auch, Augenblicke der Ermüdung zu überwinden. Wenn die Zeit für eine richtige Entspannung von wenigstens 15 Minuten nicht ausreicht, dann soll man wenigstens die $1^1/_2$ Minuten für die Vollatmung nehmen.

Es gibt auch eine Yoga-Atmung, mit der man sich bei erdrückkender Hitze Erleichterung verschaffen kann. Die Inder nennen sie die „Sitaliatmung". Man sitzt dabei ruhig und atmet langsam über und durch die Zunge ein, die man der Länge nach wie eine Röhre zusammenrollt. Die Ausatmung erfolgt stets durch die Nase. Sechs bis zehnmal ist hinreichend, um uns deutlich zu machen, daß die Lunge auch ein Organ zur Regelung der Körpertemperatur ist. Die Inder drücken dies so aus, daß sie sagen: „Der Prana wärmt und der Prana kühlt ab, ganz wie wir es wünschen".

Das Erlebnis der Prana wird dem Übenden erst nach einiger Zeit zuteil. Es ist wahrscheinlich, daß er zunächst in der Sammlungsatmung und besonders in der tiefen Entspannung Eindrücke erlebt, daß er nicht alles ausatmet, was er eingeatmet hat, daß sich in der Brust etwas aufspeichert, etwa wie sich Getreide an den Wänden eines Silos anhäuft, daß gewisse Wärme-Erlebnisse vielleicht eine Folge dieser Anhäufung sind. Der Prana ist mit den Instrumenten unserer physikalischen Forscher nicht meßbar. Er ist auch mit Druckerschwärze nicht zu beschreiben. Die Frage, ob es einen Prana gibt oder nicht, hat jeder Übende für sich zu entscheiden. Wenn er den Prana erlebt hat, dann bedarf er von dritter Seite oder aus einem Buche keines Beweises mehr.


Das Kennzeichen des Leistungsmenschen

Ein bekannter Theoretiker der Atemlehre nimmt an, daß die aktive Innenfläche aller Lungenbläschen eines Menschen zusammengenommen eine Austauschfläche von etwa 100 m² ergibt. Dieser Umschlagplatz für Gase kann bei verschiedenen Menschen erheblich verschieden groß sein. Erwachsene Männer haben alle etwa ein gleiches Lungenvolumen, das der Arzt die „Vitalkapazität" nennt. Sie können alle etwa dieselbe Menge Luft „tanken", denn ihre Schalterhallen sind ungefähr gleich groß. Aber das Regenerationsvermögen ist weniger eine Frage des größeren Lungenvolumens, ausgedrückt in Kubikzentimetern, sondern der aktiven Austauschfläche in allen Lungenbläschen, gemessen in Quadratzentimetern. Der Leistungsmensch hat mehr Schalter im Dienst und daher den schnelleren und größeren Umsatz. Zufuhr und Abtransport vollziehen sich bei ihm rascher und reibungsloser — er ist besser organisiert. Der Leistungsmensch ist jugendlicher, weil er sich rascher erneuert. Er ist ein Regenerationsriese. Der Versager, meist mit sitzender Lebensweise, der jahrelang nur mit einem Fünftel seiner Lunge arbeitet, nützt wahrscheinlich nur 20 % des Umschlagplatzes aus. Er hat seine Austauschfläche verkümmern lassen. Seine Hoffnung besteht darin, daß man die Lungenbläschen zur Neubildung anregt. Daß dies möglich ist, beweist die Steigerung der Regeneration beim trainierten Athleten. Der Stubenhocker würde den 10 000 m-Lauf nicht überleben, den der Regenerationsriese leicht übersteht.

Der Erfolg der Yoga-Übungen beruht zum Teil auf der Einsicht, daß die Anzahl der wichtigen Lungenbläschen, die unser eigentlicher Entgiftungsapparat sind, nicht gleichbleibend ist. Beim heranwachsenden jungen Menschen nehmen sie normalerweise ständig zu. In ungenützten Lungenteilen degenerieren sie. Und wenn man sich systematisch mit den Atemübungen des Yoga beschäftigt, dann bilden sich die Lungenbläschen in bisher vernachlässigten Teilen wieder neu. Die Nutzfläche steigt wieder an.

Vielleicht beruht auf dieser alten Erfahrung die indische Anschauung, daß man mit der Atmung neben dem Sauerstoff auch noch ein weiteres lebenspendendes Element aufnimmt, das man nicht ausatmet. Sie nennen es den P r a n a . Sie halten den Prana für eine Art von Seelennahrung, die im Körper angehäuft wird. Der Name und die Theorie sind unwesentlich. Wichtig für den Übenden ist nur, daß er als Frucht seiner geduldigen und bescheidenen Bemühung an sich selbst eine bleibende Steigerung erlebt; denn dann ist er auf dem Weg zur Verjüngung. Er fängt seine Verjüngung am besten mit rhythmischer Zwerchfellatmung an.

## Atemhygiene als Krebsvorbeugung

Es ist nicht unangebracht, in einem Kapitel über Atmung zu erwähnen, daß die letzten Fortschritte der Krebsforschung zu der Ansicht geführt haben, daß die Krebszelle aus einer ursprünglich normalen Körperzelle entartet ist. Und zwar durch eine chronische Schädigung der Zellatmung. Die Schädigung besteht darin, daß die Zelle nicht die normale Sauerstoffverbrennung hat, sondern den Blutzucker zu Milchsäure vergärt. Diese Umwandlung hat sich experimentell erzeugen lassen und zwar durch Sauerstoffmangel.

Es ist daher logisch, daß auf der Deutschen Therapie-Woche 1954 in Karlsruhe der Vorsitzende Prof. G. Domagk in einer Festrede als fundamentalen Rat die Weisung erteilt: Aufenthalt in frischer und sauerstoffhaltiger Luft und Atemhygiene.

Es soll hier keineswegs der Eindruck erweckt werden, als könnte Krebs rasch-rasch mit Hilfe von Atmungsübungen kuriert werden. Aber man kann sich doch nicht all diesen Argumenten verschließen, welche sagen, daß der Korpulente mit seiner flachen Atmung, seiner kleinen Kontaktfläche und seinem miserablen Umsatz den Krebs geradezu einlädt. Wenn irgend jemand seine Zellen in Sauerstoffmangel verkümmern läßt, dann ist es der Dicke.

Die Statistiken bestätigen dies. Die Dicken sind nicht beliebt in den Kreisen der Versicherungsfachleute. Die Dicken müssen mehr zahlen, da sie etwa 5mal soviel Krebsleidende stellen als die Schlanken. Sie sind aber nicht so leicht zu operieren und vertragen viel weniger Narkose, so daß sich ihre Aussicht auf ein Durchkommen noch mehr verschlechtert. Die Schwerleibigen haben 5mal soviel Zuckerleiden und 8mal soviel Herzkrankheiten wie die Schlanken. Auf Krampfadern haben sie sozusagen ein Monopol.

Aber es gibt kein Monopol auf Atmung. Die Sammlungsatmung kann jeder machen, auch der Unbeholfenste! Jeder kann auf dem Rücken liegen und sein Denken mit der Welle entfließen lassen. Daher soll dieses Kapital mit dieser Übung in einer vertieften Form enden.

## Sammlungsübung im Viertakt

Bitte, auf die Decke! Das Kissen unter den Kopf (das heißt nicht unter Schultern und Nacken! Der Nacken soll frei sein!) Die Knie zusammenlehnen, die Fersen etwas auseinanderschieben, den Rücken durchsinken lassen, damit Ihr Hohlkreuz auf der Decke aufliegt. Die Hände rahmen das Sonnengeflecht ein. Nasenatmung, bitte! Einatmen: der Bauch hebt sich. Ausatmen! Durch die Nase, bitte! Der Bauch senkt sich. Ruhiges Fließen! Denken Sie an eine Welle! Stellen Sie sich das Bild der Welle vor. Das Hineinschwellen und das wieder Hinausströmen. Gleichmäßige Verteilung der Luftmengen. Kein Rucksen mit der Brust!
Jetzt kommt etwas Neues! Erst langsam einatmen — Bauch! Dann weiterhinaufatmen in die Brust! Dies ist der Takt II. Dann ausatmen — Bauch! Dies ist Takt III und jetzt die Brust sinken lassen — ganz kurz nur: Takt IV. Der vierte Takt ist also kürzer. Takt I ist lang.
Wir nennen dies die Viertaktatmung. Sie werden gleich merken, daß dies eine Wellenbewegung ist. Takt I und II: Die Welle kommt auf Sie zu. Takt III und IV: Die Welle strömt aus Ihnen hinaus.
Hinzu tritt eine Vorstellung des Einströmens einer Kraft, die sich irgendwo in Ihrem Wesen anhäuft. Und das Bild des Hinausfließens des Unerwünschten: der Angst, des Ärgers, der beruflichen Sorge. Daß dieser Kleinkram Sie verläßt wie ein unwillkommener Untermieter!

# V. SELBSTHILFE DURCH KÖRPER-BEHERRSCHUNG

## A. Aufhebung der Dauervergiftung — Rückwanderung der Organe

### Die Entleerung auf Wunsch

Hatha Yoga beginnt mit dem Streben nach innerer Reinheit.

Hatha Yoga wird auch von den Radscha Yogis keineswegs verachtet, sondern mit besonderen Übungen und Hilfsmitteln bis zum äußersten verfolgt. Ein Radscha Yogi lebt von etwa 100 Gramm Reis am Tage, wozu noch Honig, etwas Milch und Früchte treten; dies ist zwischen seinen Fastenzeiten seine ganze Ernährung. Zusätzlich lehrt die Schule drastische Prüfungen, um zu beweisen, daß der Leib gänzlich von verdauter Nahrung befreit ist, bevor sich der Radscha Yogi einer tiefen Meditation hingibt. Z. B. wird er ein langes Stück (etwa 25 m) des dünnen Baumwollgewebes (Turbantuch „Mulmul") in sich hineinwürgen und dann wieder herausziehen. Oder er macht mit Hilfe eines besonderen Muskelspieles Darmbäder, während er in einem Flusse steht. Erst nach dieser vollkommenen Reinigung fühlt er sich würdig, in höhere Sphären einzutreten.

Es ist also keine Herabwürdigung des Prinzips des Yoga, wenn sich der Anfänger und Fortgeschrittene im Hatha Yoga eingehend und vorläufig ausschließlich mit jenen Übungen befaßt, die ihn entschlacken. Es ist völlig in Ordnung, wenn die Entschlackung und die Rückbildung seiner Verdauungsorgane zunächst seine ganze Aufmerksamkeit während der Körperübungen beanspruchen. Diese innere Reinigung und Verjüngung ist der Gegenstand dieses Kapitels, und das Ziel der Übungen ist an erster Stelle: die Entleerung auf Wunsch.

## Die immerwährende Selbstvergiftung

Es versteht sich von selbst, daß der westliche Mensch mit seiner ganz anderen Ernährung in einer dauernden Überladung seines Verdauungsapparates lebt. Der Inder kennt nur zwei Hauptmahlzeiten am Tage. Der westliche Mensch nimmt drei- bis fünfmal Nahrung auf. Damit ist der ganze Magen und Darmtrakt immerzu voll beschäftigt.

Das Verdauen einer Mahlzeit soll der indischen Auffassung gemäß eigentlich nicht mehr als 7 Stunden in Anspruch nehmen (höchstens 2 Std. im Magen und 5 im Dünndarm). Im Dünndarm werden die Nährwerte ausgezogen; was dann noch übrigbleibt, ist Schlacke — Kot. Der Kot wird in den Dickdarm abgeschoben und wandert langsam dem Mastdarm und dem Ausgang zu.

Es besteht kein Grund, warum man diese Schlacke länger als bis etwa 8 Std. nach der Mahlzeit in sich tragen soll. Sehr viele Gründe sprechen aber dafür, daß man versucht, diesen Kot so rasch wie nur tunlich auszuscheiden, denn nach zwölf Stunden wird er giftig. Der Giftigkeitsgrad nimmt rasch zu. Bedeutend schneller als die verstreichende Zeit. Nach 48 Stunden im Darm ist der Kot zu einer gefährlichen Giftquelle geworden. Lösliche Gifte werden in den Kreislauf aufgenommen. Die Gasentwicklung treibt den Darm auf, nimmt ihm die Spannkraft und führt zu dem höchst unangenehmen Innendruck auf das Sonnengeflecht.

Wenn Gayelord Hauser in seinen Büchern vom Tode spricht, „der im Darm wohnt", dann sagt er eigentlich zu wenig. Dort wohnen auch die Lebensangst, die Reizbarkeit, die Depressionen. Die immerwährende Selbstvergiftung durch Darmträgheit ist vielleicht der wichtigste Faktor im Prozeß der vorzeitigen Alterung schwerleibiger Menschen. Denn sie tragen ihre verdaute Nahrung tagelang in sich herum und befreien sich niemals gänzlich von diesen Toxinen, ohne sich der Vergiftung bewußt zu sein.

Es ist sehr oft der Fall, daß der Leidende nicht nur in völliger Unkenntnis seines Vergiftetseins dahinlebt, sondern auch noch stolz darauf hinweist, wie regelmäßig seine Ausscheidung ist. Jeden Morgen — wie die Uhr! heißt es dann. Abgesehen davon, daß eine Entleerung alle 24 Stunden schon eine Verspätung von 12 Stunden bedeutet, ist die Verzögerung meist weit ärger, als man wahrhaben will. Es wird meist nicht das Frühstück von gestern ausgeschieden, sondern dasjenige von vorgestern.
Im allgemeinen trägt der Dicke die Reste von etwa sechs Mahlzeiten in sich herum. Denn es kommt bei ihm niemals zu dem Idealzustand, daß eine Mahlzeit ungefähr als geschlossenes Paket durch seinen Verdauungsapparat wandert, und daß der Darm zwischen zwei Mahlzeiten eine Leerzeit und Ruhepause hat. Der westliche Mensch macht fast nie die Bekanntschaft jenes herrlichen Körpergefühls, das man nach einem sehr guten Frühstück hat — wenn man sich vorher restlos entleeren konnte. Meine indischen Freunde nannten dieses Behagen — the second best feeling — das zweitschönste Gefühl. Das Wort ist eine unzulängliche Beschreibung eines Erlebnisses von Jungsein. Man hat das Gefühl, einen halben Kopf größer zu sein, wie auf Wolken dahinzuschreiten. Die Welt sieht anders aus, das Leben ist wieder schön. Viele Menschen machen in Indien Yoga, nur um dieses Erlebnis zu haben. Es ist ein Teil der Verjüngung, welche sie anstreben. Und diese Verjüngung beginnt nun einmal in den Eingeweiden.

## Die Senkung der Organe

Die Verjüngung wird aber nicht allein bewerkstelligt durch die Entgiftung und Befreiung von Schlacken und Reizstoffen. Bei ganz regelmäßiger und anhaltend durchgeführter Disziplinierung durch die Yoga-Übungen treten auch anatomische Veränderungen ein. Gewisse Organe werden wieder kleiner — was oft sehr wünschenswert ist. Besonders der Magen wird weniger Platz einnehmen und daher anderen Organen nicht mehr zur Last sein. Die Eingeweide werden an die Stellen zurückgeführt, wo sie von Anfang an zu Hause waren und hingehören. Während die chronische Selbstvergiftung des Darmträgers oft unbemerkt bleibt, sind die Dicken der Unbequemlichkeit und der Last eines vergrößerten und gesenkten Unterleibes immer gewärtig. Der Bauch bedrückt sie durch sein bloßes Gewicht. Im Liegen scheint er auf ihnen zu reiten wie eine tote Masse, welche nicht zu ihnen gehört. Auf korpulente Frauen wirkt die Senkung als depremierende Verunstaltung.

Außerdem leiten die Verlagerungen und Schwellungen im Unterleib zu neuen Störungen rein mechanischer Art. So drückt der Magen auf den Querdarm und die Bauchspeicheldrüse. Durch sein bloßes Gewicht preßt er den Dünndarm immer tiefer in die Schale des Beckens hinein. Es ist verständlich, wenn die indische Medizin z. B. die Zuckerkrankheit hauptsächlich auf diesen Druck des Magens auf die Bauchspeicheldrüse zurückführt. Diese Ansicht wird gestützt durch die Erfahrung, daß ein Wegnehmen des Druckes oft den Blutzuckerspiegel rasch normal macht.

Die niederziehende Wirkung der Schwerkraft führt zu dem „Birnenbauch" des Schwerleibigen. Die allgemeine Abwanderung der Organe nach unten ist ein wesentlicher Faktor zur beschleunigten Alterung, denn die Verlagerungen führen zu Abschnürungen und Beklemmungen, welche die Ausscheidung von Körperschlacken zusätzlich verlangsamen.

Weniger deutlich fühlbar, und daher meist völlig unbeachtet, ist die Auswirkung einer Magenvergrößerung und -senkung auf das Sonnengeflecht. Das Ganglienzentrum in der Magengrube verträgt keinen Druck von innen heraus. Es reagiert auf den „Innendruck" mit Heftigkeit. Nach der indischen Auffassung sind die „4-Uhr-morgens-Depressionen" übersättigter Leute auf den Protest des Sympathikus zurückzuführen. Man kann sie also durch eine Aufhebung des Innendruckes wegnehmen.


Die Umkehrung als Abhilfe — Schwerkraft
plus Zwerchfellbewegungen


Die Körperübungen des Yoga sind zum großen Teil auf dem Streben aufgebaut, mit Hilfe der gleichen Schwerkraft, die den

Birnenbauch herbeigeführt hat, ihn auch zurückzubilden. Indem man Anfänger auf die Schultern stellt (— und den Fortgeschrittenen auf den Kopf!) erlaubt man den Organen, aus eigener Schwere eine Rückwanderung anzutreten, ein jegliches dorthin, wo es von Geburt an zu Hause war. Die Wellenbewegungen der Zwerchfellatmung sind eine pneumatische Massage, welche

Biologische Alterung durch VERLAGERUNG
VERSCHLEISS
VERGIFTUNG
VERNACHLÄSSIGUNG

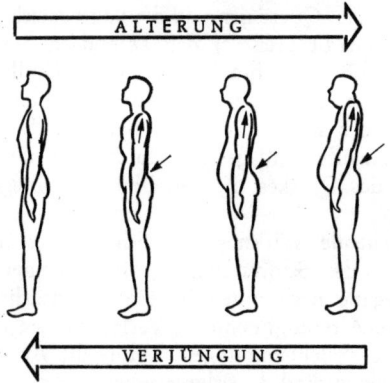

ALTERUNG

VERJÜNGUNG

Eine absolute Verjüngung gibt es nicht. Man kann niemandem verlorene Lebensjahre zurückerstatten. Dahingegen ist es wohl möglich, die Alterungserscheinungen der Senkung usw. zurückzubilden, etwa einem Menschen der Stufe III die Leistungskraft der Stufe II wiederzugeben. Dies ist relative Verjüngung.

Vorzeitiges Altern von jungen Menschen

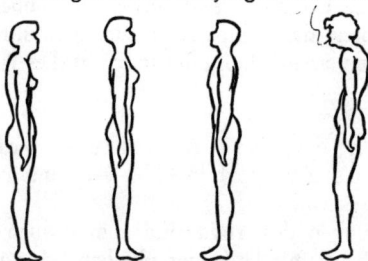

diese gewünschte Rückkehr beschleunigt und erleichtert und zugleich auch eine Verkleinerung herbeiführt. Auch für den Unbeholfenen, den man nicht auf seine Schultern stellen kann, gibt es Übungen, welche Ähnliches bezwecken. Da sie nicht ganz so wirksam sind, muß er solange Geduld haben, bis er in die Klasse der Dicken aufrückt. Dann kann er alle Übungen mitmachen.

Zwei Vorstellungsbilder helfen Leuten mit unterentwickeltem Körpergefühl, diese Vorgänge zu begreifen. Der Mensch ist gebaut wie ein Vierfüßler, sagen wir beispielsweise ein Pferd. Die Organe seines Unterleibes sind — wie beim Pferd — in taschenförmiger Aufhängung so angeordnet, daß sie vom Dach des Rückens in die Leibeshöhle hineinhängen, wie etwa die Kulissen auf einer Bühne.

Der Mensch ist also ein aufrechtgehendes Säugetier mit einem nicht ganz zweckmäßigen Körperbau. Wenn er nicht auf seine Haltung achtet, muß in mittleren Jahren die Abwanderung zum mindesten beginnen. Denn die Befestigung der Organe am Rücken macht die Anordnung unstabil. Nur eine bewußte Übung der Bauchmuskulatur kann die Abwanderung nach unten verhindern oder wiedergutmachen.

Auch ist es eine Hilfe, wenn wir uns das Bild des Windhundes — die S-Linie seiner Silhouette — in die Erinnerung zurückrufen. Der Brustkasten des Tieres geht beinahe bis zum Boden hinab, der Bauch aber macht eine Kurve nach aufwärts, fast bis an die Lendenwirbel. An Stelle eines Sackes hat der Windhund eine Höhlung! Das ist sein Bauch!

Wir alle tragen in unserem Unterbewußtsein dieses Vorstellungsbild des Unterleibes als einer Knickstelle des Körpers und einer Höhlung, und mit dieser Erinnerung verbindet sich das Gefühl des Jungseins. Der konkave oder doch wenigstens flache

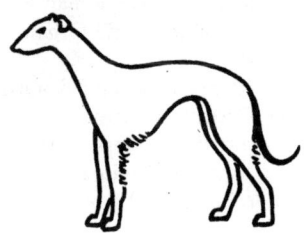

Leib der gesunden Sechzehnjährigen entspricht dem Erinnerungsbilde, das man von sich selbst bewahrt hat. Die Schwellung der Mitte, die Unbiegsamkeit eines sackartigen Bauches sind die Zeichen der vorzeitigen Alterung. Sie zu widerrufen ist ein Sichverjüngen.

Die Umkehrung, wie sie in vielen Yoga-Übungen angewandt wird, hat die Wirkung eines Schiebens, Drückens und Ziehens auf die Eingeweide. Aber die Yoga-Lehre verläßt sich nicht auf mechanische Kraft und den sanften Zwang allein; es wird auch der Gedanke einer freiwilligen Rückwanderung der Organe zu Hilfe genommen. Für die Korpulenten ist es eine erleichternde Vorstellung, daß man von einem Klumpen von einem Magen so etwas wie bereitwillige Mitwirkung erwarten kann.

Es ist aber doch so, daß das Element der Freiwilligkeit vollendet, was durch den Druck und Zwang der Übungen begonnen wird. Es ist so, daß das Heben und Zurückdrücken der inneren Organe in ein williges Zurückkriechen übergeht. Es gibt eine aufrichtige Dankbarkeit des Körpers, wenn wir ihm nur erlauben, diese Organe kompakt und friedlich in ihre alten Plätze in der Schale des Rückens einzuordnen. Erst wenn man einmal das tiefe Wohlgefühl erlebt hat, das einem solchen „Sicheinordnen" folgt, erst dann hat man den Anfang des Sich-Verjüngens am eigenen Leibe erlebt. Und erst dann beginnt man zu begreifen, wie sehr dem Körper die Senkung und Verlagerung zuwider war. Aus solchen Erlebnissen erklärt sich auch die Umstellung, mit welcher so mancher Dicke allmählich seinen vorher unstillbaren Appetit verliert, wenn er eine Zeitlang Yoga gemacht hat. Der kleiner werdende Magen hat zurückgefunden und protestiert heftig gegen erneute Versuche, ihn wieder auszuweiten und herabsinken zu lassen. Er tut nicht mehr mit!

Diese sehr wesentliche Verbesserung erlebt man also nur, wenn man die Übungen macht und wenn man die Rückwanderung nicht nur erzwingen will, sondern die Organe bewußt „einlädt" in einer „Einlade-Haltung".

Aus dem Vorhergehenden ist schon bekannt, daß man durch ein Sinkenlassen der Gesichtszüge (das „Entspannungsgesicht" Seite 56) Entspannungszustände hervorruft. Im gleichen Sinne ist es möglich, in der Rückenlage ein Einsinken der Bauchdecke und Wanderungen der inneren Organe durch den Denkprozeß des „Insich-Hineinhorchens" und des „Einladens" auszulösen. Erzwingen, etwa durch einen Willensakt des Befehlens, lassen sich diese Wanderungen nicht.

### Übung: Sammlungsatmung

Bitte, lesen Sie folgende Anweisung aufmerksam durch, damit Sie verstehen, was mit der „Einladungshaltung" gemeint ist, und wie man sie einnimmt.

Sie ist Ihnen nämlich schon bekannt, nur haben Sie bisher nicht bewußt daran gedacht, daß eine Rückenlage mit angezogenen Knien die Organe des Unterleibes „einlädt", sich in der Schale des Rückens sanft zu betten. Wir nehmen die Lage ein wie bisher bei der Sammlungsatmung. Der Rücken ruht flach auf dem Boden, die Hände sind leicht auf den Leib gelegt, die Knie hoch und gegeneinander gelehnt. Die Ellenbogen ruhen leicht auf der Decke. Die Atmung fließt ruhig strömend durch die Nase e i n und a u s.

Bisher war uns immer die Atmung das Wichtigste. Jetzt wird der Boden des Rückens zum Ort, wohin sich unser Bewußtsein begibt. Der Rücken wird zur flachen Pfanne. Er sinkt durch. Es gibt keinen Hohlraum zwischen dem Boden der Pfanne und der Decke. Bitte, versuchen. Und jetzt, die Atmung. Das „Entspannungsgesicht"! E i n ! und a u s ! Durch die Nase! Wie immer! Die Atmung geht von selbst weiter. Nicht i c h atme . . . sondern e s atmet! Und dann sehen wir zu, wie dieser Leib in sich zusammensinkt. Ganz wenig zunächst. Mit jedem Aus kriecht der Darm etwas aus dem Becken heraus!

Sollten Sie bei dieser Übung Schmerzen im Rücken bekommen, dann haben Sie ein Hohlkreuz. Dann muß erst die unerwünschte Brücke in Ihrem Rücken ausgebügelt und flach gemacht werden, denn dieses Hohlkreuz ist das Zeichen einer falschen Beckenstellung und eine Gefahr für Ihre Gesundheit.

Es ist wahr, daß die menschliche Wirbelsäule von Natur aus eine schwach S-förmige Krümmung aufweist. Dies ist eine sogenannte Ausgleichskurve zur Ausbalancierung der aufrechten Haltung. Aber diese Kurve ist nur solange zulässig, als sie biegsam ist. Das gefährliche Hohlkreuz ist eine festgefrorene Kurve.

# Weg mit dem Hohlkreuz!

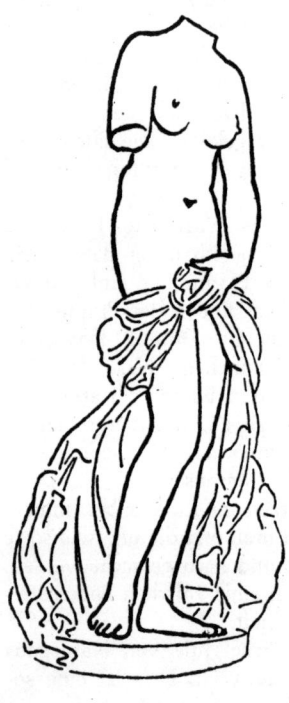

In dem Kapitel über den Leidensweg des Dicken wurde beschrieben, wie ein Bauch wächst. In der zweiten Phase wächst er nach unten, und dann kippt die Schale des Beckens nach vorne durch, denn das Becken ist an einem bestimmten Wirbel (von dem noch die Rede sein wird) festgemacht.

Wenn das Becken gekippt ist, dann hängt das Gewicht des Bauches mehr oder weniger in der Bauchwand. Dies ist die unerwünschte Einladung in der falschen Richtung. Der Dicke wird zum Unförmigen und nimmt auf immer Abschied von seinen Knien. Er wird sie nur im Spiegel wiedersehen.

Auch für Schlanke und junge Leute ist das Hohlkreuz unerwünscht. Es führt zu einer einseitigen Beanspruchung des fünften Lendenwirbels, des „Hexenschuß-Wirbels", und zu falscher Fuß- und Beinbelastung. Dem Soldaten hat man mit der Haltung des „Stillgestanden" das Hohlkreuz anerzogen. Aber das

Hohlkreuz tut nicht nur weh, es sieht obendrein schlecht aus. Die alten Griechen haben das schon gewußt. Ihre Statuen schöner Frauen haben selten ein Hohlkreuz. Die hier abgebildete Venus von Syrakus hat vielmehr ganz die Haltung, welche angehende Schauspielerinnen und Mannequins in ihren Schulen lernen: die „Laufsteghaltung". Man nimmt sie ein, indem man bewußt die Beckenschale vorne hochnimmt. (Denken Sie dabei an einen Hund, der den Schwanz einzieht!)

Auch Yoga ist gegen das Hohlkreuz, und die erste der Posituren, welche man erlernt, ist eine Übung, die uns von dem Hohlkreuz befreit.

Wichtige Vorbemerkung: Man macht die Übungen möglichst mit leerem Magen, am besten vor dem Frühstück oder vor dem Abendessen. In leichter Kleidung, auf dem Boden, auf einer Decke, die man wenigstens der Länge nach doppelt genommen hat. Man vermeide Bodenkälte. Es ist gefährlich, diese Übungen auf dem Bett oder Sofa zu machen. Alle Atmung durch die Nase. Die stoßweise Ausatmung durch den Mund wird immer besonders angedeutet als die „Haaah"-Atmung (wie „Haaaah! Verruchter!" auf der Bühne).

## Übung aus der Rückenlage

### Der Schulterstand

Es gibt zwei Arten des Schulterstandes: den ganz steilen, genannt die „Kerze", und den schiefen, im Sanskrit genannt „Viparita Karani". Die Kerze ist etwas schwierig und nicht ganz ungefährlich. Der Anfänger beginnt mit dem schiefen Schulterstand aus der Rückenlage. Vorerst ist es unwesentlich, ob er nun mit gestreckten oder gebogenen Beinen nach oben kommt. Wichtig ist für alle, daß das Gewicht halb auf dem Nacken und dem oberen Rand der Schulterblätter ruht und zur andern Hälfte in den beiden „Daumengabeln" (siehe Zeichnung!). Die Daumen umfassen den Hüftknochen von unten her, die Handflächen sollen flach an der Hüfte anliegen. N i c h t d i e E l l e n b o g e n a b s p r e i z e n !

## AUSFÜHRUNG FÜR SCHLANKE

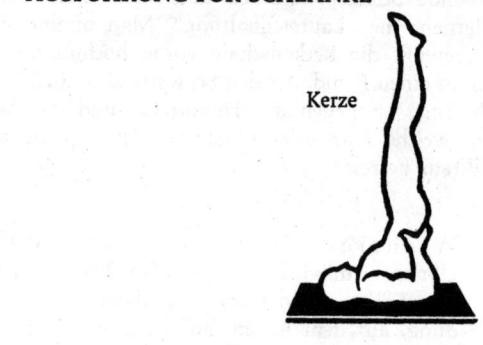

Kerze

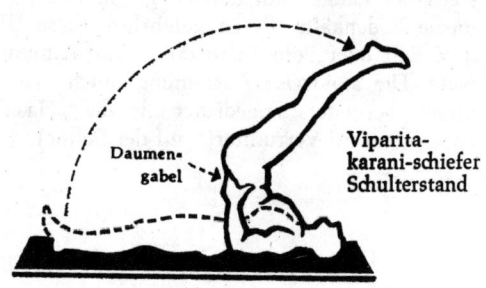

Daumengabel

Viparita-karani-schiefer Schulterstand

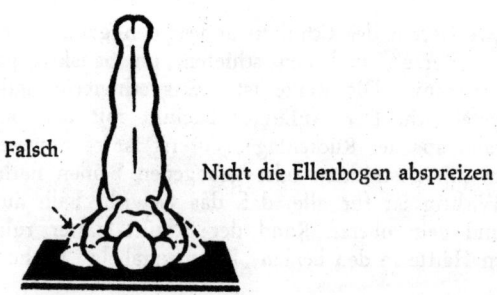

Falsch

Nicht die Ellenbogen abspreizen

Inzwischen soll dem korpulenten Leser gezeigt werden, wie man sich auf die Schultern stellt. Nur keine Angst, es ist nicht so schlimm, und außerdem gibt es einen Trick: Man rollt sich mit angezogenen Knien auf die Schultern.

## AUSFÜHRUNG FÜR DICKE

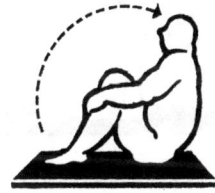
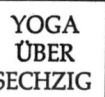

Rolle nach rückwärts

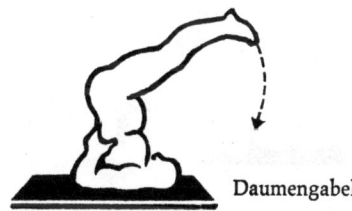

Daumengabel

Bein nachschieben
Füße auflegen
(Tisch, Stuhl)

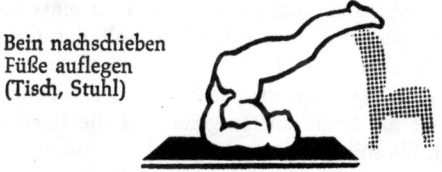

Sie werden finden, daß das Auflegen der Füße auf einen schweren Stuhl oder eine Tischplatte eine große Hilfe ist. Es gibt Ihnen erstens die Sicherheit, daß Ihnen nichts passieren kann. Und es macht Sie gedanklich frei für das, was jetzt kommt.

Ausatmen durch offenen Mund — Haaah!

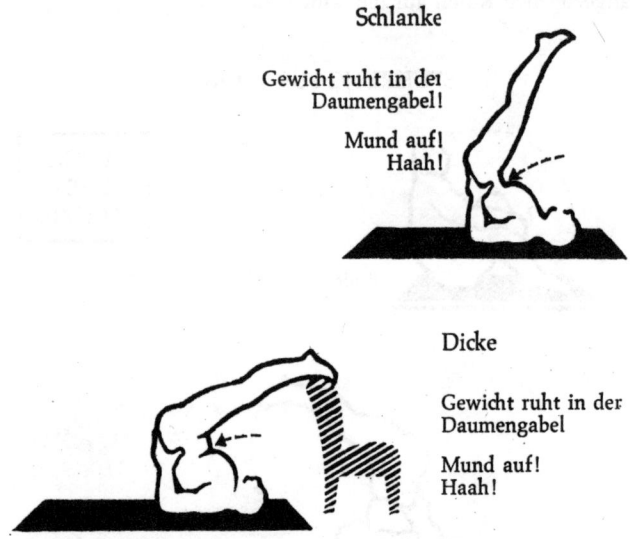

Schlanke

Gewicht ruht in der
Daumengabel!

Mund auf!
Haah!

Dicke

Gewicht ruht in der
Daumengabel

Mund auf!
Haah!

Diese Stellung im Schulterstand soll zu einer Ruhelage für Sie
werden (sie wird es auch!). Man soll das Gefühl haben, daß
man dabei Zeitung lesen könnte, wenn man die Hände frei
hätte. Bitte, das Gewicht zur Hälfte in die Daumengabeln legen,
sonst ist die Sache anstrengend und die Bauchdecke bleibt gespannt. Sie soll aber lose sein für die Atmung.
Jetzt (immer noch im Schulterstand) ein- und ausatmen. Ein
durch die Nase! Aus: Haaah! durch den offenen Mund. Sagen
Sie „Haaah" aus tiefster Brust! Nicht schüchtern, sondern deutlich: „Haaah!" Dann werden Sie merken, daß Ihr Unterleib sich
einwärtsbewegt. Das ist die Massage und die Rückwanderung
der Organe, von der Sie soviel gelesen haben! Sechsmal einatmen, sechsmal Haaah! Dann rollen wir ab.

# Abrollen

Erst ziehen wir die Knie an die Brust únd sagen noch mal:
„Haaah!"

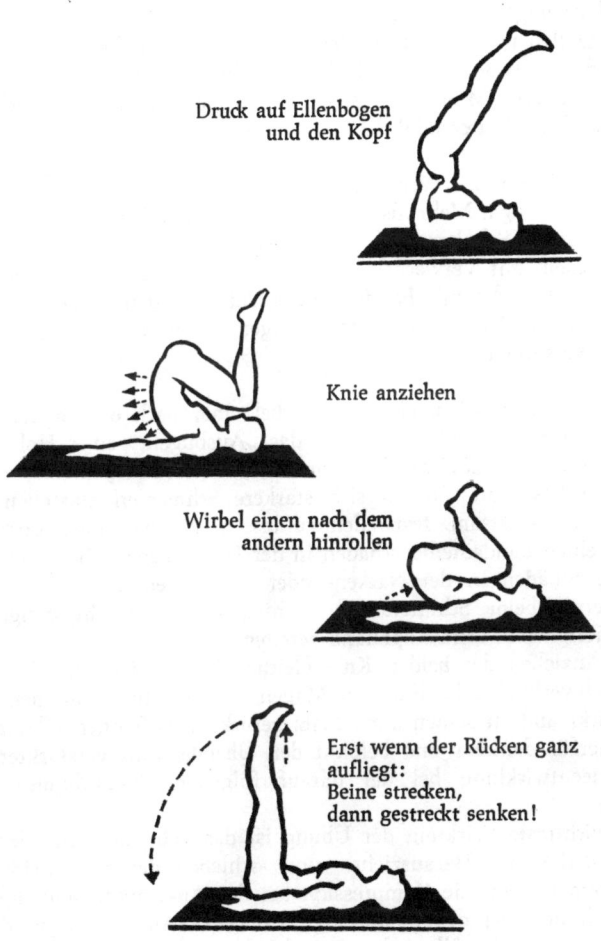

Druck auf Ellenbogen
und den Kopf

Knie anziehen

Wirbel einen nach dem
andern hinrollen

Erst wenn der Rücken ganz
aufliegt:
Beine strecken,
dann gestreckt senken!

# Nach dem Abrollen: Sammlungsatmung

Kissen herholen und unter den Kopf legen, Hände auf den Leib. Knie anziehen, Entspannungsgesicht! Zunge in De-Position! Bauchatmung! Innenschau! Augen zu!
Jetzt wollen wir nämlich erfahren, wie sich die Sache auswirkt, ob sich da etwas bewegt, ob da etwas kluckert oder kriecht in diesem Bauch. Mindestens sechs Atemzüge Pause, dann noch einmal den Schulterstand.

> W i c h t i g : Wer diese Pausen nicht macht, betreibt keinen Yoga. Mehr als höchstens fünfmal soll der Anfänger diesen Schulterstand nicht wiederholen. Leute mit Brüchen, mit Verwachsungen und großen Operationsnarben, und solche mit Bandscheibenschäden in den Lendenwirbeln sollen erst den Arzt befragen, bevor sie diese Übung versuchen.

Beim Abrollen sollen sich die Wirbel einer nach dem andern auf die Decke hinrollen. Dies ist das „Ausbügeln" eines Hohlkreuzes. Es ist möglich, daß man dabei etwas Muskelkater im Rücken bekommt. Sollten sich stärkere Schmerzen einstellen, dann ist es ratsam, feststellen zu lassen, ob man nicht doch etwa einen Bandscheibenschaden in der Lendengegend hat. Derartige Schäden in der Nacken- oder Schulterregion sind kein Hindernis beim Schulterstand, werden aber vielleicht einige Schwierigkeiten beim Kopfstand bereiten.
Das Anziehen der beiden Knie gleichzeitig verstärkt den Zug der Schwerkraft erheblich. Der Magen wird kräftig zusammengedrückt und an seinen alten Platz gerückt. Das Sonnengeflecht ist hierfür dankbar und belohnt den Übenden mit verstärkter Wärmeentwicklung bei der darauf folgenden Sammlungsatmung.
Die wichtigste Wirkung der Übung ist das „Hineinfallen" der Bauchdecke, das Herausziehen und -schieben der Eingeweide aus dem Becken, die Kompression bei der Ausatmung und die Ausdehnung bei der Einatmung. Mit jeder Ausatmung wird ein tiefes Hineinwölben des Zwerchfells in den Brustraum erzielt, das wiederum die Lunge durchknetet. Wenn der Übende

bei dieser Übung husten muß, so ist dies ein Beweis, daß er sie nötig hat.

Unbeholfene und Schwache sind außerstande, den Schulterstand auszuführen. Für sie wird hier die „Ersatzübung" beschrieben. Wenn die Unbeholfenheit auf übermäßige Körperfülle (nicht etwa auf Alter oder Verletzungen) zurückzuführen ist, dann wird hier noch einmal auf die Wirksamkeit der Kur plus Korrektur hingewiesen.

Den Überschweren werden auch die einfachsten Übungen schwerfallen, wenn sie nicht zumindest den Darm teilweise zu entleeren versuchen und zugleich (durch Entziehungen, Sauna und Nierentees) trachten, überflüssiges Wasser aus dem Körper zu entfernen. Es soll sich aber niemand abhalten lassen, auch ohne Kur den Versuch zu machen. Nur ist die Wirksamkeit der Übung erheblich größer, wenn das Zurückdrängen und Massieren der inneren Organe von einer Abmagerungskur unterstützt wird.

## ÜBUNG FÜR UNBEHOLFENE UND SCHWACHE

YOGA
ÜBER
SECHZIG

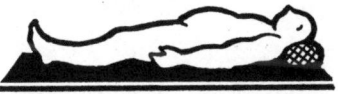

Aus der Rückenlage: Bein-Anziehen

Schwerleibige haben meist einen Rundrücken u n d ein Hohlkreuz, daher ist das Kissen erlaubt.

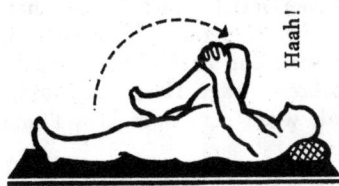

Knie umfassen,
mit beiden Händen anziehen:
Haaah! Ausatmen!

Immer rechtes Bein zuerst!
Wechselweises Anziehen und
Nachlassen, rechts 3x, links 3x.

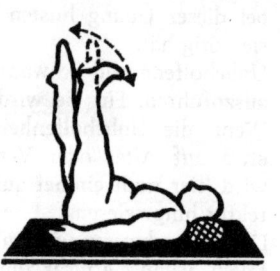

Fußrollen:
Abwärts (wie beim Spitzentanz)
Aufwärts (Zehen aufwärts biegen)
Nach allen Seiten rollen!
Beine langsam senken! G e s t r e c k t !
N i c h t mit gebogenen Knien
niederlassen!

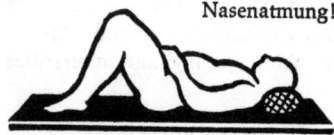

Nasenatmung! Nicht pusten!

S a m m l u n g s a t m u n g :
Mindestens 10 Atemzüge Pause
der Sammlung!
Innenschau!
Entspannungsgesicht!

Der Rücken als flache Pfanne.

„Einladung" des Einsinkens mit jeder Ausatmung.
Sanfte Nachhilfe mit Händedruck beim Aus!

Die hier beschriebene Übung ist also eine einseitige Massage
des Unterleibes. Nach ein paar Tagen oder Wochen (je nach
der Kur und dem aufrichtigen Bemühen des Übenden) wird
der Unterleib weicher. Man hat nicht mehr das Gefühl eines
prallen Kornsackes. Das Anpressen des Kinns gegen die Brust
(verstärkt durch das Kissen) ist eine Massage der Schilddrüse
am Halse. Da sie bei den Dicken meist Unterfunktion hat,
ist dies eine willkommene Hilfe, den Körperumsatz zu erhöhen.
Weiterhin fällt die Atmung leichter, und der Übende bemerkt
gewöhnlich, daß er seinen Leib besser trägt. Hosen und Röcke
scheinen weiter zu werden, auch wenn man noch kein Pfund
abgenommen hat.

# Das Fußrollen ist gut für jedermann!

Nach der indischen Auffassung altert der Mensch zuerst in der Hirnanhangdrüse (genannt Hypophyse) und in seinen Fußgelenken. Die Hypophyse, als Dirigentin des gesamten Orchesters der Körperdrüsen, bringt durch Alterung Unordnung und Disharmonie in deren Funktionen. Die Fußgelenke versteifen und werden zu Engpässen des Blut- und Lymphumlaufes. Es gibt tatsächlich verhältnismäßig junge Leute mit vergreisten Fußgelenken. Sie haben dann auch die Zeichen der verfrühten Alterung am übrigen Körper.

Die Versteifung hat verschiedene Ursachen. Beim Dicken entsteht sie einfach durch Überbelastung, denn der Körper ist in seinem strukturellen Aufbau nur auf ein bestimmtes Gewicht berechnet. Wenn dieses überschritten wird, dann leidet der Unterbau. Hinzu treten dann die Folgen von Beckensenkungen und von Veränderungen im Fuße selbst (Senkfuß).

Beim Schlanken ist es meist auf Unterbenutzung und Vernachlässigung zurückzuführen, die durch das Autofahren entsteht, wenn seine Fußgelenke verfrüht altern. Es sind die Überbeschäftigten, die ewig Unabkömmlichen, welche darunter leiden. Sie kümmern sich um ihren Leib weitaus weniger als um den Wagen, in welchem sie so viel sitzen. Sie fangen meist erst an, sich ernsthaft mit dem Körper abzugeben, wenn das Herz protestiert.

Die indische Auffassung behauptet, daß die Herzleiden vielfach auf die Tatsache zurückzuführen sind, daß es für das Herz keine Anstrengung bedeutet, Blut durch die Arterien nach unten in die Füße zu schicken, daß aber die Versteifung der Gelenke, die Verkrampfung der Bänder und Muskeln den Rücklauf des venösen Blutes arg' behindert. Es ist das Aufwärtssaugen, welches das Herz des Dicken und des Versteiften so sehr anstrengt!

Infolgedessen stellt der indische Arzt seinen Herzleidenden auf die Schultern (und, so er kann, auf den Kopf) und läßt ihn die Füße nach allen Seiten rollend bewegen. Das massiert die erschlafften Gefäße. Es steigert den Kreislauf. Es verhindert, daß aus unseren Lymph- und Blutgefäßen in den Beinen Versitzgruben werden. Teils durch die direkte Wirkung der Massage, teils durch die bessere Durchblutung der Hypophyse. Denn jede Umkehrung der Körperlage (Beine hoch — Kopf unten) bedeutet gesteigerte Blutzufuhr im Kopf und dann gleich im ganzen Leib. Dies ist sehr deutlich fühlbar, wenn man sich nach einem Kopfstand wieder aufrichtet. Man hat ein wohliges Wärmegefühl im ganzen Körper.

Das Fußrollen ist also — wenn es in einer Umkehrungshaltung gemacht wird — ein wesentliches Hilfsmittel zur Wiederherstellung der normalen Zirkulation. In drei Worten zusammengefaßt: wieder warme Füße! Dies allein ist eine solche Erlösung und Segnung für viele Menschen, ob dick, ob mager, daß es sich der warmen Füße wegen schon lohnt, Yoga zu machen.

### Fußrollen in der Kerze

Den Klassen der Schlanken und der Dicken wird empfohlen, auch die steife Kerze zu machen und in dieser Haltung sowohl das Fußrollen zu üben, wie auch ein wechselweises Knieanziehen, wie es soeben den Unbeholfenen als Ersatzübung in der Rückenlage beschrieben wurde. Es ist jedoch nötig, hier auf eine Gefahr hinzuweisen, welche nicht unerwähnt bleiben darf.

> Wichtige Warnung! Leute mit überaktiver Schilddrüse (Neigung zur Basedowschen Krankheit) und ähnlichen Symptomen dürfen die Kerze nicht machen und müssen auch im Schulterstand vermeiden, das Kinn an die Brust zu drücken. (Kinnpresse wird noch beschrieben). Wer zunehmenden Druck verspürt, muß jede Übung unterlassen, welche diesen Druck steigert.

Fußkreisen kann jeder

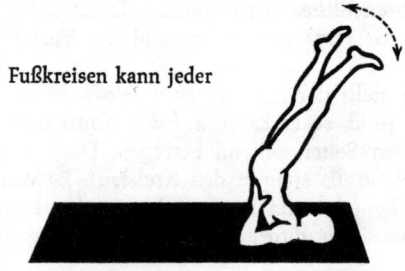

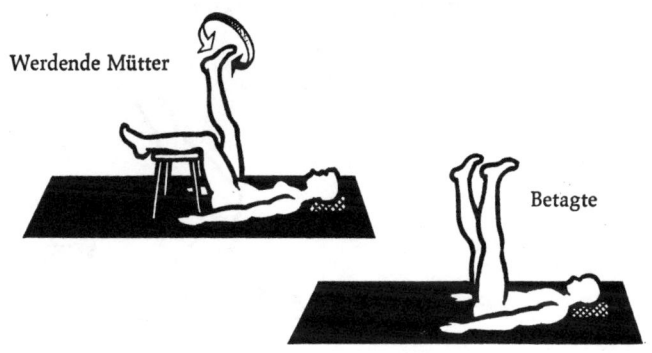

Werdende Mütter

Betagte

ÜBUNG:

Die Kerze

Die Kerze ist ein steiler Schulterstand. Dem Dicken erst anzuraten, wenn er sicher ist, daß er nicht rückwärts über den Kopf
umfällt. Die Hände umfassen nicht den Hüftknochen, sondern
stützen den Rippenkorb von rückwärts. Zuerst längeres Fußrollen in jeder Richtung. Ein Herummahlen mit den Füßen in
kreisender Bewegung. Beide Füße zugleich.


Dann:

Der Überschlag = Pflug (= Hal-Asana) in den indischen Lehrbüchern.

Aus der Kerze läßt man die Hüften etwas absinken, wobei
man die Arme längsseits auf den Boden legt. Dann versucht
man, mit g e s t r e c k t e n Beinen über den Kopf hinweg den
Boden mit den Zehen zu berühren. Nur keine Gewalt! Ausatmen: Haaah! Nichts erzwingen wollen! Zunächst legt man
die Beine (immer gestreckt!) auf einen Packen Bücher. Für Dicke
empfiehlt sich ein Stuhl!

# ÜBERSCHLAG RÜCKWÄRTS

Für Schlanke

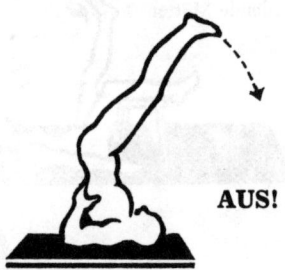

**AUS!**

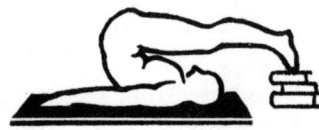

Verharren bis 15 Sek. mit flacher
Atmung!

Bücher
Jede Woche ein Buch wegnehmen!

Für Dicke

YOGA
ÜBER
SECHZIG

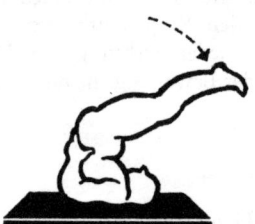

**AUS!**

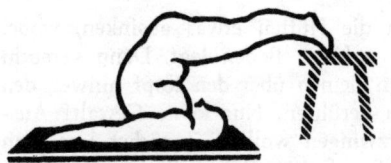

Hocker oder Stuhl

Man versucht, in diesem Überschlag 10 bis 13 Sekunden aus-
zuharren. Dann wird abgerollt, genau wie auf Seite 101 beschrieben: Knie zum Ohr (Haaah!) und jeden Rückenwirbel
einzeln hinlegen. Kopf bleibt auf der Decke! Beine gestreckt
hinlegen, dann anziehen und Sammlungsatmung!

> W i c h t i g ! Es wird gewarnt vor falschem Ehrgeiz. Nicht
> übertreiben! Nicht versuchen, mit Gewalt auf den Boden
> zu kommen! Es genügt, wenn man den Bücherstapel lang-
> sam verringert, ein Buch nach dem anderen wegnimmt.
> Wer Schmerzen bekommt, etwa wie Ischias, soll den
> Überschlag unterlassen oder nur in einer milden Form
> machen.

Die Wirkung dieser Kerze verbunden mit dem Überschlag ist
sehr stark. Die gesamten Eingeweide werden mit Druck in den
Brustkorb gepreßt, sie werden geknetet und zusammengedrückt.
Darmbewegungen werden ausgelöst. Die „Rückwanderung" der
Organe wird in stärkster Weise gefördert und kann während
der Sammlungsatmung gespürt und erlebt werden.
Man kann die Auswirkung auf den Leib mit dem Druck vergleichen, welcher auf eine Zahnpastatube ausgeübt wird, wenn
man sie vom leeren Ende her aufrollt. Der Inhalt wird gegen
das Kopfende zu gedrängt.


### D i e  K i n n p r e s s e  (Chin-lock)

Die Kerze und in viel stärkerem Maße noch der Überschlag führen zu einem Andrücken des Kinns gegen das Brustbein. Dies
ist eine Anregung der Schilddrüse, welche man ganz bewußt
macht. Die Dicken und Phlegmatiker haben meist eine Unterfunktion dieser am Halse angeordneten Drüse. Daher tut ihnen
der Druck der Kinnpresse gut. Auch für den Normalen ist sie
meist eine Hilfe. Man kann dabei variieren, indem man sich
beobachtet und ermittelt, ob der Druck von oben her oder derjenige von unten her die bessere Reaktion auslöst.
In der amerikanischen Armee wird das „Kinn-Anziehen" mit
der bewußten Druckauslösung von oben her systematisch in

der Ausbildung des Soldaten betrieben. Man sehe sich Bilder von „Westpoint-Kadetten" an! Die Kadetten machen Yoga, ohne es zu wissen.

## WICHTIG!

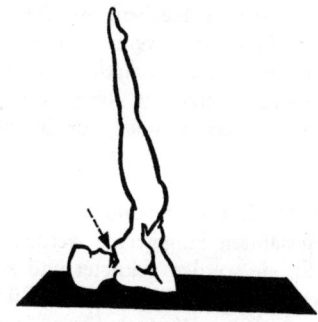

Für gewisse Frauen (seltener sind die Männer, denen sie schadet) ist diese Kinnpresse geradezu ein Gift! Frauen, die eine Neigung haben, einen Satthals (= Schwellung der Schilddrüse) zu bekommen, dürfen unter keinen Umständen das Kinn anpressen. Oft ist es dagegen für sie möglich (und auch ratsam), den schiefen Schulterstand zu machen, wenn sie vermeiden, die Schilddrüse einem Druck auszusetzen. Natürlich macht man in solchen Fällen die Übung weniger oft und kürzer. Meist ist jedoch zu empfehlen, daß die (oder der) Übende gleich den Kopfstand erlernt.
Während der Periode und nach dem dritten Monat der Schwangerschaft dürfen keine Umkehrungsübungen gemacht werden.

# ÜBUNG AUS DER RÜCKENLAGE

## Überschlag nach vorne

Die Wirksamkeit der Kerze und des Überschlages nach rückwärts wird noch gesteigert, wenn man anschließend an das Abrollen gleich die Arme gestreckt über den Kopf hebt, so daß sie auch flach auf dem Boden aufliegen. Dann atmet man aus: Haaaah! und beugt sich rasch vorwärts, mit den Händen die großen Zehen fassend (Knie flach am Boden!) und daran ziehend. Der Kopf wippt ein paarmal in der Richtung auf die Knie. Dann tief einatmend, zurückrollen, Arme hoch über den Kopf hinlegen, dann langsam ausatmen (durch die Nase), Knie anziehen und Beginn der Sammlungsatmung. (Die Sammlungsatmung m u ß gemacht werden.)

> W i c h t i g : Diese Haaah-Ausatmung erfolgt l a n g - s a m und tonlos!

Aus dem Schulterstand der Kerze entwickelt sich also eine Reihe von Übungen mit folgendem Verlauf:

Schiefe Kerze — 6mal Haah-Ausatmung — Überschlag rückwärts — Abrollen — Überschlag vorwärts — Zurückrollen — Sammlung.
Kerze — Fußrollen — Überschlag rückwärts — Abrollen — Überschlag vorwärts — Zurückrollen — Sammlung.

## W i c h t i g ! A c h t u n g a u f R ü c k e n w i r b e l !

Vor Übertreibungen wird gewarnt. Es ist nötig, daß man sich bei den Ausführungen dieser Übungen zusammennimmt und auch einen anfänglichen Schmerz hinnimmt. Auch der Dicke soll versuchen, sein Bestes zu tun, indem er sich vornüberbeugt, so gut er eben kann.
Man soll aber nicht — auf Biegen und Brechen — versuchen, die Übung gleich so zu machen, wie sie in den Lehrbüchern aussieht. Ihre Rückenwirbel könnten dies sehr übel nehmen!

# ÜBERSCHLAG VORWÄRTS

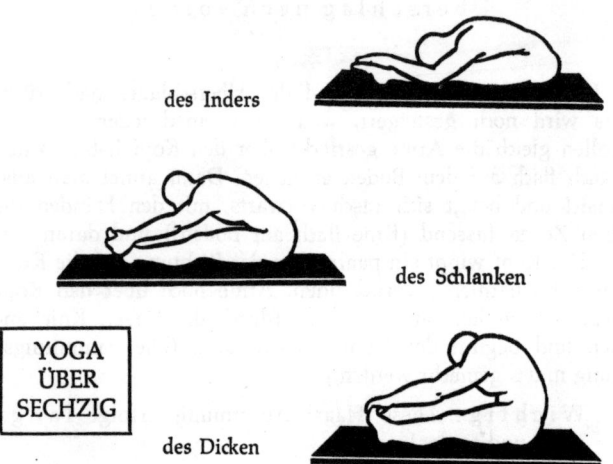

des Inders

des Schlanken

YOGA
ÜBER
SECHZIG

des Dicken

Es darf noch einmal darauf hingewiesen werden, daß die „Echtheit" des Yoga etwas Relatives ist. Wer sich redlich bemüht, im Rahmen seiner Grenzen seine Sache gut zu machen, der betreibt echten Yoga.

Im Stehen: Der Überschlag wird auch aus dem Stand gemacht, wo er noch schwieriger ist. In den Yoga-Büchern heißt er Pastschimot-Asana. Abends fällt er uns leichter als morgens.

## Die Morgenstarre

Jeder Mensch ist des Morgens steifer als am Abend. Daher fällt es manchen Leuten besonders schwer, ihre Übungen vor dem Frühstück durchzuführen. Wenn die Schwierigkeit unüberwindlich ist, dann ist es besser, man macht seine Übungen zu einer anderen Tageszeit, vielleicht abends vor der Abendmahlzeit. Besser ein Abend-Yoga als gar kein Yoga!

Es gibt verschiedene Wege, diese Morgenstarre zu lösen. Entweder man macht eine Serie von Schwungübungen, welche in diesem Kapitel beschrieben werden, oder man übt — noch im Bett, vor dem Aufstehen — eine Sammlungsatmung zur allgemeinen Entspannung des Rückens, der Schultern und des Unterleibs. Am besten ist es, man macht beides.

### Sammlungsatmung vor dem Aufstehen (im Bett)

Diese Sammlungsatmung im Bett (wie üblich mit angezogenen Knien zu machen) ist eine bewußte Entkrampfung. Viele Menschen schlafen mit teilweise angespannter Muskulatur. In manchen Fällen machen sie Fäuste und knirschen mit den Zähnen. Sogar die Kopfhaut ziehen sie zusammen. Viele Leute grübeln des Morgens über den Steuerbescheid und andere Kümmernisse nach, wobei sie die Arme oben um den Scheitel legen. Dies ist die „Sorgenhaltung", die man bewußt vermeiden soll.

Die Schule des Yoga lehrt, daß man nach dem Erwachen mit einem Lächeln tief atmet und dann sofort in die Haltung und geistige Sammlung der „Sammlungsatmung" übergeht. Der Leser wird ersucht, dies morgens früh als erstes zu tun und dann beizubehalten, bis er die Gewohnheit gebildet hat.

Man beginnt mit einer langsamen „Sammlungswelle" und der Innenschau. Dann kommt die Einladung der Wärme und der Rückwanderung der Eingeweide. Die entstehende Wärme löst auch die Muskeln und Sehnen des Rückens und Beckens. Man sieht der Kopfhaut zu, wie sie sich löst, und läßt seine Kümmernisse mit der Ausatmung aus sich hinausfließen.

Zum Beobachten von Bewegungen in den Eingeweiden, zum gewohnten Kluckern und Fließen von Verdauungssäften, tritt noch eine neue Form des „Einladens": es ist die „Betrachtung" von Bewegungen verdauter Nahrung, deren jeweiligen Aufenthaltsort man zu empfinden lernt. Dieses Einfühlen in den eigenen Verdauungsapparat tritt meist erst bei Fortgeschrittenen auf. Es ist aber möglich, daß auch Anfänger aller Gruppen die Gabe besitzen und sofort anwenden können.

Man kann also praktisch auch das gestrige Abendessen „einladen", sich aus dem Querdarm weiterzubegeben. Man kann diese Schiebebewegungen und dieses langsame Kriechen „erleben" lernen und auch lenken. Diese gedankliche Lenkung ist eine große Hilfe, um die „Entleerung auf Wunsch" auszulösen. Sie gehört zum Hatha Yoga als wesentliches Element. Denn ohne diese gedanklichen Beeinflussungen würde sich der Hatha Yoga kaum von den Lehren irgendwelcher östlicher Turnvereine unterscheiden.

## Hilfsmittel zur Selbstkorrektur

Diese — sehr wörtlich zu nehmende — morgendliche Innenschau führt zu merkwürdigen Dingen. Man lernt sich selbst besser kennen. Es ist, als spräche der Leib zu uns. Als würde er z. B. sagen: diese Bratkartoffeln gestern abend und die vier Stullen, die machen mir schon mächtig zu schaffen! Heute geht alles viel schlechter als vorgestern! Da hatten wir nur Äpfel! Und diese Abschnürungen im Darm! Du solltest nicht so viel kaltes Zeug auf einmal in mich hineinschütten! Ich muß mich immer dagegen verteidigen!

Wenn aber der Übende bemerkt, wie sich so eine „Innenschau" in der Praxis bewährt, vor allem wenn er sich der Bitten und Hilferufe seines Leibes erinnert hat, dann beginnt er mit einer Umkrempelung seiner Gewohnheiten. Er geht zur aktiven Selbsthilfe über. Nicht, weil ihm das Lehrbuch oder der Yoga-Instrukteur den Spickaal zum Abendessen verboten hat, sondern aus einem inneren Antrieb. Daher der Ratschlag der Inder, die immer nur sagen: mache deine Übungen, und du wirst sehen!

Es gibt für den Schwerleibigen kaum ein überzeugenderes Erlebnis als die Erfahrung, daß er nach einer solchen morgendlichen Innenschau aus seinem Bett steigt und sich sofort zur ersten Entleerung des Tages begibt. Wenn er dann während seiner Übungen eine zweite Entleerung erlebt und eine halbe Stunde später vielleicht eine dritte! Er wird einen anderen Maßstab legen an die Freuden der Tafel. Er wird entdecken, daß ihm diese himmlische Wärme aus dem Sonnengeflecht doch lieber ist als eine zweite Schnitte von der deftigen Torte. Dies ist aktive Selbstkontrolle.

In diesem Zusammenhange noch ein Wort über die „Entleerung auf Wunsch". Es gibt da einen wichtigen Trick. Wenn man durch eine bestimmte Übung eine Entleerung ausgelöst hat, dann mache man nachher eine Sammlungsatmung von etwa 20 Sekunden und wiederhole dieselbe Übung mehrmals. Man wird sehen, es „schiebt nach". Man wird auch lernen zu beurteilen, was und wieviel man an Nahrungsmitteln und Getränken verträgt. Mit anderen Worten: man erkennt sich selbst.


## Übungen zur Lockerung

## Dehnung und Schwung

Die hier beschriebene Gruppe von Übungen kann von allen Klassen von Übenden gemacht werden, wenn auch in sehr unterschiedlichen Graden der Vollendung. Die erste Übung wird mit gespreizten Beinen im Stand gemacht.


## DIE WINDMÜHLE

### Grätsche

Die Übung wird wirksam durch das Sichhochrecken, als wolle man die Zimmerdecke berühren, und das Sichumsehen.

Man macht die Windmühle mit einem Vorwärtskreisen und dann Rückwärtskreisen. Wesentlich ist es, daß man einen Blickpunkt wählt, der sich genau hinter dem Übenden an der Wand befindet, und diesen Punkt bei jeder Drehung bewußt ins Auge faßt.

Arme bleiben gestreckt
Blickpunkt ist hinter uns.
Umsehen rechts!
Umsehen links!

Immer zum gleichen
Blickpunkt

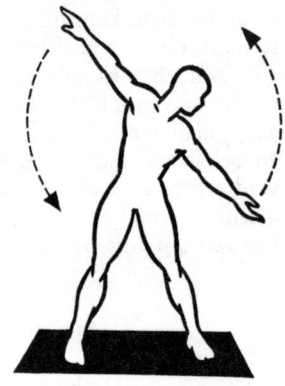

Füße parallel fest auf dem Boden

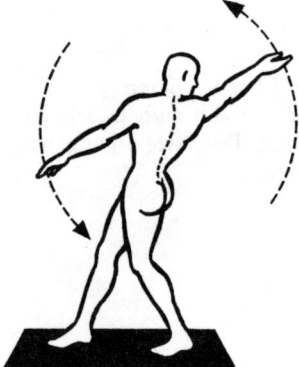

Die Arme kreisen gleichzeitig wie
die Flügel einer Windmühle,
also: der rechte Arm kommt rückwärts hoch, während der linke
vorne nach abwärts kreist.

## Durchschwingen

Aus der Grätsche, mit gestreckten Armen und Beinen. Hände
ineinander verflechten, über dem Kopf halten.

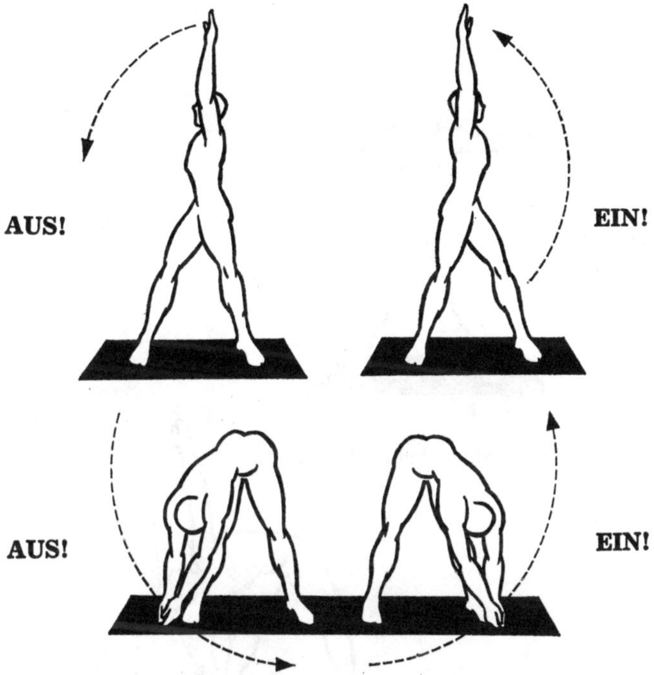

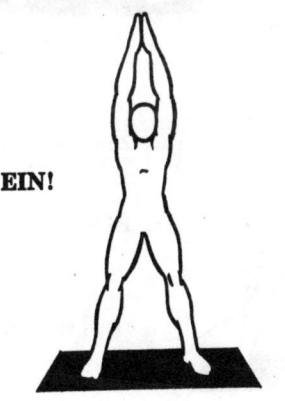

**AUS!**

**EIN!**

**AUS!**

**EIN!**

Das Durchschwingen mit gestreckten Knien

**EIN!**

Übung: Dreieck-Stellung = (Trikon-Asana im Sanskrit)

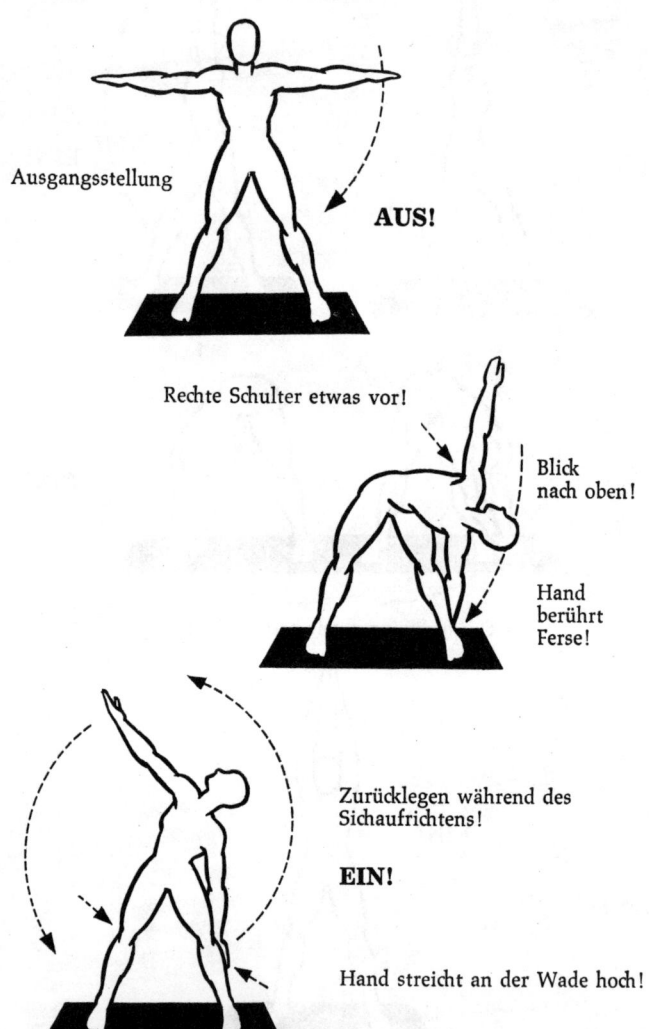

Ausgangsstellung

AUS!

Rechte Schulter etwas vor!

Blick
nach oben!

Hand
berührt
Ferse!

Zurücklegen während des
Sichaufrichtens!

EIN!

Hand streicht an der Wade hoch!

Der Trikon-Asana ist also eine seitliche Rumpfbeuge. Man kann diese Übung nur machen, indem man etwas in der Hüfte einknickt und die rechte Schulter beim Hinunterbeugen nach links etwas nach vorne nimmt. Wesentlich ist das Bestreben, sich beim Aufrichten zurückzulehnen, Hand an der Wade rückwärts am Bein hochziehen, dabei einatmen.
Man macht diese Übung dreimal links und dreimal nach rechts.


## Zusammenfassung

Ein kurzer Rückblick auf das Bisherige ist angebracht. Besprochen wurden bisher zwei Atmungsübungen, drei Lockerungen und Übungen in der Rückenlage. Zu den letzteren wurde die Sammlungsatmung gerechnet, da man sie immer zwischen den Asanas macht.
Der Leser wird sich fragen, wie diese Übungen und weitere, welche noch beschrieben werden, in einem Programm von 20 Minuten untergebracht werden können.
Der Übende wird an erster Stelle gebeten, sich nicht abzujagen. Er kann seine zwei Atmungen in aller Ruhe machen und trotzdem die Bastrika-Atmung in etwa 1 Minute und die darauf folgende Vollatmung in weiteren $1^{1}/_{2}$ Minuten (sechs Atemzüge) vollenden ($2^{1}/_{2}$ Min.).
Die Schwungübungen sollen nicht reißend, sondern in einem stetigen Fluß gemacht werden. Es ist nicht schwierig, sie in etwa $1^{1}/_{2}$ Minuten Gesamtzeit auszuführen.
Dreimal Schulterstand in verschiedenen Ausführungen, mit jeweils $^{1}/_{2}$ Min. Sammlungsatmung dazwischen, wird etwa sechs Minuten beanspruchen, später etwas weniger.
Wir sind also bei einem Programm von etwa 10 Minuten angelangt. Die weiteren Übungen werden in den verbleibenden 10 Minuten untergebracht und auch in den zwei bis drei Minuten, welche der Übende mit zunehmender Gewandtheit an dem bisher gezeigten Programm absparen kann.

W i c h t i g ! Es ist wesentlich, daß diese Übungen in der angegebenen Reihenfolge gemacht werden, in einer Geisteshaltung der Ruhe und Sammlung. Keine Hast . . .

wenn wir etwas länger dazu brauchen, dann ist es immer noch keine Sünde. Bitte, keine Schulterstände im Bett oder auf dicken Matratzen machen! Sie könnten sich durch Einsinken und Überschlagen verletzen!

## ÜBUNGSFOLGE

| Art der Übung: | Name und Beschreibung U für Unbeholfene | | wie oft? | Gedanken- richtung auf: |
|---|---|---|---|---|
| Atmung    U | a) Bastrika im Diamantsitz (Stuhl) | links 6mal rechts 6mal | | Reinigung der Luftwege |
| U | b) Vollatmung im Diamantsitz (oder Stuhl) | | 6mal | Ruhe! |
| Lockerung U | a) Windmühle Grätsche, stehend, Armkreisen vor- und rückwärts | | je 6mal | Lockerung der Schultern |
| U | b) Stehend: Kreisen mit Durchschwingen | | 6mal | Schwung |
| | c) Trikon-Asana „Dreieck" stehend Grätsche Beugung seitwärts | | je 3mal | Dehnung der Hüfte |
| Asanas U | a) Sammlungsatmung Rückenlage (als Vorbereitung) | | | Sammlung |

| Art der Übung: | Name und Beschreibung U für Unbeholfene | wie oft? | Gedanken-richtung auf: |
|---|---|---|---|
| b) | Schiefe Kerze — 6mal Haaah! — Abrollen — Sammlungsatmung | 2mal | Bauch |
| c) | Schiefe Kerze — 6mal Haaah! Fußrollen — Überschlag nach rückwärts Abrollen Sammlungsatmung | 1mal | Bauch Solar Plexus |
| d) | Kerze — Fußrollen — Überschlag rück-wärts — Abrollen — Überschlag vorwärts — Zurückrollen — Sammlungsatmung | 1mal | Solar Plexus |
| U | Für Unbeholfene Rückenlage: wechsel-weises Anziehen der Knie links 3x, rechts 3x Fußrollen | 6mal 6mal | Bauch |

Ehe mit der Beschreibung von weiteren wichtigen Asanas be-gonnen wird, ist eine Unterbrechung notwendig. Die Übungen werden wirksamer, wenn man sich in die Vorgänge von Ver-dauung und Ausscheidung besser hineindenken kann. Daher folgt jetzt eine Besprechung von: Ernährung und Befinden.

## B. Ernährung und Befinden

### Der vergessene Instinkt

Jeder Arzt ist vertraut mit der manchmal erschütternden Instinktlosigkeit, mit welcher westliche Menschen beurteilen, was ihnen bekommt und was nicht. Die Einsichtslosigkeit in die Bedürfnisse und Abneigungen des Leibes geht so weit, daß die Leute erst mit etwa 50 Jahren zu verstehen beginnen, daß sie etwa nicht soviel Salz essen dürfen oder daß ihre Gallenblase gegen Fette protestiert. Das Tier des Waldes steht in dieser Hinsicht über dem Zivilisationsmenschen der Neuzeit; es weiß immer, welche Pflanzen es verzehren darf und welche nicht. Nur das Stallvieh muß auf der Weide bewacht werden, damit es nicht einen Zaun durchbricht und sich im nächsten Kleefeld eine lebensgefährliche Blähung anfrißt. Aber auch die Stallkuh wird den Schierling und das Geilgras stehenlassen.

Der Anfänger des Hatha Yoga, insofern er brav seine Übungen und Sammlungsatmungen macht, wird bald dahinterkommen, daß er den verlorengegangenen Instinkt zu neuer Wachsamkeit erweckt hat. Er wird allerhand Entdeckungen machen, und es wird einige Monate dauern, bis er sich einigermaßen zurechtfindet. Denn manche dieser Erfahrungen scheinen sich zu widersprechen. Nur über eine Frage wird er sehr bald zu einer festen und unerschütterlichen Ansicht kommen: es ist der Maßstab von Gut und Schlecht. Er wird alle seine Nahrungsmittel und Getränke zuerst mit der Fragestellung beurteilen: wie werd' ich's wieder los? Alles, was sich gegen die Ausscheidung sperrt, ist schlecht. Und was sich sozusagen von selbst entleert, das ist gut.

Darüber hinaus wird die Entscheidung über die Bekömmlichkeit schwierig durch Verwicklungen der Zusammenhänge. Warum z. B. verträgt man dasselbe Gericht einmal gut und ein andermal gar nicht? Da ist der Einfluß von kalten Getränken, der jeden Verdauungsvorgang ungünstig beeinflußt, ohne daß man sich darüber wirklich Rechenschaft gibt. Im Laufe der Wochen wird der „15-Minuten-Yogi" herausfinden, daß es nicht nur darauf ankommt, was und wieviel er ißt und trinkt, sondern auch das Wie und das Wann.

## Das Wie und das Wann

Das Schon-oft-Gesagte soll hier nicht wieder breitgetreten werden, aber es muß doch darauf hingewiesen werden, was alle Bücher der Gesundheitslehre über das Kauen und langsame Essen anraten. Auch die indische Auffassung sagt, daß ein Mahl nur dann bekömmlich sein wird, wenn man es gut durchkaut und in Ruhe verzehrt, nicht etwa abgelenkt durch geschäftliche Überlegungen und Zeitunglesen. Es ist sehr einfach, sich davon zu überzeugen, daß die Gemütsverfassung während des Essens die Verdaulichkeit der Nahrung beeinflußt. Solche Erlebnisse gehören zu den banalsten aller Weisheiten. Nicht so leicht zu erkennen sind die Zusammenhänge zwischen dem Rhythmus der Ausscheidung und der Reihenfolge der Mahlzeiten.

Der Mensch, der seinen Yoga betreibt, wird wie ein tüchtiger Geschäftsmann, welcher jederzeit sagen kann, wieviel er auf den verschiedenen Konten seiner Banken stehen hat. Mit einer ähnlichen Vergegenwärtigung weiß er immer Bescheid über die „Vorbelastung" des Verdauungsapparates mit noch nicht ausgeschiedenen Rückständen vorhergegangener Mahlzeiten. Wenn er sich zu Tisch setzt, dann warnt ihn sein Körpergefühl vor einer etwaigen Überladung, wenn er sich z. B. noch nicht von dem Mittagessen des gestrigen Tages befreien konnte. Aus der täglichen Übung der Innenschau entwickelt sich eine innere Stimme, welche uns warnt vor dem Zuviel und dem Zuoft, dem Zukalt, Zufett und auch dem Zuspät. Je mehr Yoga man betreibt, desto deutlicher und überzeugender spricht diese Stimme zu uns.

Gerade das Vertrauen auf diese Stimme macht die Beschäftigung mit Hatha Yoga so anziehend, denn in Indien wird gar nicht soviel und unausgesetzt Tugendhaftigkeit und Enthaltsamkeit gepredigt, wie man etwa aus den Büchern schließen könnte. Der Lehrer verbietet sehr wenig. Er sagt nicht: Du sollst dies nicht essen und jenes nicht trinken. Sondern er wiederholt immer nur: Mache deine Übungen, und du wirst erleben. Er wünscht nicht einmal, daß das Gebot des Meisters den Entschluß herbeiführt, z. B. Fleischkost zu vermeiden. Derartige Entscheidungen sollen ganz von der Wirkung der inneren

Stimme abhängen, also aus einem inneren und oft nicht ganz rational zu erfassenden Umbruch hervorgehen.

Diese innere Stimme wird keine unnötigen Opfer von uns verlangen. Den Abendschoppen wird sie uns nicht verbieten, aber bei Überschreitungen des Maßes wird sie laut protestieren. Besonders wichtig ist, daß sie uns in die meist gänzlich unbeachteten Gesetzmäßigkeiten des Rhythmus in der Aufnahme und der Ausscheidung einführen wird. Die Vernachlässigung dieser Zusammenhänge bringt so manche Abmagerungsbemühung zum Scheitern.

## Idealer und falscher Rhythmus

Es gibt einen falschen Rhythmus, mit dem sich viele Menschen lebenslänglich herumquälen, ohne mit ihrem Körper in den wünschenswerten „Gleichschritt" zu fallen. Man kann sich ein Bild davon machen, wie der falsche Rhythmus aussieht, wenn man ihn mit dem „Ideal-Rhythmus" vergleicht.

Der „ideale" Umsatz von Nahrungsaufnahme und Ausscheidung erfolgt nach einem „Acht-Stunden-Turnus". In diesem Rhythmus ist die Nahrungsmenge der Abendmahlzeit natürlich längst verdaut und wird prompt ausgeschieden, womöglich vor dem Frühstück des folgenden Morgens. Das Frühstück verläßt den Körper im Laufe des Nachmittages und das Mittagessen noch vor der Nachtruhe. Wer diesen „idealen Rhythmus" beherrscht, gönnt jeweils immer einer Hälfte seines Verdauungsapparates (V-Apparat) Ruhe. Denn wenn der Magen arbeitet, dann sind große Strecken des Darmes leer und haben somit Urlaub. Sie ziehen sich dann auch ganz eng zusammen. Die Masse des Verdauungsbreies einer jeden Mahlzeit passiert als eine ziemlich geschlossene Gruppe und hinterläßt keine Rückstände. Daher ist jemand, der in diesem Rhythmus lebt, gänzlich frei von Schlacken und Körpergiften.

Es ist selbstverständlich, daß der Radscha Yogi, mit seiner pflanzlichen Kost, seinem häufigen Fasten und den zwei Mahlzeiten am Tage, diesen Rhythmus täglich erlebt und als Vorbedingung seines höheren Strebens betrachtet. Für den westlichen Menschen, der nicht von 100 g Reis am Tage leben kann und will, ist dies nur von theoretischem Interesse. Was für ihn wichtig ist, ist die Tatsache, daß es in Indien lebensbejahende Menschen gibt, die denselben Rhythmus verwirklichen. Es sind meist Mitglieder der oberen sozialen Schicht, des Militäradels, der Intelligenz (mit ihren Frauen!), welche die besten Köche des Landes in ihren Diensten haben und bei drei bis vier ausgezeichneten Mahlzeiten den idealen Rhythmus lebenslänglich durchhalten. Sie haben zeitlose Gesichter und jugendliche Körper bis in das hohe Alter. Man kann es ihnen nicht ansehen, ob sie nun etwa 38 Jahre oder 65 Jahre alt sind. Es kann auch ihnen unterlaufen, daß — infolge einer Überschreitung der Norm — der ideale Rhythmus einmal aufhört. Genau wie etwa bei einem Tennismeister einmal ein Abfallen der Form eintritt. Es gibt nur wenige Tennisspieler der Meisterklasse. Ebenso gibt es auch nicht viele Menschen, die den idealen Rhythmus verwirklichen. Mit westlichen Ärzten haben sie kaum Kontakt, denn sie sind nie krank. Sie gehören auch nicht der bücherschreibenden Klasse an. Daher hat die westliche Literatur bisher fast nichts von dieser Leistung gehört. Westliche Ärzte weigern sich oft, sie für möglich zu halten.

Zu einem großen Teil liegt in der Beherrschung der Entleerung auf Wunsch das Geheimnis langen Lebens und einer lebenslänglichen Jugendlichkeit. Für den westlichen Arzt oft unvorstellbar sind die willkürlich geregelte Peristaltik (ringförmig fortschreitende Darmbewegung), das Auslösen von Entleerungen der Gallenblase, von Nierentätigkeit, die alle von dem vegetativen Nervensystem abhängen. Daher die indischen Vorstellungen von der Langlebigkeit der Yogis. Es soll hier nicht untersucht werden, ob nun Radscha Yogis in Tibet tatsächlich 300 Jahre oder mehr leben. Aber dem Verfasser erscheint die indische Tradition glaubwürdig, wenn sie von einem Fürsten erzählt, der einen Erben zeugte und anderen Tages als Kämpfer in eine Schlacht zog und fiel. An seinem 99. Geburtstag.

Es sollen hier keine unerfüllbaren Hoffnungen erweckt werden. Die hier beschriebene Körperbeherrschung kann auf die Dauer nur von Leuten erreicht werden, die als junge Menschen sich an die „Darm- und Magenleere" gewöhnen und niemals aufgehört haben, ihre Übungen zu machen. Sie altern einfach nicht. Für den westlichen „20-Minuten-Yogi", mit seinen Erweiterungen und Senkungen der Organe, ist es ein großer Fortschritt, wenn er einen „12-Stunden-Turnus" regelmäßig verwirklicht. Auch er wird sich dementsprechend verjüngen. Ebenso wird ihm — vielleicht — etwa während eines längeren Urlaubes mit Hilfe von Ruhe, von Fasten und Enthaltsamkeit einmal das Erlebnis des „Acht-Stunden-Rhythmus" auf kurze Zeit zuteil werden. Er wird diese Wochen nie vergessen und als anderer Mensch daraus hervorgehen.

Aber auch der normale „12-Stunden-Rhythmus" hat bleibende Wirkung. Er hilft dem Übenden, sich von dem „Sichüberladen zur falschen Zeit" zu befreien, denn er wird wenigstens das Frühstück schon ausgeschieden haben, ehe er sich zum Abendbrot begibt.

Der „falsche Rhythmus" wird dem Körper durch das Nichtbeachten der inneren Stimme aufgezwungen; durch das Zuviel und Zufett und Zuspät; vor allem durch das grundfalsche Bestreben, das Frühstück als eine Gelegenheit zur Enthaltsamkeit im Essen zu betrachten. Die Dicken erzählen immer gerne, wie wenig sie frühstücken. Von ihrem Mittagessen sprechen sie nur zögernd. Es ist ganz begreiflich, daß der westliche Mensch, der schwerer arbeitet als der Inder, zu Mittag auch mehr zu sich nimmt. Aber so berechtigt seine Aufnahme gewesen sein mag, sie hat den Akzent auf das Mittagsmahl gelegt und den Leib mit einer großen Mahlzeit belastet, die er bis zum nächsten Morgen nicht mehr ausscheiden wird. Das ist im besten Falle erst nach 18 Stunden.

Damit ist aber die falsche Betonung noch nicht gänzlich beschrieben. Es ist noch viel folgenschwerer, wenn der Übende eine recht späte und besonders schwere Abendmahlzeit zu sich nimmt. Das ist es aber, was er so gerne tut. Die Sachen, welche sich im Darm am meisten sperren, die behält er sich vor für den Tagesabschluß. Der Spickaal und die belegten Brote und all die anderen guten Dinge, sie sind eine schreckliche Überbeanspruchung für einen schon vorbelasteten Leib.

# DIE ÜBERBÜRDUNG ALS KURVE

Graphische Darstellung der **Aufnahme** und **Ausscheidung** von Nahrungsmengen

Anmerkung: Im Interesse der besseren Verständlichkeit wird feste und flüssige Nahrung als Gesamtbelastung betrachtet und dargestellt, als ob Trockensubstanz und Flüssigkeiten zusammen durch den Verdauungsapparat wandern und auch zusammen ausgeschieden würden.

Beispiel: Die zeitliche Überlagerung von zwei Mahlzeiten im Körper wird wiedergegeben durch sich überlagernde Kurven. Der Pfeil deutet die Ausscheidung an.

Gesamtbelastung

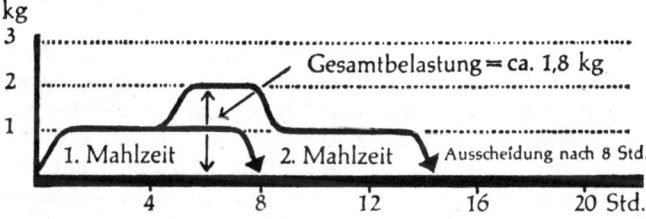

Der „ideale" Rhythmus von acht Stunden

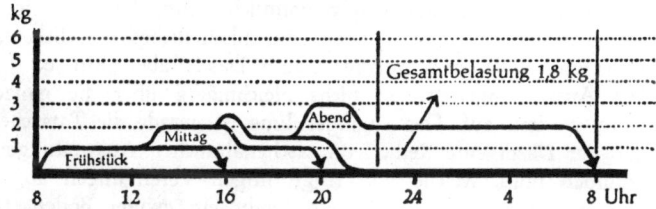

Der „falsche" Rhythmus

Ausscheidung verdauter Nahrung nach 24 Stunden und länger!

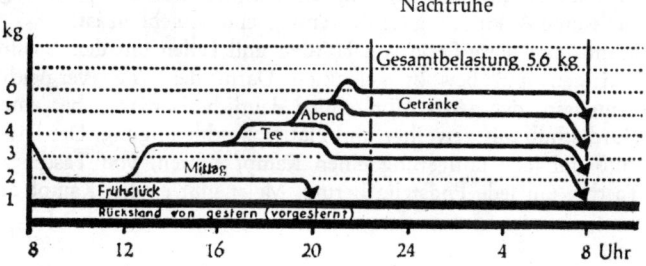

Der „falsche Rhythmus" macht die Nacht zu einer Periode der gewohnheitsmäßigen Überladung und höchsten Beanspruchung des Verdauungstraktes. Die Trägheit der Überfüllten wird noch gesteigert durch die Ruhelagen im Klubsessel und im Bett. Damit verlangsamt sich der Durchschub erheblich. Die Ausweitung des Magens und die Anschoppung im Darm von etwa 3—8 verdauten Mahlzeiten wirken sich als „Innendruck" auf das Sonnengeflecht aus. Nach der indischen Auffassung ist die gefürchtete „Depression im Morgengrauen", die so viele korpulente Menschen jeden Morgen um etwa 4 Uhr überfällt, auf diesen Innendruck zurückzuführen.

Es ist merkwürdig, wie wenige westliche Menschen sich dieser Zusammenhänge in den Anfangsstadien der Verfettung bewußt sind. Nur die wenigsten Dicken haben eine Vorstellung von den Ausweitungen ihres V-Apparates, welche sich chronisch ausgebildet haben, um die allnächtliche Überladung mit Verdauungsbrei zu beherbergen. Über die Art und Geschichte dieser Ausbeulungen erfahren sie nähere Einzelheiten meist erst in späteren Jahren, nach vielfachen Begegnungen mit Ärzten. Ihre eigene Vorstellung geht gewöhnlich dahin, daß aus einem Schlauch von der Stärke eines Fahrradschlauches ein dickeres Rohr wird, etwa ein Motorradschlauch. Das ist aber nicht so.

Die Ausweitungen treten nicht gleichmäßig über die ganze Länge verteilt auf. Das Unangenehme ist gerade die Tatsache, daß der Darm eine Reihe von taschenähnlichen Ausweitungen erdulden muß, welche von ringförmigen Verengungen abgebunden sind. In diesen Beuteln bleibt ein ewiger Bodensatz von Rückständen hängen, der das neu Hinzugekommene vergiftet und Gase entwickelt. Auch liegt es in der Natur der Anordnung und Aufhängung des Darmes, daß aus jeder Engstelle eine Abknickung wird, wenn er einmal gebläht ist.

Wenn man diese Serie von Hürden und Fallen mit dem spannkräftigen und bewußt gelenkten Darm des Yogi vergleicht, dann wird der ganze Unterschied deutlich. Der Yogi hat einen Durchschub mit gewollter und glatter Beschleunigung. Der Dicke muß um jede Entleerung einen Kampf führen, von Tasche zu Tasche, um jede Engstelle herum. Meist gibt er den Kampf auf und greift zu Reizmitteln, welche die Verschlußringe und Taschen in krampfartiger Heftigkeit ausschütteln. Das ist die erzwungene Entleerung der Korpulenten.

Eine Abhilfe ist als Dauererfolg nur möglich, wenn dieser Korpulente nicht nur den Entschluß faßt, weniger zu essen. Damit bricht er den „falschen Rhythmus" nicht und beläßt seinen V-Apparat im Zustand der Ausweitungen. Daher die vielen erfolglosen Kuren. Er muß sich schon entschließen, den Umbruch hinzunehmen und auch einige neue Gewohnheiten zu bilden. Dies ist die innere Umkrempelung, von der schon die Rede war (im Kapitel: Yoga für den Dicken). Wenn er begriffen hat, wie bitter notwendig dies alles für ihn ist, dann wird ihm der Entschluß und das Durchhalten leichter fallen. Dies ist der Grund, warum sich ein Buch über Verjüngung durch Yoga so viel mit den verunreinigten Eingeweiden beschäftigt. Denn Jungsein ist Reinsein.

Es ist nicht so einfach, den „falschen Rhythmus" zu brechen. Er ist meistens nicht nur in den Lebensgewohnheiten des Leidenden fest verankert, er ist verflochten mit dem täglichen Gang seines Haushaltes und den Bedingungen seiner Arbeitsstätte. Aber es gibt ein paar Dinge, die jedem auf dem Wege der Selbsthilfe offenstehen. Es sind praktische Ratschläge, die dem Korpulenten den Entschluß erleichtern sollen. Sie lassen sich einteilen in milde, energische und ganz radikale Maßnahmen. Jeder Leser soll für sich selbst entscheiden, wozu er sich entschließt. Auch der Verfasser wiederholt das Wort, das er selbst so oft in Indien gehört hat: „It is up to you! Es bleibt Ihnen überlassen."

Praktische Ratschläge

Für die sehr Unbeholfenen, Herzleidenden, Betagten und Schwachen kommen nur milde Maßnahmen in Frage. Ihnen wird noch einmal angeraten, unter ärztlicher Aufsicht eine Kur zur Abmagerung und Entwässerung zu beginnen. In der zweiten Hälfte der Kur sind die für diese Klasse gedachten Übungen zu beginnen, damit die Massage und Rückbildung der Ausweitungen einen Anfang nimmt. Weiterhin werden neue Übungen für diese Gruppe beschrieben, welche die Wirkung verstärken sollen. Den korpulenten Damen und Herren von etwa 4 bis 16 kg Übergewicht wird an erster Stelle empfohlen, einen oder mehrere Früchteabende pro Woche zu machen (je dicker man ist, desto häufiger!). Ein Früchteabend ist kein Opfer im Sinne eines Fastens, er ist auch besser als bloßes Fasten, denn die Früchte putzen durch und nehmen Schlacken mit. Es können frische Früchte sein oder getrocknete, wie Pflaumen, Feigen, Rosinen (mit Kernen, die Rosinen!). Auch ist eine tüchtige Schüssel Salat gestattet, zubereitet, wie man ihn vorzieht. Nehmen Sie ruhig Öl dazu, wenn er Ihnen besser schmeckt. Aber es darf kein Kraut-, Rüben-, Sellerie- oder gar Kartoffelsalat sein! Dann später, vor dem Zubettgehen, ein Yoghurt. Wer Früchte nicht ausstehen kann, soll nur Salat und Yoghurt nehmen. Trockene Früchte in kleinen Portionen, nicht pfundweise, bitte!

Wenn Sie energisch sind, dann machen Sie eine Woche lang oder einen Monat jeden Abend Früchteabend. Der Verfasser hat damit bei strenger Arbeit in 27 Tagen 28 Pfund abgenommen und sich dabei herrlich wohl gefühlt. Der Früchteabend nimmt die Überbürdung weg und gestattet Ihrem Körper, jenes gesunde Hungergefühl für das reichliche Frühstück zu entwickeln, welche der Überladene nach seiner qualvollen Nacht nie verspürt.

Und nun ein ordentliches Frühstück! Bitte, essen Sie Eier und Haferbrei und etwas Früchte und trinken Sie Kaffee und Milch und, was Ihnen schmeckt und bekommt, nach Herzenslust. Dann brechen Sie den „falschen Rhythmus". Es wird Ihnen auf einmal leicht fallen, sich mit dem Mittagessen etwas zurückzuhalten, Sie haben ja auch nicht 18 Stunden darauf gewartet! Abends (womöglich!) wieder neue Früchte. Diät? Fragen Sie Ihre innere Stimme! Es gibt tausend Bücher über richtige Ernährung. Die Illustrierten Zeitschriften sind voll mit nützlichen Winken. Beurteilen Sie alles, was Sie essen, rein vom Standpunkt der raschen Ausscheidung: Wie werd' ich's wieder los? Sie können alles essen, was sich nicht sperrt. It is up to you! Je mehr Yoga sie betreiben, desto weniger wichtig wird Diät.

Morgens, etwa eine Viertelstunde vor dem Aufstehen, ein Glas

warmes Wasser trinken, dann zurück ins Bett und Sammlungsatmung mit angezogenen Knien. Innenschau! Lauschen Sie auf
die Geräusche im V-Apparat. Horchen Sie in sich hinein, um
zu vernehmen, was der Körper zu Ihnen sagen will! Freuen
Sie sich über das Kluckern und die Wärme! Dann, raus aus dem
Bett und die Übungen in der Reihenfolge, wie schon vorge-
schrieben (Seite 120/121).

> W i c h t i g ! Leidende kennen die Gefühle, welche ein
> geblähter Darm bereitet. Sie machen sich eine bewußte
> Kontrolle der Blähung durch freiwillige Zurückhaltung
> und Abschließung zur zweiten Natur. Dies ist begreif-
> lich und nun einmal notwendig. Aber während der Samm-
> lungsatmung sollen sie diese Kontrolle bewußt aufheben,
> da sie sonst weiterwirkt. Daher müssen Geblähte auch
> vor dem Schlafen mit angezogenen Knien liegen und tief
> atmen, unter vollkommenem Sichlösen. Auch wird ein
> wiederholter Wechsel der Seitenlage mit jeweils einem
> angezogenen Knie empfohlen. Dies sind alles Schritte
> einer notwendigen Entgiftung. Methan ist ein Gift!

## Die Überbürdung mit Wasser

Es gibt noch eine andere Art der Überlastung. Sie tritt meist
zusammen mit der Verfettung auf, ist aber keine Sammlung
von fester Schlacke im Leibe, sondern von Flüssigkeit. Dieses
Körperwasser häuft sich in den schwammigen Geweben an,
nicht weil der Darm ausgeweitet ist, sondern weil die Nieren
mit ihrer Filtrierarbeit nicht mehr mitkommen. Für Leute mit
diesen Beschwerden hat Yoga wirksame Hilfen. Da sind zunächst die Asanas in der Bauchlage, die alle eine Massage und
Anregung für die Nieren sind. Und dann gibt es natürlich
auch eine Wärmelenkung und Innenschau für diese trägen
Nieren. Sie tut allen Leuten gut, ob dünn oder dick. Daher
beginnt ein neuer Abschnitt mit dem Untertitel: Ü b u n g e n
i n  d e r  B a u c h l a g e .

C. Übungen in der Bauchlage

Es folgt auf den nächsten Seiten die Beschreibung von drei Übungen, welche die Namen Kobra, Heuschrecken- und Bogenstellung haben. Die Kobra können alle Klassen von Übenden versuchen, also auch die Unbeholfenen. Den letzteren wird die Heuschreckenstellung schwerfallen. Daher wird für sie eine erleichterte Variante beschrieben. Die Bogenstellung wird — im allgemeinen — nur von den Beweglicheren gemacht werden können.

> W i c h t i g ! Übende mit Brüchen oder mit Operationsnarben in Unterleib und Brustkorb werden ersucht, sich zu beobachten, ob sie diese Übungen vertragen, vielleicht ihren Arzt zu befragen. Auch gibt es Menschen mit überaktiver Schilddrüse (Satthals, Kropf, Basedow etc.), die das Rückwärtsbeugen vielleicht unterlassen sollen.

Bei den drei Übungen, die hier beschrieben werden, wird die Benutzung eines weichen Kissens empfohlen. Dies weicht von der indischen Auffassung ab, welche ohne Kissen arbeitet. Dicke werden aber das Kissen als Erleichterung empfinden. Der Druck wird besser verteilt, und die Übung wird wirksamer. Kopfkissen sind sehr geeignet. Man legt sich mit dem Unterleib auf das Kissen, so daß jeglicher Druck auf den Magen selbst vermieden wird. Nur mit leerem Magen üben!

## Ü b u n g : D i e K o b r a (Bhudschang-Asana)

Mit Kissen wirksamer. Für Dicke ein w e i c h e s Kopfkissen empfohlen. Der Magen darf n i c h t durch das Kissen eingedrückt werden!

| SCHLANKE | | DICKE |
|---|---|---|

| Bauch etwas anheben! | **EIN!** | Bauch etwas anheben! |
|---|---|---|

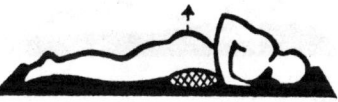 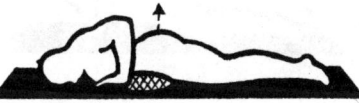

1. Baucheinatmung!

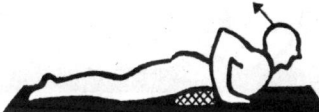 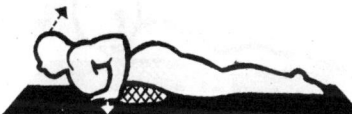

2. Kopf in den Nacken!
   Luft anhalten!
   Ohne Druck auf die Hände — Oberkörper heben!
   Druck liegt auf dem Kissen.

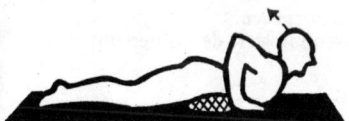 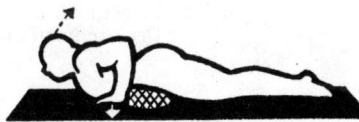

3. Bis hierher: o h n e Druck auf die Hände!

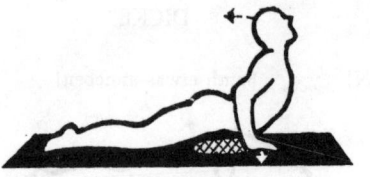 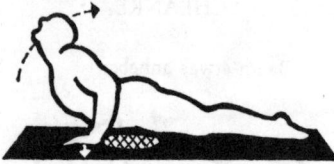

4. Nachstützen mit den Händen!
   Becken nur 1 cm vom Kissen abheben!
   Nicht Liegestütz machen!
   Luft anhalten!
   Körper durchsinken lassen!

**AUS!**

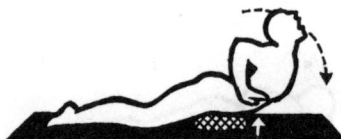 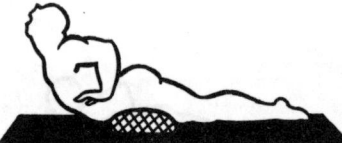

5. Ausatmung: Haaah!
   Bauch auf das Kissen senken!
   Gewicht auf das Kissen legen!
   Hände lüpfen — langsam niedergehen!
   Kein Druck auf den Händen!

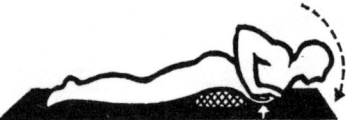 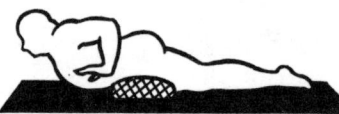

6. Immer noch langsam niedergehen.
   Der Druck auf das Kissen massiert den Unterleib!

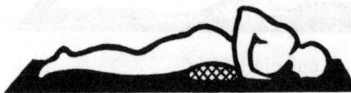 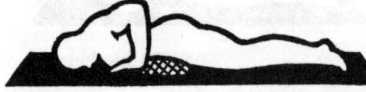

7. Stirn hinlegen! Nicht mit der Nase seitwärts ausweichen! Flach atmen! Ruhe!

   Das Ganze 3x!

Der Anfänger wird finden, daß er diese Übung nur ungern macht. Vor allem stört ihn die Vorschrift, den Blick gegen den Himmel zu richten. Er wird aber gebeten, gegen sich selbst etwas hartnäckig zu sein und trotzdem sein Bestes zu versuchen. Die Übung wirkt auf den Darm und die Organe des Unterleibes mit großer Kraft. Ganz besonders ist sie wichtig zur Massage der Nieren. Es kommt häufig vor, daß sich die Harnausscheidung erheblich vermehrt, wenn Korpulente anfangen, die Kobra zu machen.

Unbeholfene sollen sie jedenfalls versuchen. Sie werden die Übung anstrengend finden. Da aber eigentlich nur der Rückenmuskel beansprucht wird, ist die Gesamtleistung des Herzens erträglich und auch für den Schwachen keineswegs gefährlich. Sehr Korpulente sollen das Kissen weglassen . . . sie brauchen keines!

Nach der Serie von drei Kobras macht man eine Sammlungsatmung. Dies ist besonders den Betagteren und den Schwerleibigen anzuraten. Es ist auch nützlich, wenn man während dieser Pause eine Decke über die Beine wirft, denn man soll nicht durch Frösteln abgelenkt werden von einer Innenschau, die sich nun hauptsächlich auf das Nierenbecken und den Rücken richtet. Man stelle sich vor, der Rücken sei eine Pfanne, die sich von unten her auf einem Herde erwärmt, mit einer willkommenen Wärme. Diese Wärme beginnt, in die Nierengegend zu strömen und sie zu durchglühen. Das Gedankenbild läßt die Nieren die Wärme wie Schwämme auftrinken; ja, man hat den Eindruck, als würde sich dort im Rücken sogar etwas bewegen, als würden diese Nieren schwellen mit einer Behaglichkeit, nach der sie sich lange gesehnt haben.

Dies nennt man „Wärmelenkung". Der Anfänger sei nicht enttäuscht, wenn sich diese Erscheinungen nicht gleich bei den ersten Versuchen einstellen. Es wird schon noch werden! Sein Körper muß sich erst auf diese neuen Freiheiten einstellen; er muß erst lernen zu vertrauen, daß er wirklich darf. Außerdem wird es mit dieser Kunst der Wärmelenkung immer leichter vonstatten gehen, wenn man die Übungen geregelt macht. Die Reaktion wird bei vielen Leuten sogar von Übung zu Übung deutlicher, oft binnen weniger Minuten. Also bitte, etwas Geduld!

## Kobra II
### Ohne Handstütze

Mit höherem Alter kommt man in die Versuchung, die Kobra in einen Liegestütz zu verwandeln. Diese Ausführung, mit den Händen im Rücken verflochten, verstärkt den Rückenzug, auf den es ankommt.

Mit dem Kissen unter dem Magen kommt man leichter höher hinauf. Hände falten, nicht die Handflächen überkreuz zusammenfügen, da dann ein Arm einen kürzeren Zugweg hat.

Die EIN- und AUS-atmung ist aus der Skizze ersichtlich.

Das Ganze 3x. Dann kleine Pause.

YOGA
ÜBER
SECHZIG

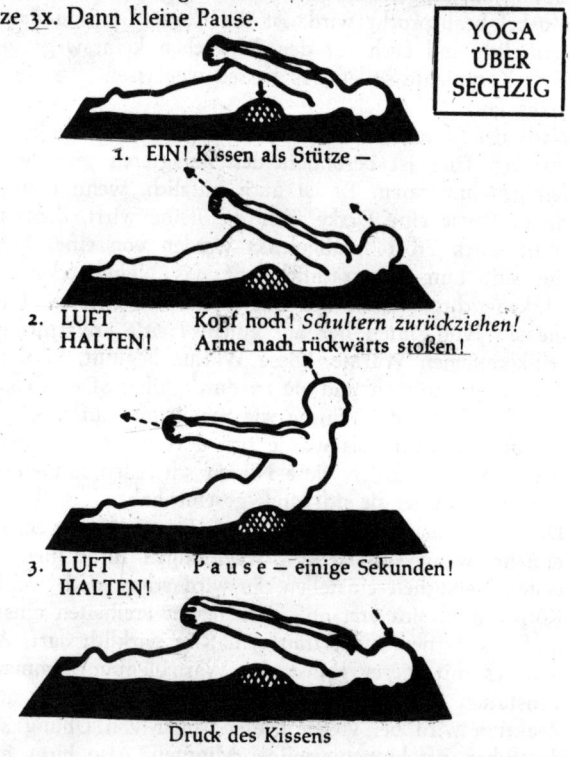

1. EIN! Kissen als Stütze —

2. LUFT HALTEN!    Kopf hoch! *Schultern zurückziehen!*
   Arme nach rückwärts stoßen!

3. LUFT HALTEN!    Pause — einige Sekunden!

Druck des Kissens

4. Zurück!    l-a-n-g-s-a-m ... Bauch auf das Kissen legen!
   AUS!    Pause!

Übung: Die Heuschreckenstellung
(Salabh-Asana) Salabh = Heuschrecke

Die anstrengendste der Übungen im „15-Minuten-Yoga".
Mit einem Kissen fällt sie viel leichter. Außerdem darf der
Anfänger mogeln! Er hat das Recht, mit den Fingern unter dem
Schenkel stützend nachzuhelfen.

## NICHT DIE VOLLENDETE AKROBATIK
### beweist die Echtheit

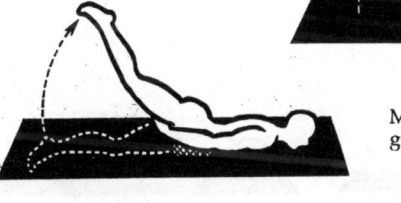

So macht es ein Meister!

Mit einem Kissen
geht es leichter!

YOGA
ÜBER
SECHZIG

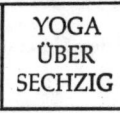

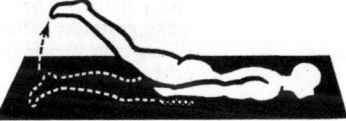

Die Echtheit liegt in der aufrichtigen, täglichen Bemühung!

### Jeder kann echten Yoga betreiben!

### Auch Sie!

Dicke und Unbeholfene machen nur die Hälfte der Übung mit
der halben Anstrengung, indem sie jeweils immer nur ein Bein
heben. Reichliche Ruhepausen einlegen, indem man „Tote Qual-

137

le" spielt. Wer noch keine tote Qualle gesehen hat, der denke an einen Pfannkuchen — genau so auseinanderfließend legt man sich hin und ruht zwischen den Übungen aus.

SCHLANKE                    DICKE UND UNBEHOLFENE

**EIN!**

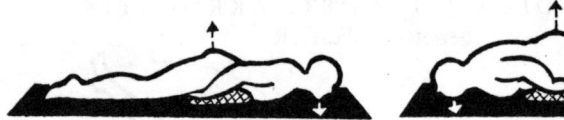

1. Gesäß lüpfen, Einatmung!
   Druck auf das Kinn und die Fußspitzen.
   Kinn bleibt auf der Decke!

Beide Beine hoch!                    Ein Bein hoch!

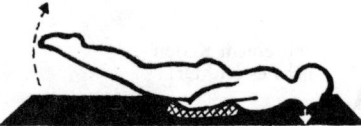 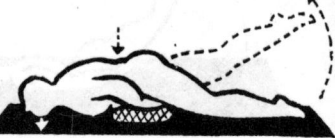

2. Luft anhalten! Druck auf das Kinn und das Kissen!
   Beine gestreckt halten!
   Wenn man den Hüftknochen auf den Unterarm legt, geht es leichter!

Verharren!

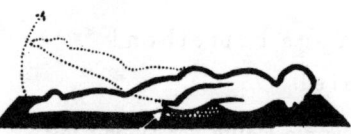 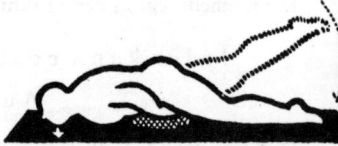

Hände

3. Schlanke: Verharren 2—4 Sek.
   Dicke usw.: Ausatmen! Bein senken.

138

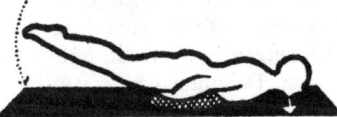

Langsam senken!

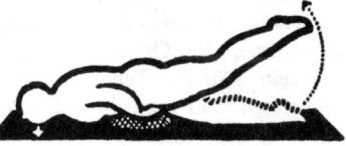

**AUS!**  Anderes Bein heben!

4. Schlanke: ausatmend (Mund!) Beine gestreckt senken!
   Dicke usw.: anderes Bein heben, wie oben!

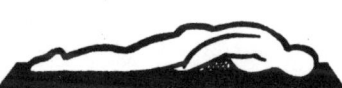

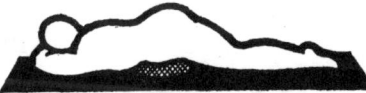

5. Für beide: Pause!
   Flach hinsinken auf das Kissen.
   Wange am Boden, Kopf seitwärts hinbetten!
   Flache Atmung: 10 x

Das Ganze 3x

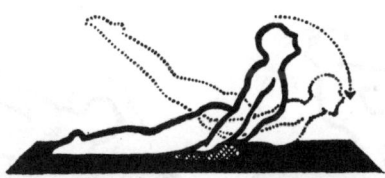

Für Athleten!
Die Wippe — mit oder ohne Kissen!
6x wippen!

## Übung: Die Bogenstellung

(Dhanur-Asana, von Dhanur = Bogen)
Die Übung ist nicht geeignet für Schwerfällige und Unbeholfene. Dagegen fällt sie manchen Dicken leicht, besonders wenn
sie lange Arme haben. Das weiche Kissen wird bei dieser
Übung als Erleichterung empfunden. Man darf guten Gewis-

sens davon Gebrauch machen. Es sei nochmals an die Warnung erinnert, daß Menschen mit Neigung zu Brüchen oder solche, die Operationsnarben im Unterleib haben, vorsichtig sein müssen. Wenn irgendwelche Schmerzen wiederholt auftreten, soll man diese Übung unterlassen. Dehnungsschmerz in den Oberschenkeln und in den Knien soll man in Kauf nehmen.

**EIN!**

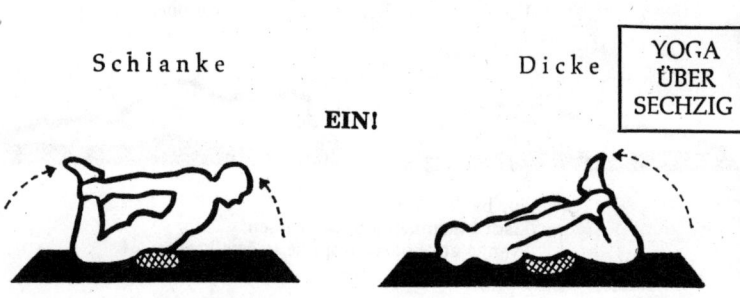

1. Einatmen . . . Bauch! Knöchel oder Fuß fassen — anheben!

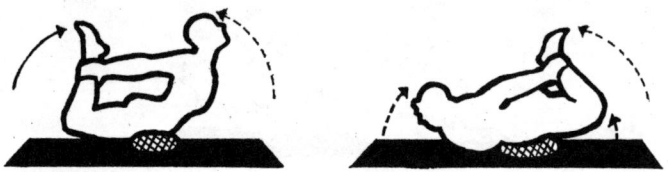

2. Luft anhalten! Knie rückwärts hochziehen! Kopf hoch! Nicht rucksen!

**AUS!**

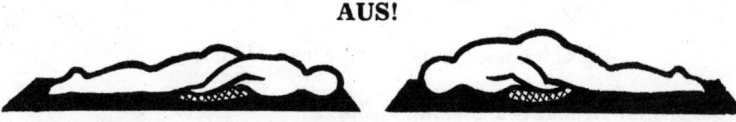

3. Ausatmen! Zurück zur Ausgangsstellung! Tote Qualle spielen!

Das Ganze 3x. Dann Rückenlage — Sammlungsatmung.

### Übung: Sammlungsatmung

Übende werden gebeten, diesen Absatz mehrmals zu lesen. Dann ausführen.

Rückenlage auf der Decke. Wenn nötig, zudecken. Bauchatmung mit ruhigem Fließen. Entspannungsgesicht! Innenschau! Wir beobachten das „Kalt" und das „Warm" bei der Ein- und der Ausatmung.

Dann wird die Aufmerksamkeit auf das Sonnengeflecht gerichtet. Weiter atmen! Hände flach anliegend auf dem Unterleib.

Der Gedanke des Rückens als einer flachen Pfanne, welche nun beginnt, sich von unten her zu durchwärmen. Mit einer willkommenen Wärme! Diese Wärme beginnt die Nieren zu durchpulsen. Es ist fühlbar, daß sie diese Wärme in sich hineintrinken!

Diese Wärme steigert sich und breitet sich über den ganzen Rücken aus.

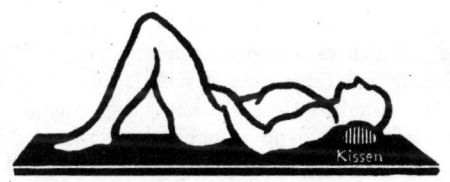

## Sind Bandscheibenschäden eine Zivilisationskrankheit?

Nachdem der Verfasser ungefähr drei Jahrzehnte im Orient verbracht hatte, kehrte er im Jahre 1952 nach Europa zurück. Seine Freunde wollten damals wissen, was ihm zu Hause am meisten auffiel. Er sagte: die Pausenlosigkeit der Menschen. Inzwischen sind weitere Jahrzehnte verstrichen, in denen er Tausende von Yoga-Schülern kennenlernte, und er fand neuen Anlaß, sich zu fragen: Warum haben abendländische Menschen einen so schwachen Rücken? Warum leidet ungefähr die Hälfte aller Yoga-Anfänger — wie auch der Schulkinder — an krankhaften Veränderungen der Wirbelsäule? Darauf gibt es eine landläufige Antwort: Die Bandscheibenschäden sind eine „Modekrankheit". Nun ist Mode eine Sache, an der Frauen und auch Männer sich einigermaßen freiwillig beteiligen. Die Schmerzen der Bandscheiben-Patienten sind aber zu wirklich und zu quälend, als daß sie irgendjemand um einer Laune willen freiwillig auf sich nähme.

Eine andere Deutung sagt, die Rückenschwäche sei eine Zivilisationskrankheit. Nun — Zivilisation ist der schwer zu definierende Vorgang eines Aufstiegs. Er begann mit der Entdeckung des Herdfeuers und der Erfindung von Nähnadel, von Pfeil und Bogen und führt über das Einfache — wie Tisch und Stuhl — zum Komplizierten. Er hat viele Abstufungen, die sich aber schlecht miteinander vergleichen lassen. Man kann diesen Aufstieg auch nicht fertig kaufen, bestenfalls kann man ihn durch eigene Leistungen erwerben. Die höheren kulturellen Stufen kann eine Gemeinschaft nur erreichen, wenn sie dazu bereit ist, die Kompliziertheit der Dinge ausdrücklich auf sich zu nehmen — auch in Dingen der Gesundheit. Dies ist, was der Primitive nicht tut, weil er die Zusammenhänge nicht versteht.

Der Verfasser hat viele Jahre hindurch immer wieder Gelegenheit gehabt zu beobachten, wie sich die Seuchen der Nicht-Zi-

vilisation aus der Nähe betrachtet ausnehmen. Er freut sich immer wieder darüber, daß man in unseren Flüssen und Seen baden und auch durch unsere Wälder schweifen darf, ohne die tödliche Infektion durch die Weill'sche Krankheit oder das tükkische Buschfieber zu riskieren. Er fühlt sich im Schoße dieser — so viel geschmähten — Zivilisation eigentlich recht geborgen: wir haben hierzulande — von seltenen Ausnahmen abgesehen — weder Pocken noch Beulenpest, weder tropische Augenleiden, Malaria, Elephantiasis oder Lepra zu befürchten, hauptsächlich deshalb, weil wir wissen, wie sie verbreitet werden. Das Nichtwissen um die Entstehung einer Epidemie ist gerade jenes Merkmal, das den Unzivilisierten zu einem solchen macht. Er nimmt die ungehemmte Ausbreitung einer Seuche ergeben hin. Unsere Zivilisation hat große, unbewältigte Probleme, aber niemand kann·ernstlich bestreiten, daß sie gesundheitsfördernd gewirkt hat. Ihr die Schuld an den Kreuzschmerzen unserer Generation zuzuschreiben, ist eigentlich die Behauptung, wir seien zu hoch zivilisiert, um gesund zu bleiben.
Ich vermag dies nicht zu glauben. Ich meine vielmehr, daß der abendländische Mensch von heute sich die Annehmlichkeiten des Zeitalters zu Recht zu eigen macht. Er wird sich dabei nur der Gefahren der Selbstverwöhnung und aller ihrer Folgen nicht bewußt. Er ist immer noch nicht zivilisiert genug, um die komplizierteste aller Maschinerien zu verstehen und mit dem nötigen Respekt zu behandeln: seinen Körper und seinen Geist. Da wir Tische und Stühle besitzen, arbeitet kaum noch jemand in der Hocke und der Bücke. Seitdem es überall Wasserleitungen gibt, tragen unsere Frauen und Mädchen keine Krüge mehr auf dem Scheitel durch die Stadt nach Hause. Der Lift ist eine allgemein verbreitete Bequemlichkeit. Auch wer ihn nicht in seinem Hause hat, steigt nur selten mit Kisten und Körben auf der Schulter zum Speicher hinauf. Sogar unser Gepäckträger ist heute falsch benannt, denn er trägt nicht, sondern fährt unsere Koffer zum andern Bahnsteig. Wir knien auch nicht mehr vor Beeten und schultern keine Säcke mehr und denken, all dies sei zu unserm besten. Wir irren aber, wenn wir uns einbilden, unser Becken und Rückgrat, unsere Muskeln, Gelenke, Knochen und Sehnen, die in Hinsicht auf Druck und Streckung, auf Drehung und Belastung gebaut sind, könnten gänzlich ohne

diese Beanspruchung auskommen. Das Mädchen und die junge Frau sollten täglich einige Minuten ihren Scheitel belasten, sich bücken und niederhocken, damit Rücken und Becken so bleiben, wie sie sein sollen. Wir Männer sollten täglich kurze Zeit stemmen und drücken, uns biegen und wenden, treten und heben und körperlich anspannen, auch wenn's nur Minuten sind. Vor allem muß der Schaffende einseitige Belastungen aufheben durch Drehung und Anspannung im entgegengesetzten Sinne.

Bei gewissen Tätigkeiten sind Rückenschmerzen bekannte Berufsleiden. Rechtshändige Zahnärzte stehen mit ständiger Linkswendung neben dem Stuhl. Die Fahrer von Traktoren und Fernlastern halten die dauernde Erschütterung schließlich nicht mehr aus. Zusammen bevölkern sie die Wartezimmer der Orthopäden und Chiropraktiker. Sie haben nie gelernt, richtig zu sitzen und sich zu entspannen, oder wie man die Torsion ausgleicht. Sie stehen ihren Leiden mit derselben Hilflosigkeit gegenüber wie ein Papua der Malaria. Man tut ihnen nicht einmal einen Gefallen, wenn man sie als die Opfer der fortgeschrittenen Arbeitsteilung bedauert. Sie sind nur die Opfer einer unzureichenden Erziehung; denn die Vorbeugung ist weitgehend erlernbar. Aber auch bei erworbenen Rückenleiden ist Yoga eine große Hilfe.


## Erworbene Rückenschäden

Die angeborenen Mißbildungen des Rückens und Entwicklungsstörungen bei Kindern passen in ein Lehrbuch für Orthopädie. Dahingegen sind die vielen Veränderungen der Wirbelsäule, die sich Heranwachsende und Erwachsene zuziehen, in einem Yogabuch sehr am rechten Platze. Dazu gehören die unendlich vielen Fälle von Wirbelverschiebungen durch Unfälle und auch „harmlose" Stürze, wie sie die Radfahrer, Skiläufer und besonders Motorradsportler so häufig erleben, oder die durch ungeschicktes Anheben von Lasten entstehen.

Bei einer großen Mehrheit aller Menschen tanzen irgendwelche Hals-, Brust- oder Lendenwirbel einzeln oder paarweise aus der Reihe. Man kann dies auch als Laie feststellen, wenn man jemanden flach auf den Bauch legt und mit zwei Fingern das

Rückgrat abtastet. Man merkt dabei, wie sich die Zickzack-stellungen der Wirbel abzeichnen. Manche können den Kopf nicht nach einer Seite wenden, andere haben Schmerzen, die von den Schultern bis in die Fingerspitzen ziehen. Ein großer Prozentsatz der Abendländer kann nur mit Schmerzen länger stehen und hat immer unbehagliche Gefühle im Kreuz.

Ein schiefes Becken z. B. entsteht so: Der unterste Lendenwirbel hat sich verdreht und sitzt schief auf dem Becken auf. Dadurch reitet er die zwischen ihm und dem Becken liegende Polsterung (die Bandscheibe) einseitig herunter, in schlimmen Fällen bis auf den Knochen. Das Leiden kann auch auf die Verdrehung anderer Lendenwirbel zurückgehen. Der Schiefstand des Beckens und die dadurch bedingte scheinbare Ungleichheit der Beinlänge werden von dem Leidenden meist nicht als solche empfunden. Er merkt häufig erst dann etwas, wenn ihm sein Schneider ein Hosenbein länger macht. Das Leiden wird mit fortschreitenden Jahren immer intensiver, wenn die Drehung nicht korrigiert wird.

Bei werdenden Müttern ist die schiefe Beckenstellung außerdem häufig mit einem betonten Knick des Hohlkreuzes (Lordose) verbunden. Es ist nicht zu übersehen, daß zwischen dieser Beckenstellung und der gleichzeitigen Bildung von Krampfadern ein Zusammenhang bestehen muß. Auch kann in schweren Fällen die Geburt erschwert sein, und die Gefahr einer Trombose ist weitaus größer als bei normaler Beckenstellung.

Die falsche Beckenstellung fällt im Kopfstand besonders auf, auch wenn sie sonst nicht leicht zu sehen ist. Im allgemeinen aber ist es sehr einfach, sich durch einen Helfer kontrollieren zu lassen. Man legt sich flach auf den Rücken und streckt die Beine lose aus, so daß sich die Fersen berühren und die Zehen nach außen deuten. Der Helfer sieht dann nach, ob etwa eine Ferse etwas über die andere hinausragt. Er nimmt einen Bleistift und stellt ihn senkrecht auf ein Blatt Papier, das er unter die beiden Fersen geschoben hat. Damit kann er den Längenunterschied auf das Papier projizieren. Es ist immer gut, dieses Bild dem Leidenden zu zeigen, damit er selbst sieht, woher seine Schmerzen kommen. Meistens hat er keine Ahnung davon und hält das Leiden sogar für ererbt, denn Großvater saß auch schon im Rollstuhl!

Wie immer solche Veränderungen der Wirbelsäule geartet sein mögen, man darf (mit zwei Ausnahmen) nicht versuchen, diese selbst zu beheben oder durch einen Laien korrigieren zu lassen. Man muß sich für einen legitimen Fachmann entscheiden. Der Verfasser hat nach einigen Stürzen und einem schweren Autounfall sowohl bei Orthopäden wie auch Chiropraktikern Hilfe gesucht und ist beiden Schulen zu Dank verpflichtet. Yoga ist — mit jenen beiden Ausnahmen, die später angeführt werden — nicht das Mittel der Korrektur, aber wohl eine entscheidende Hilfe bei der Regeneration des verletzten Rückgrats und der Wiederherstellung der Beweglichkeit. Die Übungen haben den willkommenen Vorteil, daß Lordosen wieder gestreckt werden, daß sich die Bänder festigen und eingerenkte Wirbel nicht mehr so leicht aus der Position herausgleiten.

## WARNUNG!

Die nun weiter beschriebenen Übungen werden unter der Voraussetzung empfohlen, daß alle Übenden sich an die Einschränkungen halten, die ihnen ihr Arzt auferlegt. Mit einem soeben eingerenkten Halswirbel darf niemand Kopfstände versuchen. Mit einem soeben zurechtgerückten Becken darf man die auf S. 116—117 angeführte Windmühle oder die Dreieckstellung auf S. 118 nicht ausführen. Ein paar Wochen später sind diese Übungen besonders geeignet, die Symmetrie der Beweglichkeit aufrechtzuerhalten und diese zu erweitern. Werdende Mütter dürfen die in diesem Zusammenhang angegebenen Übungen nur mit Erlaubnis ihres ärztlichen Beraters machen und nicht über den jeweils in Klammern angegebenen Monat der Schwangerschaft, z. B. (5.), hinaus ausführen.

# Vorbeugende und stärkende Übungen

Die gleichen Übungen, welche der Vorbeugung von Rückenbeschwerden dienen, sind auch zweckmäßig, um der Wirbelsäule ihre Elastizität, etwa nach einem Unfall, wiederzugeben. Sie lassen sich in zwei Gruppen zusammenfassen: asymmetrische Übungen — bei denen Drehung oder Schwung jeweils nach einer Körperseite erfolgen — und symmetrische, bei denen die Längsachse des Körpers nur vorwärts oder rückwärts gebogen wird.

Die auf den Seiten 116—117 beschriebene Windmühle und das Durchschwingen (S. 117) sind sehr geeignet, um die Steifheit des Schulter- und des Lendengürtels langsam abzubauen. Sie gehören zu den asymmetrischen Übungen, ebenso die „Dreieckstellung" (S. 118) und die später erwähnte „Schraube". *Beide können eine zu große Drehbelastung für Übende sein, deren Becken erst kürzlich geradegestellt wurde.* Man muß sich langsam und vorsichtig an die Beweglichkeitsgrenze heranarbeiten, ohne sie zu überschreiten.

Zur Gruppe der symmetrischen Übungen gehören die „Vollatmung" (S. 70—83), der „Schulterstand" (S. 97—100) und besonders das „Abrollen" (S. 101) gegen das Hohlkreuz. Die „Überschläge vorwärts und rückwärts" (S. 108—112) sind beschwerlich für alle Dicken und auch für Übende mit schiefem Beckenstand. Diese können und sollen auch nicht versuchen, sich bis zum sogenannten „Kniekuß" abzuknicken. Über eine gewisse Beugung kommen sie nicht hinaus, auch wenn sie jahrelang üben. Rückenstärkend sind weiterhin die „Kobra" (S. 133—135), die „Heuschreckenstellung" (S. 137—139) und der „Bogen" (S. 140). Der „Kopfstand" — mit Varianten, (S. 179 ff.) ist besonders geeignet, eine gerade Haltung zu erzielen. Durch die Belastung des Scheitels ist er ein vollwertiger Ersatz für den gesunden Druck, den das Tragen von Wasserkrügen oder anderen Lasten auf dem Kopf dem ganzen Rückgrat übermittelt.

# Neue Übungen als Ausgleich, zur Linderung von Schmerzen und zur Kräftigung

Die folgenden sechs Übungen gehören zu den beiden eben erwähnten Gruppen:

| Symmetrisch | Asymmetrisch |
|---|---|
| 1. Danda = indischer Liegestütz | 4. Schraube |
| 2. Katzenstreckung | 5. Spirale |
| 3. Kamelritt | 6. Selbsteinrenkung = |
| | Kreuzgriff |

## 1. Übung: Indischer Liegestütz = Danda

Eine für Anfänger besonders geeignete Übung, die in Indien von Ringern, Soldaten und Sportlern bevorzugt und auch in Yogaschulen gelehrt wird, da sie wohl die wirksamste Verbesserung der Haltung und das beste Training für schwache Rücken ist. Der Danda ist der Ausgangspunkt, aus welchem der verstorbene Radscha von Aundh sein bekanntes „Sonnengebet" (eine rasche Folge von 10 Posituren) entwickelt hat. Dem Traktor- und Fernfahrer, dem Manne mit sitzender Lebensweise, dem Mädchen und der Frau — allen gibt er den Ausgleich und die Stärkung, die sie so sehr benötigen.

### Ausführung für Anfänger (Frauen bis 4. Mt.)

In der Bauchlage wie bei der Kobra — ohne Kissen! Man stellt die Füße auf die eingeschlagenen Zehen wie ein startender Läufer. Hände neben der Brust aufgestützt. Die Nase berührt die Decke. Einatmung durch die Nase! Luftanhalten. Dann: B l i c k n a c h o b e n ! K o b r a — r a s c h, in einem Zuge, b i s z u r v o l l e n A r m s t r e c k e ! Dann: Ausatmung durch den Mund — m i t g e s t r e c k t e n A r m e n w i r d d a s G e - s ä ß b i s z u r D a c h s t e l l u n g h o c h g e z o g e n — Kopf e n e r g i s c h zwischen die Arme gepreßt — B l i c k z u r B a u c h h ö h l e. Gesäßkneifen! Bauch rein! Die Füße werden dabei herangezogen. D e r H ü f t k n i c k s o l l m ö g l i c h s t s t e i l s e i n.

Dann: Mit Armbeuge zurück zur Ausgangsstellung = Bauchlage. Keine Pause! Sofort zur nächsten Ein-
atmung und nächster Kobra!
Dauer: Ein Danda beansprucht zwei bis drei Sekunden und soll
in einer einzigen fließenden Wellenbewegung ablaufen.
Wie oft? Übende in mittleren Jahren: 2—3mal, ebenso Frauen.
Danda für Athleten: Das Gleiche, aber — auf den Fingerspitzen! Erst einatmen! Dann: den Bauch 1 cm vom
Boden abheben! Nur Nase, Hände und Zehen haben Bodenberührung! Dann: Kobra und Dachstellung! Rückkehr zur
Grundstellung — ohne Bodenberührung mit dem
Bauch! Die Sohlen der Füße sollen bei der Dachstellung bis
zur Ferse aufliegen! 10—30mal. Nichts für Herz-
schwache!

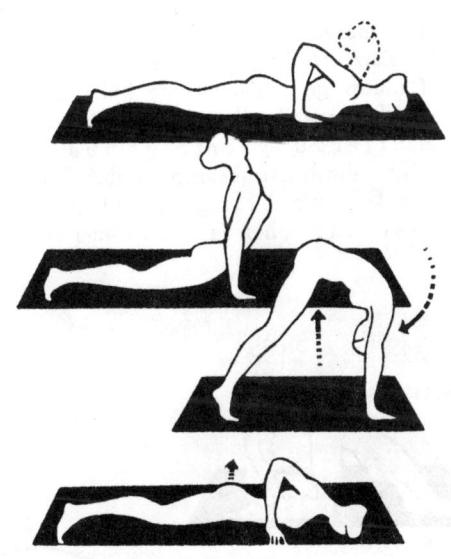

## 2. Übung: Die Katzenstreckung

Die großen Wildkatzen lieben eine Streckung, bei der sie sich, auf den Hinterbeinen stehend, mit der Brust gegen einen glatten Stamm lehnen. Sie versuchen, sich dabei so lang zu machen, wie es nur geht, und schlagen die Krallen der Vorderpfoten hoch oben mit einer räkelnden Bewegung einmal links, einmal rechts in die Rinde. Deshalb hat die hier beschriebene Übung zurecht den Namen Katzen- oder Pantherstreckung.

Ausführung aus dem Fersensitz: Die Knie auseinanderspreizen, die Fersen bleiben einander nahe. Das Gesäß darf die Fersen nicht verlassen! Man verlegt — im Fersensitz — mit einer langsamen Räkelbewegung das Gewicht von einer Ferse zur andern. Dann beugt man sich nach vorne, bis Kinn und womöglich auch die Brust auf der Decke aufliegen, die Arme ganz nach vorne ausgestreckt. Die Räkelbewegung der Katze wird einige Male — links dann rechts — wiederholt. Dadurch gerät einmal die linke dann die rechte Hand etwas nach vorne. Krallen Sie wie ein Panther in Ihre Decke! Die Streckung erfolgt aus der Hüfte heraus! Nicht durch Armbeugen! Dabei leichte Nasenatmung. Diese Übung bringt häufig Erleichterung bei Ischiasschmerzen. Dauer etwa 10—15 Sekunden.

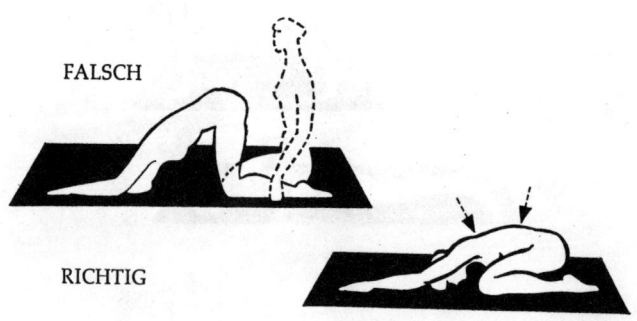

FALSCH

RICHTIG

Im Anschluß daran folgt:

## 3. Übung: Der Kamelritt

In Indien reitet man nicht auf dem Buckel des Kamels, sondern mit einem Klammersitz dahinter, ganz am Ende des Rückens. Daher wird man heftig durchgeschaukelt.

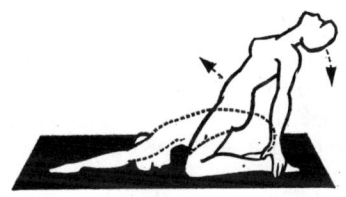

Ausführung: aus dem Fersensitz, mit geschlossenen Knien. Es empfiehlt sich, für den Anfang ein festes Kissen unter beide Füße (nicht die Knie) zu legen. Man richtet sich in den Knien auf und greift mit gleichzeitiger Kopfneigung nach rückwärts nach den Fersen. Man stützt die Handballen auf die Fersen und versucht durch Armbeugen ein leichtes Schaukeln nach rückwärts. Dauer: einige Sekunden, dann wieder Katzenstreckung. Werdende Mütter befragen ihren Arzt, ob und wie lange sie diese beiden Übungen ausführen sollen und dürfen.

## 4. Übung: Die Schraube

Das Becken wird bei dieser Positur durch eine Arm- und Beinverschränkung in seiner Lage festgehalten (fixiert). Der Kopf macht dann mit einer sehr langsamen Blickwendung nach rückwärts eine Bewegung, die sich wie die Drehung eines Schraubenziehers nach und nach auf das ganze Rückgrat überträgt.

Der Techniker nennt eine solche Verwindung in der Längsachse Torsion. Sie wirkt sich am stärksten auf jene fünf Lendenwirbel im unteren Teil des Rückens aus, die ja nicht — wie die Brustwirbel — vom Rippenkorb gestützt sind. Zwischen diesen Wirbelkörpern treten seitlich aus dem Rückenmark jene Nervenbündel heraus, welche die Nieren und die Sexualorgane versorgen, bei Frauen also den Uterus. Daher der große Einfluß dieser Übung auf Menstruationsstörungen. Aber auch Männern tut dieser Asana gut im Sinne der wirklichen Verjüngung.

### Ausführung:

Man setze sich mit gestreckten Beinen gerade aufgerichtet auf die Matte. Wir ziehen d a s   l i n k e   K n i e  an und s e t z e n d e n   l i n k e n   F u ß   a n   d e r   A u ß e n s e i t e   d e s   r e c h t e n K n i e s  so auf, daß die ganze Sohle auf der Decke steht. Das linke Knie soll möglichst steil vor der Brust stehen. Mit einer Linkswendung aus der Hüfte heraus hebt man den r e c h t e n A r m   g e s t r e c k t  und lasse ihn oberhalb des linken Knies nieder, bis man das linke Fußgelenk fassen kann. Es ist, als wollte man d a s   l i n k e   K n i e   i n   d e r   r e c h t e n   A c h s e l - h ö h l e  v e r s t e c k e n. Dies ist die Fixierung des Beckens.

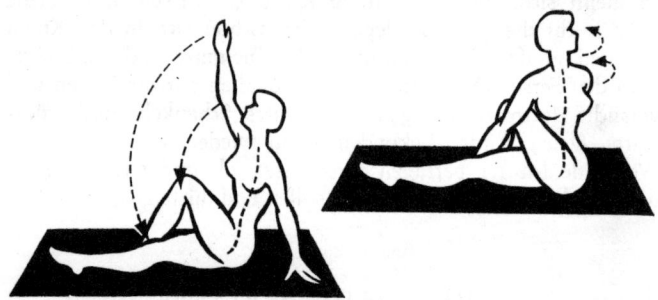

Dann: Mit Ausatmung durch die Nase l a n g s a m e  B l i c k - w e n d u n g   n a c h   l i n k s  rückwärts, wobei d i e  l i n k e H a n d   u m   d i e   T a i l l e   h e r u m  versucht, das rechte Knie von der anderen Seite her zu berühren. Einige Sekunden verharren. Dann: mit langsamer Einatmung Rückkehr zur Ausgangsstellung. Eine Variante besteht darin, daß man m i t   d e m

rechten Arm von oben her über das linke
Knie und darunter durchfaßt und beide Hände
hinter dem Rücken zusammenschließt. Dies ergibt eine sehr
wirksame Verankerung.

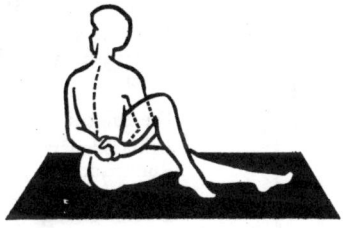

Man merke sich:
den rechten Arm stets über das linke Knie!
den linken Arm über das rechte Knie!

Man wiederholt diese Übung ein bis zweimal, immer abwechselnd linksherum und rechtsherum. Wenn man nachher eine angenehme Wärme im unteren Rücken verspürt, dann war es
richtig.

Für Frauen wichtig: Diese Übung dürfen Sie auch
während „jener Tage" ausführen. Es ist sogar günstig, wenn Sie
dies tun.
Wer sich in orthopädischer oder chiropraktischer Behandlung
befindet, befrage seinen Arzt, ob er die Schraube machen darf.


## 5. Übung: Die Spirale

Im Lauf der letzten Jahre hat sich ergeben, daß diese Übung
nicht nur für werdende Mütter von großer Bedeutung ist. Mehr
als die Hälfte der Bevölkerung hat ein schiefes Becken. Vermutlich sind es mehr als 60 Prozent. Millionen von älteren Menschen leiden schwer unter den Folgen.

# SCHIEFER BECKENSTAND
erkennbar an der scheinbaren Ungleichheit der Beinlänge

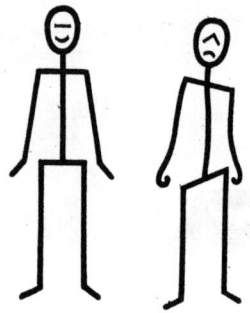

Die Verschiebung zweier Lendenwirbel stört die Statik.
Meist wird das scheinbar längere
Bein geschont — das andere überlastet.

Die Folgen:
Ischiasschmerzen
Rückenschmerzen
Krampfadern einseitig
Darmlähmung —
Besonders bei werdenden Müttern!

Die „S p i r a l e" korrigiert die Verdrehung der Wirbel.

Bei angeborenen Schäden der Wirbelsäule und bei fortgeschrittener Degeneration soll die Spirale nicht versucht werden. Diese
Übung hat jedoch auch schon ältere Leute von großen Schmerzen und lästigen Behinderungen befreit, nachdem die üblichen
Streckungen, Massagen, Bäder und Injektionen keine Besserung
gebracht hatten. Um gerade solchen Menschen die Ausführung
dieser „Spirale" zu erleichtern, wurde die hier angeführte Anleitung erprobt.
Man lege zwei kleinere Kissen übereinander, (oder nehme ein
dickeres) und lege sich auf die rechte Körperseite — rechtes Ohr
auf das Kissen — rechte Schulter v o r dem Kissen. Das Kissen
soll den Raum zwischen der Schulter und dem Ohr ausfüllen.
Es ist eine angenehme Erleichterung.
Dann zieht man das linke Knie (immer das o b e r e Knie!) im
rechten Winkel an und stützt es auf die Unterlage. Man legt
beide Hände auf dieses Knie. Die rechte Hand ist die untere —
sie hält das Knie am Boden fest. Die linke Hand liegt leicht
obenauf. Das untere Bein bleibt lose ausgestreckt.
Erst atmet man tief ein — durch Nase oder Mund — und dann
vollzieht man die Spiraldrehung des Oberkörpers *in einer einzigen lang ausgedehnten Ausatmung.*

Das Ganze geht so vor sich:

Nach der Einatmung beginnt man mit der Kopfdrehung nach links auf dem Kissen. Zugleich beginnt man mit der hauchenden Ausatmung (also durch den Mund!), und der linke Arm beschreibt einen Halbkreis — die Hand wird über die Unterlage geschleift — über den Kopf hinweg — bis der linke Oberarm an der linken Wange liegt. Die letzte Kopfwendung soll den lose gestreckten Arm noch mitnehmen! Rollen Sie den Kopf über das Kissen. Die ganze Bewegung soll *weich* und *lässig* und *fließend* sein!

*Keine Kraftanwendung! Keine schleudernde Bewegung* mit dem Arm! Je weicher desto besser.

Langsam zur Ausgangsstellung zurückrollen — dabei schon wieder einatmen! Diese Seite 2 — 3mal. Dann die gleiche Übung nach rechts aus der Lage auf der linken Schulter. L a n g s a m ! W e i c h ! N a s s e s  H a n d t u c h  s p i e l e n !

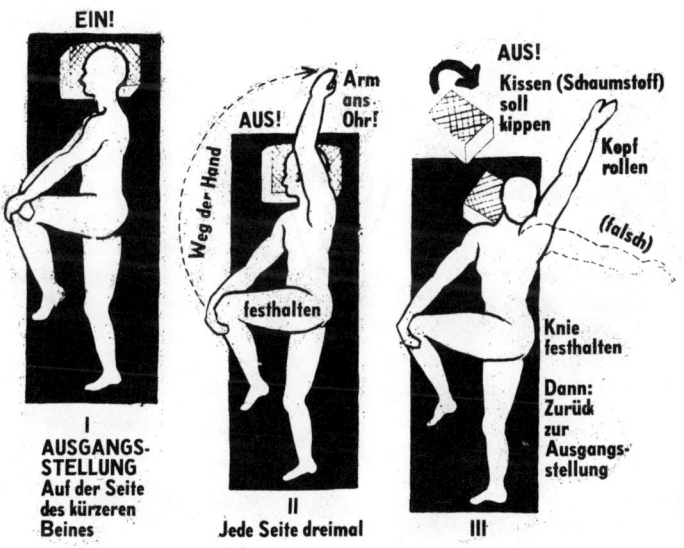

EIN!

I
AUSGANGS-
STELLUNG
Auf der Seite
des kürzeren
Beines

Weg der Hand

AUS!

Arm
ans
Ohr!

festhalten

II
Jede Seite dreimal

AUS!

Kissen (Schaumstoff)
soll
kippen

Kopf
rollen

(falsch)

Knie
festhalten

Dann:
Zurück
zur
Ausgangs-
stellung

III

## 6. Übung: Der Kreuzgriff

Am besten im Fersensitz oder im Stand. Man fasse mit dem linken Arm v o n o b e n h e r z u r M i t t e d e s R ü c k e n s und versuche, mit dem rechten Arm von rechts unten her d i e a n d e r e H a n d z u e r r e i c h e n. Es ist möglich, daß man dabei einen falsch stehenden Brustwirbel korrigiert. Dies ist eine erlaubte Selbsteinrenkung. Wenn man diesen Kreuzgriff nach einer Seite ausführen kann und nach der anderen nicht, ist dies ein Zeichen, daß (vermutlich) ein Brustwirbel verschoben ist, oder daß ein versteiftes Handgelenk die Berührung der Fingerspitzen verhindert.

Diese Übung ist Autofahrern und allen jenen Frauen empfohlen, welche ihre Arbeit an Schreib- und Buchhaltungsmaschinen verrichten. Z u s a m m e n m i t d e r S c h r a u b e, d e r S p i r a l e u n d d e m D a n d a b e w i r k t s i e j e n e n A u s - g l e i c h, den Zahnärzte oder e i n s e i t i g b e s o n d e r s b e - a n s p r u c h t e Sportler (Fechter, Tennisspieler, rückstoßemp- findliche Gewehr- und Bogenschützen u. a.) so sehr entbehren.

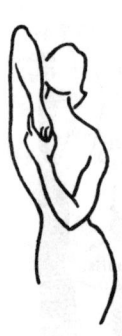

## E. Yoga für Frauen

## Die werdende Mutter — Vorbereitung auf eine Prüfung

Eine Schwangerschaft — besonders die erste — ist eine Belastungsprobe, die mit einer entscheidenden Schlußprüfung endet. Die große Mehrheit der Frauen geht durch dieses „Mutterschaftsexamen" den Weg der natürlichen Funktion. Daneben aber gibt es eine nicht unbeträchtliche Anzahl von Müttern, welche die Prüfung nur mit großen Schwierigkeiten, mit Hilfen von außen oder auch gar nicht bestanden haben: wenn nämlich die Geburt zu Komplikationen und längerem Leiden geführt hat und wenn der Arzt dem Kinde den Eintritt in die Welt durch operatives Eingreifen ermöglichen mußte. Diese jungen Mütter werden häufig von dem Gedanken „Nie wieder!" beherrscht und verraten durch diese Einstellung, daß sie sich selbst zu den „Durchgefallenen" rechnen. Sie halten sich selbst für untauglich.

Nun gibt es seltene Fälle einer angeborenen Untauglichkeit für das Gebären, ein allzu enges Becken gehört dazu. Die Mehrzahl der „Durchgefallenen" war aber nicht untauglich, sondern einfach unzulänglich vorbereitet. Es ist ihnen nur ergangen wie etwa jenen Abiturienten, die in den letzten Wochen vor der Reifeprüfung versuchen, all das nachzulernen, was sie schon vor Jahren hätten erwerben sollen.

Man sollte nämlich mit der so lebenswichtigen Vorbereitung auf die Mutterschaft nicht erst zu Beginn der Schwangerschaft einen Anfang machen. Schon das junge Mädchen muß wissen, wie die Verdauung gefördert und die Ausscheidung angeregt wird und wie man sich vor Erkältung schützt. Jahre vor einer Eheschließung sollten Übungen gemacht werden, um den Rükken zu stärken, dessen Symmetrie zu bewahren, die Haltung zu korrigieren und das Becken geschmeidig zu erhalten. Die Atmung als Kraftquelle und als Mittel der inneren Massage zu beherrschen und mit der Tief-Entspannung vertraut zu sein, ist unerläßlich.

# Nachholprogramm für junge Frauen

Es ist auch dann noch keineswegs zu spät, wenn junge Frauen die bislang versäumte Vorbereitung nachholen, noch ehe eine erste Schwangerschaft eingetreten ist. Sie brauchen sich nur ein tägliches Yoga-Programm von etwa 20 Minuten morgendlicher Übungen vorzunehmen, das außerdem durch eine Tief-Entspannung in der Tagesmitte ergänzt wird. Und wenn sie mehr Zeit für die morgendliche Übungsreihe benötigen — vielleicht wird eine halbe Stunde daraus —, soll sich die junge Frau sagen, daß aller Nachhilfeunterricht eben einen „Versäumniszuschlag" kostet. Das Nachholprogramm entspricht dem des „20-Minuten-Yoga" (S. 220—225) mit besonderen Übungen für Frauen.

## Nachholprogramm für junge Frauen

| Art der Übung Name und Beschreibung | wie oft? | Gedankenrichtung auf | Zeit Sek. | Bemerkg. |
|---|---|---|---|---|
| **ATMUNG** | | | | |
| a) Vollatmung im Diamantsitz | 6x | Ruhe und Kraft | 60—90 | |
| b) Bastrika im Diamantsitz | 6x l. 6x r. | Reinigung der Nebenhöhlen | 60 60/90 | langsam |
| **LOCKERUNGEN** | | | | |
| a) Windmühlenarmkreisen stehend, Grätsche | 6x vor- 6x rückw. | Lockerung Schultern | 60/90 60—90 | langsam langsam |
| b) Durchschwingen stehend, Grätsche | 3x l. 3x r. | Lockerung Becken | 30 | |
| c) Trikon-Asana stehend, Grätsche Beugg. seitwärts | 3x l. 3x r. | abw. Dehnung Hüfte | | |

| Art der Übung Name und Beschreibung | wie oft? | Gedanken- richtung auf | Zeit Sek. | Bemerkg. |
|---|---|---|---|---|
| d) Hockstellung m. Grätsche Sohlen flach, Arme vor! wippen | 3x | Becken- weichheit | | |
| **GESAMT- STÄRKUNG** | | | | |
| Indischer Liege- stütz = Danda | 3–6x | Mein Rücken = eine Stahl- feder! | 30/60 (s. S. 148) | rasch! |
| **ASANAS** Rückenlage: | | | | |
| a) Sammlungs- atmung Knie hoch! | 1x | Sammlung auf Trikuta (hinter den Augen!) | 60 | Pause |
| b) Schiefe Kerze, 6x tonloses Ha—a—ah Abrollen! Sammlung (Pause!) | 2x | Bauch | 120 | |
| c) Dasselbe mit Fußrollen, Über- schlag, rückwärts, Abrollen, Über- schlag vorwärts Zurückrollen Sammlung | 2x | Sonnengeflecht | 180 | |
| Bauchlage: | | | | |
| d) Kobra Pause | 3x | Nierengegend Wärme im Rücken | 30/45 30 | |

| Art der Übung Name und Beschreibung | wie oft? | Gedankenrichtung auf | Zeit Sek. | Bemerkg. |
|---|---|---|---|---|
| e) Heuschreckenstellung | 3x | Nierengegend | 30 | |
| Pause | | Wärme im Rücken | 30 | |
| f) Bogenstellung | 2x | Nierengegend | 20 | |
| Pause | | Wärme im Rücken | 30 | |
| Im Fersensitz: | | | | |
| g) Katzenstreckung Im Fersensitz Knie auseinander! Räkelbewegung aus der Hüfte! Dann: | 1x | Geschmeidigkeit (s. S. 150) | 20/30 | |
| h) Kamelritt Handstütze auf den Fersen! Durchbiegen der Hüfte nach vorn! | 1x | Geschmeidigkeit (s. S. 151) | 20 | |
| Dann: Katze! Das Ganze | 3x | Geschmeidigkeit | 120/ 150 | |
| Rückenlage, Knie hoch, Sammlung | 1x | Trikuta / Wärme im Becken | 60 | |
| Sitzend auf der Decke. Beine geradestrecken | | abw. Wärme | 60 | |
| i) Drehsitz Torsion des Rückens | 2x l 2x r | im unteren Rücken (s. S. 152) | | |

| Art der Übung Name und Beschreibung | wie oft? | Gedanken- richtung auf | Zeit Sek. | Bemerkg |
|---|---|---|---|---|
| Rückenlage: Sammlung: | 1x | Mein Becken wird heiß. | 60 | |
| Rückenlage: k) Die Spirale | 1x l. 1x r. | Weichheit des unteren Rückens (s. S. 153) | 60 | |
| Dann: LOCKERUNG d) Hockstellung mit Grätsche Dann: | 1x | Beckenweich- heit | 60 | |
| Sammlung | 1x | Pause | 30/60 | |
| Kopfstände l) Kopfstand aus der Delfin- stellung. Dann: | 1x | mit Fußkreisen Beine werden erleichtert! | 30 | |
| Sammlung | 1x | Wärme im Sonnen- geflecht! Warme Füße! | 60 | |

WARNUNG: Die als „Saugpumpe" beschriebene Übung darı schon bei der Vermutung einer Empfängnis nicht mehr ausge-führt werden.

Diese Übungsreihe kann normalerweise etwa bis zur zwölften Woche der Schwangerschaft fortgesetzt werden, wobei es sich von selbst versteht, daß man die einzelnen Posituren besonders langsam und ohne Kraftanwendung ausführt. Auch den Arzt vorher befragen!

Im vierten Monat der Erwartung entfallen die folgenden Übungen:

> der Schulterstand und die Überschläge vorwärts und rückwärts,
> die Kopfstände,
> Übungen der Bauchlage: Kobra, Heuschreck, Bogen.

Im fünften Monat (wenn nicht der Arzt schon früher davon abrät) entfallen:

> Danda, Windmühle, Dreieck und Kamelritt.
> Die Vollatmung aus dem Fersensitz.

Für die letzten Monate der Erwartung bleiben übrig — insofern der Arzt einverstanden ist:

> Drehsitz (sehr langsam), Hocke, Babywiegen, Spirale, Fußrollen in der Rückenlage und eine vorsichtig ausgeführte Katzenstreckung. Je weiter die Schwangerschaft fortschreitet, desto wichtiger werden die Teil- und die Tief-Entspannung!

Übung:

Baby-Wiegen (für ein elastisches Becken)
Sitzend auf der Decke.

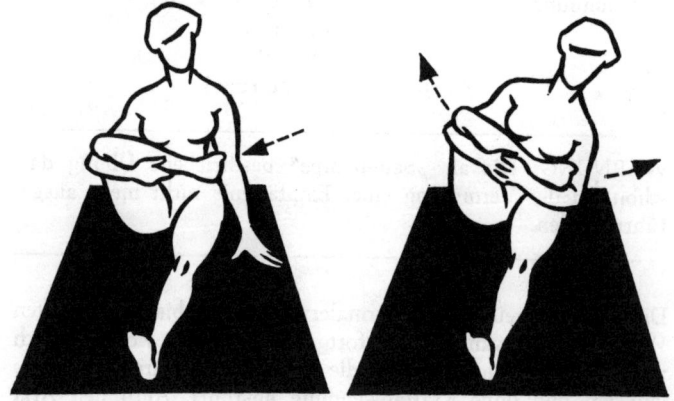

Das rechte Knie wird angezogen und nach links abge-

winkelt. Die Übende umfaßt das rechte Knie und versucht, d e n
r e c h t e n   F u ß   m i t   d e r   S o h l e   i n   d i e   l i n k e
A r m b e u g e   z u   s e t z e n.
Dann: G e w i c h t s v e r l e g u n g   a u f   d i e   l i n k e   G e-
s ä ß h ä l f t e. Handschluß der beiden Hände. L e i c h t e s
A n z i e h e n   v o n   K n i e   u n d   F u ß   z u m   L e i b und eine
w i e g e n d e   B e w e g u n g  — wie man eben ein Kind schau-
kelt — nach links und rechts. Dann: nach der anderen Seite
üben!
Dann: Sammlung in der Rückenlage; Wärme im Becken:
120 Sek.


B e g r e n z u n g e n   d e r   L e h r e   u n d   d e s   L e h r e n s

Die Erfahrung mit einigen tausend Yoga-Anfängern hat ergeben, daß ein hoher Prozentsatz der Übenden nach einigen
Stunden auf körperliche Behinderungen aufmerksam gemacht
wird, die ihnen bislang völlig verborgen geblieben oder falsch
gedeutet worden sind. Dies gilt auch für zahlreiche Frauen, die
sich ein Kind wünschen. Sie entdeckten z. B. eine allgemeine
Rückenschwäche oder stellen fest, daß ein Hohlkreuz durchaus
nicht die normale und wünschenswerte Körperhaltung ist. Allzu
oft ist dieses Hohlkreuz — als eine festgefrorene Kurve von der
Art eines Hockeyschlägers — die Ursache von Komplikationen
und Gefährdungen. Nun läßt sich gerade das Hohlkreuz häufig
durch Yoga korrigieren. Die Übungen des Nachholprogramms
können, unter Wahrung der nötigen Vorsicht, dazu dienen, die
wiederhergestellte Symmetrie des Rückgrats zu stärken und zu
festigen.
Für die Atemtechnik ist es gleichermaßen wichtig, daß junge
Frauen durch das Nachholprogramm lernen, wie die Atmung
vertieft und der Umsatz gesteigert wird; denn oft benutzen
sie nur ein Fünftel oder gar ein Siebtel ihrer wirklichen Kapa-
zität. Yoga vermindert die Anfälligkeit für Erkältungen und
Lungenentzündungen und ist gar nicht selten auch gegen
Asthma wirksam. Dazu tritt die seelische Auswirkung der
Übungen. Die werdende Mutter lernt den Zusammenhang von

Atmungsrhythmus und Gemütsverfassung kennen und — zu einem gewissen Grade — auch beherrschen. Es gewährt ihr eine große Hilfe, wenn sie sich in Stunden der Depression durch eine Tiefentspannung von ihrer Bedrückung befreit. Die Atmung allein gewährt ihr den Übergang zu den Stufen der Kontemplation und somit zu einer Quelle des Trostes und der Ruhe.

Nun gibt es zahlreiche Frauen, die sich bis etwa zum sechsten Monat ihrer ersten Schwangerschaft noch niemals mit den Funktionen ihres Körpers eingehend beschäftigt haben. Sie haben in den meisten Fällen nur immer versucht, die Erkältung und den Kitzelhusten, die Verstopfung und die Nierenschmerzen, die Qualen des Kopfwehs und des Ischiasnerven als Konsumentinnen von Tabletten, Pülverchen, Tees und als Empfängerinnen von Injektionen zu beheben. Wenn sie sich dann — eben im sechsten Monat — an den Yoga-Lehrer wenden, z. B. mit einer Nierenkolik, mit Krampfadern oder unerträglichen Rückenschmerzen, dann ist es für Übungen motorischer und dynamischer Art zu spät. Es ist kaum noch tunlich, ihnen jetzt noch die Zwerchfellatmung zu zeigen, welche die Wohl-Vorbereiteten im sechsten und siebten Monat noch sehr wohl anwenden. Es sind die krassen Fälle der Nichtvorbereitung. Aber auch ihnen kann man noch zeigen, wie man wenigstens versuchen sollte, im Wochenbett zu entspannen.

Teilentspannung und Tiefentspannung

Die auf den Seiten 52 und 177 beschriebene Sammlungsatmung ist eine teilweise Entspannung, die sich in kurzer Zeitspanne erreichen läßt, so z. B. zwischen den Wehen.

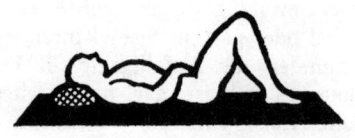

Die Tiefentspannung unterscheidet sich von den kurzen Teilentspannungen dadurch, daß man sich auf eine längere Dauer vorbereitet und jede nachträgliche Korrektur der Lage auszuschalten sucht; denn jede Anstrengung, die ein Zurechtrücken nun einmal mit sich bringt, ist ein Tun und somit eine Unterbrechung der Geisteshaltung. Dazu gehört auch, daß die Brückenspannung des Rückens aufgehoben wird, die bei stark betontem Hohlkreuz zwischen dem Becken und den Schultern ein Aufliegen der Lendenpartie erschwert. Für die Schlanken genügt meist das Auflegen der Beine (vom Gesäß abwärts) auf ein Polster, das auch die Fersen noch unterstützt. Werdende Mütter mit starkem Knick in der Lendenwirbelsäule legen die Beine vom Knie abwärts auf einen weichen Sessel oder ein Sofa. Erst, wenn *auch dann* der Rücken nicht flach aufliegt, darf man ein Kissen unterschieben, um die nicht aufliegende Rückenpartie zu stützen.

Die Tiefentspannung für die werdende Mutter soll ohne jede Veränderung der Lage 20—40 Minuten dauern, dabei müssen auch die Beine und Füße zugedeckt sein. Nur unter diesen Voraussetzungen kann der ganze Körper, buchstäblich vom Scheitel bis zur Sohle, an der Wohltat der Tiefentspannung teilnehmen.

Die Frau liegt mit dem ganzen Rücken auf der Unterlage, den Kopf durch Kissen gestützt, Beine vom Knie ab auf einem Sessel

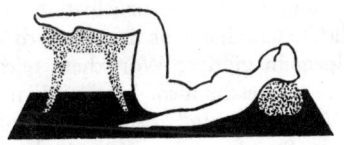

Sofortige Erleichterung durch Aufhebung der Brückenspannung

Dieses Buch („Yoga für tätige Menschen") unterscheidet sich darin wesentlich von anderen Werken über Yoga, daß es der Entspannung einen so breiten Raum widmet. Für westliche Leserinnen ist dies auch sehr notwendig, denn für sie ist die Tiefentspannung die schwierigste aller Übungen. Einem Inder genügt es, wenn man in einem Lehrbuch einmal vorschreibt, daß er sich nach den Übungen hinlegen, „seinen Geist über den Körper rollen" und so entspannen soll. Denn er ist der von Natur zur Kontemplation neigende Mensch, der in den Pausen zwischen seinen Obliegenheiten lebt.

Wir aber, die tätigen Menschen des Westens, sind motorisch und dynamisch veranlagt und leben im Fortschreiten von einer Aufgabe zur anderen.

Das Eintreten in die Ebene des Nicht-Tuns, das längere Verweilen in der Betrachtung der Vorgänge (d. i. in der Kontemplation), all das kostet eine gewisse Überwindung. Das Wesen der Tiefentspannung liegt darin, daß sie sich in der Geisteshaltung des Nicht-Befehlens und des Sich-nicht-Dreinredens von selbst vollzieht. Sie ist die Übung, die nicht „gemacht" wird. Und die gleichzeitige Erholung des Geistes beruht gerade auf dem Heraustreten aus der Verantwortung und aus der Ebene des Tuns, wo wir den ganzen Tag hindurch Befehle geben und unsere Tagesquoten an Leistungen zu erfüllen haben. Die Tiefentspannung wirkt sich also nicht nur als „Inneres Bad der Entgiftung" aus, sie ist zugleich geistige Erquickung und Befreiung von Kummer und Belastungen. Diese seelischen Auswirkungen sind nicht meßbar, können aber unvergeßliche Erlebnisse werden. Tiefentspannung ist ein Grenzgebiet menschlicher Erfahrung, ihre Möglichkeiten sind sehr unzulänglich erforscht. Nicht einmal unser allgemein gültiger Wortschatz reicht hin, um alltägliche Erlebnisse zu beschreiben. Man muß neue Worte prägen, wie etwa „Verschmelzung", „Stufe der Ganzheit" usw. Bei dem gegenwärtigen Stande unseres Wissens lassen sich manche ihrer Begleiterscheinungen kaum erklären. Hierfür ein Beispiel, geschehen am 7. VIII. 1961:

Eine Dame in der Mitte der Fünfziger Jahre nimmt eine Reihe von Yogastunden in ihrem Heim. Eine gesunde, sportliche Frau, mehrfache Großmutter, in sehr guten Verhältnissen lebend, mit einem schönen Haus; aber seelisch bedrückt durch die Scheidung ihrer langjährigen Ehe. Die Stunden finden in ihrem geräumigen Boudoir statt, wo am Fenster der Kanarienvogel Hansi in einem großen Käfig lebt. Die Dame des Hauses beendet jede der Übungsstunden mit einer Tiefentspannung, wobei sie etwa 5 m vom Fenster entfernt zugedeckt auf ihrer Matte ruht. Und derselbe Hansi, der sonst nie singt, fängt jedesmal zu trillern an, wenn die Dame die Tiefe der Ganzheit erreicht: in 13 Stunden 13mal!

Wir dürfen wohl vermuten, daß Hansi die Aufhebung der seelischen Spannung miterlebt und seine Freude in die Welt hinaustrillert. Ein wissenschaftlich wasserdichter Beweis ist dies natürlich nicht. Aber diese 13malige Wiederholung, die sich über Monate hinaus ergab, unterstützt auch die Vermutung, daß ein Ungeborenes die Hilfe der Tiefentspannung bei seiner Mutter irgendwie miterlebt. Innerhalb der Mutter-und-Kind-Einheit wird eine solche Übertragbarkeit der Wohltat noch weitaus intensiver sein. Der Gedanke, daß das Kind unter ihrem Herzen an allen Entspannungen teilnimmt, soll die werdende Mutter erfüllen, jedesmal wenn sie sich niederlegt und ihre Gedankenreise nach ihrem eigenen „Fahrplan" beginnt.


## Yoga nach der Geburt — Heilung und Wiederherstellung

Jede Geburt hinterläßt im Leib der Mutter eine Wunde, der man ein Verheilen in Ruhe gestatten muß. Dieser Vorgang kann sich sehr rasch — etwa in zwei Wochen — oder erst nach Monaten vollziehen. Die wirksamste Förderung, welche Yoga in dieser Zeitspanne bietet, ist wiederum die Tiefentspannung. Dabei herrscht das Gedankenbild einer helfenden Wärme im Uterus, welche Wunden schließt. Nach dieser Verheilungszeit beginnt die Leserin — mit Erlaubnis ihres Arztes — mit einer auf sie persönlich zugeschnittenen Übungsreihe, die zwei Zielsetzungen hat: die Rückordnung der Organe und die Wiederherstellung von Funktion und Figur.

Dabei werden ihr ganz besonders jene „Umkehrungspositiuren" dienlich sein, der Schulterstand und die Kopfstandvarianten, wobei gerade jene Schwerkraft zum Helfer gemacht wird, welche während der Schwangerschaft die Organe nach unten und nach vorn verlagert hat. Während man in der Umkehrung verharrt und bei völlig entspannter Bauchdecke die tonlose Ausatmung („h—a—a—a—ah!") vollzieht, kann man fühlen, wie alles wieder an seinen Platz „zurückschlüpft". Es versteht sich von selbst, daß die Leserinnen diese Kontraktionen durch die eigene Schwere erfolgen lassen und nicht durch gewaltsame Zusammenziehung der Muskulatur erreichen wollen. Damit die Rückordnung gefestigt und beständig wird, verstärkt die Übende den Hüftschluß und die Bauchmuskulatur (den Hüftgürtel unter der Haut) mit der geeigneten Auswahl aus folgender Reihe:

Vollatmung im Knien,
die drei Lockerungen: Windmühle, Durchschwingen und Dreieck (Trikon),
Danda,
Schulterstände mit Überschlägen vorwärts und rückwärts,
Kopfstände mit Auf- und Abhocken.

Gegen schlechte Zirkulation in den Beinen und die Krampfadern hilft wiederum das bewährte Fußrollen im Schulter- und im Kopfstand. Drehsitz und Spirale sind Übungen gegen Rückenschmerzen. Die Übungen, die im „Nachhol-Programm" als erste entfielen, werden zuletzt wieder aufgenommen. Es muß den Leserinnen überlassen bleiben, in Aussprachen mit ihrem ärztlichen Berater und bei intelligenter Selbstbeobachtung nach und nach ihre Übungsreihe zu erweitern.
Der Festigung der Brust dienen besonders die Vollatmung, die Windmühle, die Spirale und der Danda. Stillende Mütter umfassen bei der Tiefentspannung mit beiden Händen die Brüste (Kissen unter die Ellenbogen legen!). Dies ist eine uralte Weisheit, die im ganzen Orient praktiziert wird.
Diese „Wiederverjüngung" der Mutter durch Yoga sollte eigentlich in das Lehrprogramm unserer Frauenschulen aufgenommen werden. Wieviel man damit erreichen kann, davon haben die

meisten Frauen keine Vorstellung. Der Verfasser erinnert sich mit Bewunderung einer Prinzessin, einer der schönsten Frauen Indiens. Sie war sechsunddreißig, hatte elf Kinder — und sah aus wie ihre älteste Tochter, die damals vielleicht sechzehn Jahre zählte. Das ist gelebte Kultur.

## F. Yoga für Zuckerkranke

Wie schon zu Anfang dieses Buches gesagt wurde, ergeht sich die brahmanische Yoga-Literatur in wortreichen Beschreibungen der heilsamen Wirkung einer jeden einzelnen Übung. So wird z. B. behauptet (Swamy Sivananda: „Yogic Home Exercises", S. 52. Bei Messrs Taraporevala Sons & Co. Bombay), daß die „Kerze" die schreckliche Lepra kuriert. Man stößt immer wieder auf die konventionelle Formel der Lobpreisung, daß eine Positur „alle Übel aller Organe und Eingeweide beseitigt". Der abendländische Leser ermüdet durch die ständige Wiederholung und bildet sich sein eigenes Urteil. Es bleibt ihm überlassen, das Unwahrscheinliche vom Annehmbaren zu scheiden. Wichtig ist außerdem, daß er sich nicht durch die häufige Anwendung des Wortes „heilen" verwirren läßt.

Yoga, im Sinne dieses Lehrbuches betrieben, ist nicht „Heilung", sondern Gesundheitserziehung. Der Leser wird mit keiner Zeile ermutigt, sich selbst und andere Leute zu „bedoktern", seine und ihre Leiden zu diagnostizieren und dann über die Anwendung von Medikamenten zu entscheiden. Die Gesundheitserziehung des Yoga weist nur auf legitime und betretbare Wege einer erlernbaren Selbsthilfe hin, die lenkbare Reaktionen und Steigerung von Funktionen ermöglicht (3x Stuhl-am-Tage, Erhöhung des Wirkungsgrades der inneren Atmung usw.). Der Anfänger lernt, durch beharrliche und geduldige Arbeit an sich selbst eine Reihe von Beschwerden aufzuheben wie etwa Verstopfung, Nierenträgheit, Schlaflosigkeit, Krampfadern oder Darmvorfall, nicht etwa durch Heilung, sondern er nimmt die Ursachen durch Selbstkorrektur hinweg.

Die Erfolge der Gesundheitserziehung sind keineswegs unerklärlich. So besteht ein Zusammenhang zwischen der bewußten Beherrschung der Darmbewegung (Peristaltik) und der darauf folgenden Gesamtentgiftung. Ebenso ist es nicht überraschend, wenn ein Stirnhöhlenkatarrh verschwindet, weil der Befallene gelernt hat, seine Nebenhöhlen zu reinigen. Man kann sich auch ungefähr vorstellen, welche indirekten Auswirkungen des Yoga dazu führen, daß bei einem weißhaarigen älteren Herrn das Haar wieder dunkel nachwächst oder daß ein anderer Altersgenosse seine Potenz zurückerhält. Es ist auch durchaus kein Wunder, wenn ein Mädchen mit Zwergwuchs mit Hilfe von Yoga plötzlich (lange vor der Pubertät) in die Höhe schießt und den Wachstumsrückstand von sechs Jahren in dreißig Monaten aufholt.

Anders liegen die Fälle bei Leiden, deren Ursache man nicht kennt, die aber doch mit Yoga-Übungen zu korrigieren sind. Dazu gehören auch Fälle von Zuckerkrankheit. Die Bauchspeicheldrüse (das Pankreas) hat bei Zuckerkranken eine Unterfunktion, die auf sehr verschiedenen Ursachen beruhen kann. Die krankhaften Veränderungen sind auch im Mikroskopbild sichtbar; man weiß nur nicht, auf was sie zurückzuführen sind. Ein indischer Arzt sagte einmal zu mir: „Das Pankreas verträgt keinen Druck. Deshalb leiden die Zu-Wohl-Genährten so oft an Zucker."

Es war im Sommer 1951, als sich ein indischer Freund mit seinem Kummer an mich wandte. Er hatte an mir die Auswirkungen der verjüngenden Übungen beobachtet und wollte von mir wissen, wie man Schulterstände macht. Er war viel zu dick, hatte 4 % Zucker im Harn und begann, um sein Leben zu fürchten. So gut ich konnte, zeigte ich ihm einige der Übungen. Der Mann verlor sein Übergewicht und war nach sechs Wochen frei von Zucker. Er war ein hoher Beamter, und da er sich so gut erholt hatte, sandte ihn sein Minister auf ein Jahr ins Ausland. In dem kalten Klima seines Gastlandes erlahmte sein Eifer: er ließ seinen Yoga fallen. Als er im Sommer 1952 nach Indien zurückkehrte, war er dicker als je zuvor. Er starb innerhalb weniger Wochen nach seiner Ankunft — an Diabetes. Ganz gewiß läßt sich aus diesem einen Fall keine „Yoga-Therapie" gegen die Krankheit ableiten. Aber auch hierzulande haben schon einige Ärzte ihre Zuckerkranken veranlaßt, Yoga zu betreiben und sind von der günstigen Wirkung überzeugt. Es stehen hier nur noch die klinischen Reihenuntersuchungen aus. Sie würden von den Versuchspersonen keine nennenswerten Opfer verlangen, ihnen auch kein Risiko aufbürden. Dagegen wäre eine solche Zusammenarbeit von Medizin und Gesundheitserziehung, an der der Verfasser gern mitzuwirken bereit ist, ein Schritt vorwärts im Interesse vieler Diabetiker.

H. Die Hohe Kunst des „Nettseins zu sich selbst"

Warum man die Wärme manchmal „nicht hinkriegt" — Die Entspannung als Denkprozeß

Die Erfahrung mit Hunderten von westlichen Schülern des Hatha Yoga geht dahin, daß etwa die Hälfte der Anfänger leicht und schnell zu den Wärmeempfindungen der Sammlungsatmung gelangt. Meist wird die Reaktion unter den aufgelegten Händen und im Sonnengeflecht bei den ersten Versuchen empfunden. Ein weiterer Prozentsatz der Übenden kommt nur durch mehrfache Wiederholung zu dem Erlebnis. Ungefähr ein Viertel von Teilnehmern an Yoga-Kursen beklagt sich, daß, wie sie sich meist ausdrücken, sie die „Wärme nicht hinkriegen".

Aus der Form des Ausdrucks selbst spricht schon die falsche Einstellung, welche den gewünschten Erfolg — in Gestalt des Wärmeerlebnisses — vereitelt. Es ist verkehrt zu versuchen, auf dem Wege des Befehlens zu erzwingen, was sich nun einmal nicht befehlen läßt. Die bewußte Anstrengung des „Machen-Wollens" verrät, daß der Übende nicht begriffen hat, worum es bei der Sammlungsatmung geht. Das falsch gedachte Bemühen reißt den Anfänger immer wieder aus der Ebene des Geschehen-lassens heraus, und damit kommt er niemals zu einer echten Entspannung.

Die bewußte „Wärmelenkung" ist nichts anderes als die zweite Stufe einer tiefen Entspannung, welcher als erste Stufe ein Erlebnis der „Schwere" vorausgegangen ist. Dieses „Schwereerlebnis" kann man in allen Körperteilen einleiten, z. B. um die Augen herum oder in den Gliedmaßen und im Dickdarm. Es ist nichts anderes als eine gelenkte Entkrampfung. Man wird besser verstehen, wie man sich entkrampft = entspannt, wenn man sich darüber klar ist, wie man einen Krampf bekommt. Der Sprachgebrauch hat wieder einmal recht, wenn er den Ausdruck billigt, daß man einen Krampf nicht macht, sondern daß man ihn „kriegt". Niemand sagt: ich habe mir einen Krampf in der Wade „gemacht". Im selben Sinne kann man einen bestehenden Krampf nun einmal nicht „wegmachen". Man kann ihn durch eine Technik des „Einladens und Wegfließenlassens" sozusagen auflösen und hinwegspülen. Aber eines ist ganz sicher: mit dem „Hinwegbefehlen" wird man ihn nur verewigen und vielleicht ausbreiten.

Die Sammlungsatmung ist ein erster und nicht weiter Schritt auf dem Wege zu dem „nicht-tun" des Radscha Yogi. Sie ist der Anfang aller Entspannung: ein Geschehenlassen, ein Zusehen, ein Gewähren. Keineswegs ein Beaufsichtigen im Sinne der Durchführung vorher gegebener Befehle und geäußerter Wünsche. Die Sammlungsatmung ist eine Schule der Selbstprüfung. In ihr wird das Zusammenwirken von Körper und Geist bewußt zu der größten Höhe gesteigert.

Im Interesse jener Übenden, welchen das Erleben einer gelenkten Wärme Schwierigkeiten bereitet, sei hier dem Kapitel der Entspannung vorausgegriffen. Ihnen sei als eine erleichternde Botschaft gesagt, daß es falsch ist, als eine schwierige Aufgabe zu betrachten, was uns die Natur als Gabe in die Wiege gelegt hat. Die Entspannung mitsamt dem Erlebnis der Wärme haben wir alle als Kinder tausendmal erfahren. Aber es war eine unbewußte Entspannung. Auch die Tiere des Waldes und der Dackel in seinem Körbchen, wie der Hauskater auf der Ofenbank, haben die gleiche Gabe wie das schlafende Kind. Irgendwie erinnert sich unser Leib der rosigen Wangen und wärmedurchströmten Glieder. Die Entspannung wird uns leichter fallen, wenn wir sie nicht als ein Geheimnis tibetanischer Klosterschulen betrachten, sondern als etwas Natürliches, Anständiges und durchaus Erlaubtes. Ja, es ist nicht nur falsch, sich gegen sie zu wehren oder sich ihrer Ausübung zu schämen; es ist eine Versündigung gegen unsere Natur, wenn man seinem Körper und seinem Geist die Segnungen der Entspannung dauernd vorenthält.

Die Entspannung des Erwachsenen unterscheidet sich von der des Dackels und des schlafenden Kindes dadurch, daß sie bewußt erlebt wird. Sie durchläuft dieselben Phasen und führt zu den gleichen Erlebnissen, nur in sehr vertiefter Form, wie die unbewußte Entspannung des Kindes. Sie ist ebenso legitim und anständig. Aber sie ist ein Denkvorgang und als solcher die Krönung einer systematischen Selbsterziehung: die Hohe Schule der sublimen und eleganten Kunst des „Nettseins zu sich selbst".

Es gibt Menschen, denen diese bewußte Entspannung keinerlei Schwierigkeiten bereitet. Meist treten sie aus der Menge ihrer Zeit- und Altersgenossen durch überragende Leistungen hervor. Sie sind sozusagen die Lieblinge der Götter. Anderen, welche den Wunsch haben, dasselbe zu tun, fällt die Ausübung der Kunst schwer. Worin liegt der Unterschied? Yoga sagt: nur in ihrem Denken.

## Wärmeerlebnis als vollkommene Durchblutung

Es ist eine wesentliche Hilfe, unsere Gedanken in die rechten Geleise zu lenken, wenn wir uns vorstellen, daß ein vollkommenes Wärmeerlebnis auf eine vollkommene Durchblutung des Körpers in allen seinen Teilen zurückgeht. Diese findet nur statt, wenn sich die Haargefäße überall öffnen. Dieses sind die feinsten Verzweigungen der Blutbahn. Sie haben nur einen Durchmesser von etwa $1/10$ mm. Man nennt sie auch die Kapillaren. Es hängt von dem Grade ihrer Verengung oder Erweiterung ab, ob nun gewisse Drüsen oder Muskeln normal funktionieren. Der ganze Mechanismus dieser Regelung, und somit auch die Durchspülung oder Nichtdurchspülung aller Organe usw. untersteht jener Zentrale des Nervensystems, welcher wir keine Befehle erteilen können.

Diese Zentrale kann man „ansprechen" durch den Denkvorgang von fortgesetzten Einladungen, der sich über halbe Stunden erstrecken kann. In vielen Fällen ist es so, daß der Anfänger einfach zu früh mit seiner Sammlungsatmung aufgehört hat. Seine Reaktion ist noch langsam, und wenn er sich mehr Zeit nimmt, kommt er zum Erlebnis der Wärme. Wenn die Euphorie der Durchblutung auch bei einer mehrfach geübten Verlängerung nicht eintritt, dann ist es wahrscheinlich, daß die enge Verflechtung von geistigen und körperlichen Faktoren im Yoga nicht berücksichtigt wurde. Es ist ein häufiger Denkfehler westlicher Schüler, daß sie glauben, Fortschritte erzie-

len zu können, die auf der Vernachlässigung des körperlichen
Wohlbefindens zugunsten einer geistigen Entwicklung beruhen.


## Materielle Behinderungen

Das Wärmeerlebnis wird in vielen Fällen durch die merkwürdige Lieblosigkeit verhindert, mit welcher westliche Leute ihre
Körper behandeln. Sie werfen sich auf den Boden, ohne Rück-
sicht auf die Härte der Unterlage, die Kälte, den Zug und
behindernde Einflüsse anderer Art. Einem Inder kommt diese
Art als eine unverständliche Barbarei vor. Er steht kopfschüt-
telnd daneben, wenn er etwa zusieht, wie ein Europäer sich
auf eine ausgebreitete Decke legt und doch den Kopf noch
außerhalb der Unterlage auf den Steinboden aufstützt. Er
würde die Länge und Breite der Decke in vielfacher Faltung
so ausnützen, daß er die größtmögliche Weichheit der Unterlage und den besten Wärmeschutz genießen kann. Die Beachtung solcher Einzelheiten gehört nun einmal zu der Kunst des
„Nettseins zu sich selbst". Je früher Leserinnen und Leser
sich diese orientalische Freundlichkeit zu eigen machen, desto
weiter werden sie es bringen im Hatha Yoga.
Ebenso ist es eine Selbstverständlichkeit, daß man sich in der
Sammlungsatmung mit einer weiteren Decke zudeckt, sobald
die Zimmertemperatur es erheischt. Auch — man sollte es eigentlich nicht in einem Buch niederschreiben müssen — daß man
die Hände mit unter die Decke auf den Leib legt. Man kann
nicht erwarten, daß eine allgemeine Köpererwärmung eintritt,
wenn man die Übung mit einem Wärmeverlust beginnt. Das
„Hände-auf-die-Decke-Legen" des Anfängers ist immer ein
Beweis, daß er sein Körpergefühl weitgehend durch Vernachlässigung verloren hat.
In einem Punkt ist der Inder unempfindlicher als der westliche Leser: er verträgt mehr Lärm. Dem Leser wird empfohlen, seine täglichen Übungen in jene Perioden verhältnismäßi-
ger Stille zu legen, die es in jedem Haushalt einmal im Laufe
des Tages gibt.
Neben der Ausschaltung störender Faktoren gibt es positive
Hilfen. Man kann eine Durchblutung der unteren Rückenpar-

tien und der Nierengegend erleichtern, indem man sich, mit einer starken Bürste von unten nach oben streichend, vor der Sammlungsatmung über das Steißbein und die Nierengegend striegelt. In Indien werden gewisse Tret- und Klopfmassagen weitum geübt, welche der Entspannungsförderung dienen. Da man sie sich nicht selbst machen kann, müssen sie hier unerwähnt bleiben. Dem Leser wird empfohlen, den Versuch mit dem Bürsten zu machen.

## Geistige Widerstände

Auch wenn alle körperlichen Störungen beseitigt sind, gibt es immer noch Hindernisse geistiger Natur, welche eine Entspannung und Durchblutung erschweren. Damit geplagt sind meist jene tüchtigen Leute, die in aufsichtsführenden und befehlsgebenden Stellungen tätig sind. Ihnen ist es zur zweiten Natur geworden, sich selbst und andere ständig zu beaufsichtigen. Es ist, als hätte sich in ihren Stirnen ein Widerstand festgesetzt, der sie verhindert, jemals loszulassen und passiv zu sein. Sie beklagen sich dann auch häufig, daß sie ihre Stirn nicht entspannen können. Sie sind die Opfer einer Abnützungs- und Erschöpfungskrankheit, die als „Managerkrankheit" in der Presse soviel besprochen wird.

Ihre Behinderung liegt in ihrer ganzen Natur verankert: sie wollen auch das Wärmeerlebnis befehlen. Sie denken, man kann es erzwingen oder anschaffen, wie man in einem Kaufhause eine Bestellung aufgibt, die dann mit dem Lieferwagen frei ins Haus gebracht wird. Sie leben in einer immerwährenden Selbsthypnose, die sie wie ein Schwungrad von einer Tätigkeit in die andere hinüberträgt. Ein Passivsein ist ihnen etwas Entsetzliches. Manchmal müssen sie heulen bei einer ersten Entspannung. Sie wollen sich sogar zu einem Nicht-zwingen-Wollen zwingen!

Für sie bedeutet es meist eine Befreiung, wenn sie sich Klarheit darüber verschaffen, daß ihr Körper sich wenigstens nicht gegen die freundliche Schulung der Entspannung sträubt, ja daß er sich geradezu nach ihr sehnt. Er wartet ja nur hungrig darauf, daß man ihm endlich einmal gestatten wird, den Weg der Selbsthilfe zu betreten. Es ist gar nicht nötig, ihm Befehle erteilen zu wollen, denn er kennt die ganze Sache schon von Geburt an. Er will nur haben, daß man ihm nicht dreinredet. Die Entspannung der Sammlungsatmung ist eine Innenschau, ein Zusehen, ein Nichttun. Als solches ein Vorspiel und eine Überleitung zu der tiefen Meditation des Radscha Yoga. Wer nicht gelernt hat zu entspannen, wird die Meditation nie erfassen.

Neben den Leuten mit der übergroßen Konzentration der Leistung stehen die Menschen mit dem flatterhaften Geist auf der Liste der unbefriedigten Anfänger. Auch ihnen bleibt das Wärmeerlebnis verschlossen, denn sie bleiben nicht dabei, wenn auf der Bühne des Leibes eine wichtige Aufführung stattfindet. Jede Voll- oder Teilentspannung ist wie eine Vorstellung in einem Theater. Der Leib ist die Bühne, die Verfasserin des Stückes ist die Natur, und unser wacher Geist ist der Zuschauer. Wenn dieser Zuschauer hinausgeht, dann hört die Aufführung des Stückes auf. Es ist notwendig, daß er dabeibleibt.

In dem Kapitel der Tiefentspannung wird davon ausführlich die Rede sein. Als Hilfe für die Zerstreuten sei hier noch einmal auf das geistige Verfolgen der Atmungswelle hingewiesen. Es ist um vieles leichter, ein Fließen zu betrachten, als einen festen Punkt zu fixieren. Es wird empfohlen, sich ganz auf den Wechsel von Warm und Kalt und die Gleichmäßigkeit des Fließens der Atmung einzustellen. Dazu die „De-Stellung" der Zunge und die allgemeine Haltung des Passivseins. Dann kommen die anderen Dinge von selbst. Auf einmal ist die Wärme da.

Es ist angebracht, dieses Zwischenkapitel mit einer Übung zu beschließen, damit sogleich verwirklicht wird, was hier so alles gesagt wurde. Bitte lesen Sie den folgenden Text aufmerksam mehrmals durch und versuchen Sie dann eine Sammlungsatmung.


Übungen:

> Schulterstand (Schiefe Kerze — Viparita Karani) 2mal, Kobra und Heuschreckenstellung, je dreimal hintereinander, dann: Sammlungsatmung.

## Sammlungsatmung

Bequem hinlegen auf die vielfach gefaltete Decke. Wir ziehen warme Socken an und decken uns mit einer zweiten Decke zu. Der Rücken sinkt ganz flach auf die Unterlage, die Hände liegen lose um das Sonnengeflecht als eine Einrahmung. Zungenstellung der „De-Position". Augen zu. Innenschau auf eine Stelle hinter den Augen, an der wir das Fließen von Kalt und Warm fühlen.
Jetzt die Atmung! Gleichmäßiges Fließen! Ein! Kalt! Aus! Warm!
Unterleib hebt sich und senkt sich ganz langsam. Wir lauschen den Verdauungsgeräuschen und Bewegungen im Leibe. Atmung im Viertakt, ganz langsam und bewußt.
Wir sagen zu unserm Rücken: Du darfst! Du darfst dich volltrinken mit dieser Wärme, wie ein Schwamm sich vollsaugt mit Wasser. Du darfst! Wir besuchen das Sonnengeflecht und sagen wieder: Du darfst!
Zurück zur Atmung. Und so weiter!
Auf einmal ist die Wärme da.

Es ist aber auch möglich, daß die inneren Schwierigkeiten der Übenden immer noch nicht überwunden sind und somit ein Wärmeerlebnis bei diesem Versuch nicht stattfand. Daher ist es jetzt angebracht, mit der Beschreibung der nächsten Übungen fortzufahren, denn sie sind besonders geeignet, die erwünschte Durchblutung zu fördern. Der nächste Abschnitt behandelt den Kopfstand in zwei verschiedenen Ausführungen.

## H. Der Kopfstand in zwei Ausführungen

### Die Delfinstellung als Vorübung

Es gibt zwei Wege, den Kopfstand zu erlernen, einen schwierigen und einen leichten. Die brahmanistische Literatur versteift sich auf die Methode, daß man mitten im Zimmer, ohne die Stütze einer Wand, mit beiden Beinen zugleich aufhocken muß. Die leichtere Weise beginnt mit einer Vorübung, welche die Delfinstellung heißt. Diese Vorübung lehrt uns, das Gewicht zu zwei Dritteln auf den Unterarmen zu tragen und nur zu einem Drittel auf dem Schädeldach. (Wer hohen Blutdruck hat, lasse sich vom Arzt beraten!)

### Übung: Delfinstellung

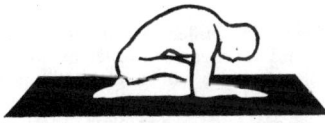

1. Aus dem „falschen Diamantsitz" Ellenbogen neben den Knien, Hände f l a c h auflegend.

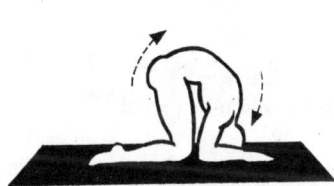

2. Stirn und Nase berühren die Decke! Ellenbogen bleiben, wo sie sind! nicht verschieben! Gesäß anheben. Dadurch wird der Kopf auf das Schädeldach gestellt. Nicht auf der Stirn stehen! Hände liegen flach; Nicht a u f die Hände rollen!

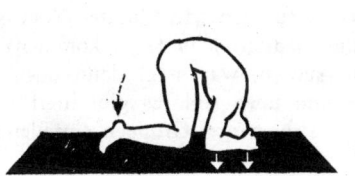

3. Hände um den Hinterkopf legen. — Finger verflechten — nicht auf die Hände rollen. Die Hände umklammern das Hinterhaupt! Ein kleiner Finger hilft die Tragfläche vergrößern und wird später das Umfallen verhindern. Gewicht auf Ellenbogen und Kopf g l e i c h m ä ß i g verteilen!

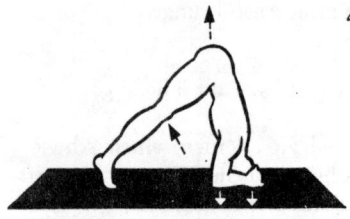

4. Knie strecken! Dadurch hebt sich der Körper. Druck auf die Ellenbogen verteilen. Blick richtet sich durch die beiden Fußknöchel, damit wird die Symmetrie gesichert. Ellenbogen nicht abspreizen! Bauchatmung: 6x „Haaah"

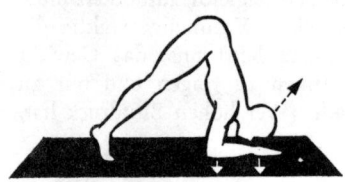

5. Druck gänzlich auf die beiden Unterarme legen, Kopf leicht anheben! Wer diese Vorübung beherrscht, darf ruhig den Kopfstand machen. Hineindenken in den Gedanken des Dreiecks!

6. Zurücksinken, hinknien, aufrichten!

## Das Dreieck

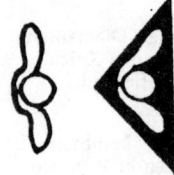

falsch        richtig

Kopf und Ellenbogen bilden zusammen eine dreieckige Basis, auf welcher der Körper im Kopfstand ruhen soll. Auf der völlig gleichmäßigen Verteilung des Gewichtes beruht die Sicherheit des Übenden und die Ausführung ohne Anstrengung.

Vor dem Aufrichten tief atmen! Dann wird man nicht schwindelig.

## Warum überhaupt Kopfstand?

Die klassische Literatur und Tradition des Yoga zählt den Kopfstand zu den sogenannten meditativen Stellungen, zusammen mit dem Lotossitz und anderen Sitzhaltungen. Es wird verlangt, daß man diese Haltung drei Stunden vollkommen unbeweglich aushält. Da nun für den „20-Minuten-Yogi" weder der Zeitaufwand noch die Meditation in Frage kommen, ist es angebracht, hier zu untersuchen, warum er dann überhaupt den Kopfstand erlernen und üben soll. Es gibt hierfür eine Reihe von Gründen, welche sich in drei Gruppen einteilen lassen.

Ehe wir uns näher mit ihnen befassen, sei ein Wort der Warnung eingeschaltet.

Der Verfasser hat im Umgang mit Hunderten von westlichen Schülern die Erfahrung gemacht, daß der Kopfstand von Anfängern mit Begeisterung gemacht wird und — fast möchte man sagen — berauschend auf sie wirkt. Zunächst sind sie sehr stolz darauf, eine Übung erlernt zu haben, welche sie sich viel schwieriger gedacht und von welcher sie so viel in den Büchern gelesen haben. Das Selbstgefühl des Übenden steigt erheblich. Wenn er dies auf Biegen und Brechen zum Anlaß nimmt, etwa 10 oder gar 20 Minuten auf dem Kopfe stehen zu wollen, dann kann er sich schaden. Der Verfasser hat auch schon erlebt, daß ein Schüler den Kopfstand gleich etwa 100mal an einem Tage gemacht hat. Vor derartigen Übertreibungen wird ausdrücklich gewarnt. Sie sind nicht im Sinne dieses Buches, noch im Geiste des Yoga. Man mache seinen Kopfstand mit Inachtnahme der hier angeführten Vorbereitungen und Vorübung und nicht länger als 10 bis 20 Sekunden. Das muß für die ersten Wochen genügen. Und nun zu dem Warum.

Der Kopfstand ist ein wichtiges Hilfsmittel der Entleerung auf Wunsch, eine gewaltige Anregung und Förderung des gesamten Kreislaufes und ein großer Schritt auf dem Wege zur Tiefentspannung, und somit auch als Vorbereitung zur Meditation. Daher ist die Übung auch für den „20-Minuten-Yogi" sehr wichtig und unerläßlich. Für Korpulente und Übende mit hohem Blutdruck wird eine „Ersatzübung" beschrieben, welche allen Übenden als Vorübung schon bekannt ist (Delfinstellung). An erster Stelle sei die Umkehrungswirkung des Kopfstandes beschrieben. Es ist deutlich, daß die „Rückwanderung der Organe" des Unterleibes, von welcher schon die Rede war (Seite 90 ff.), im Kopfstand sozusagen von selbst stattfindet, besonders, wenn man den Zug der Schwerkraft durch tiefe Atmung unterstützt. Die so sehr hinderlichen Ausweitungen des Darmes, welche sich meist auf der Unterseite des Dickdarmes befinden, werden entleert und massiert und im Laufe der Monate langsam zurückgebildet. Damit wird der Widerstand herabgesetzt, welcher sonst dem Durchschub verdauter Nahrung so viele Hürden in den Weg gestellt hat. Zugleich mit der ‚Rückwanderung" tritt eine Verkleinerung des erweiterten Magens auf, welche sich in verminderter Eßlust äußert. Die anregende Wirkung auf den ganzen V-Apparat ist außerordentlich stark.

Zweitens ist die Entlastung der Beinvenen und damit des Herzens zu nennen. Man kann und soll diese Wirkung durch Fußrollen im Kopfstand steigern. Dadurch werden die Beinvenen (und auch die Lymphgefäße) massiert und das Zurücksaugen des venösen Blutes zum Herzen erleichtert. Es ist deutlich, daß für das Herz die Anstrengung der Pumparbeit nicht in dem Hinabpumpen durch die Arterien, sondern in dem „Aufwärtssaugen" durch erschlaffte und in ihrer Elastizität geschädigte Venen besteht. Daher stellt der indische Arzt einen Herzleidenden auf die Schultern und womöglich auf den Kopf. Mit anderen Worten: der Kopfstand ist ein erstklassiges Hilfsmittel zur Förderung der Zirkulation. Die jungen Mädchen und Frauen mit den ewig kalten Füßen und Händen empfinden ihn als Segnung, denn die Wirkung ist eine fast augenblickliche.

Die dritte sehr wesentliche Wirkung des Kopfstandes ist nicht nur in der Mechanik der Umkehrung zu suchen, sondern in der Beeinflussung jener Zentren, welche das Netz der vegetativen Nerven beherrschen. Nach der indischen Auffassung ist es vor allem die Hypophyse, auf welche der Kopfstand durch intensive Durchblutung einwirkt. Die sofortige Reaktion eines „Sichöffnens" der Haargefäße ist überzeugend und willkommen. Da sie sich — mit fortschreitender Geübtheit — auf immer weitere Gebiete des Körpers ausdehnt, hat also der „20-Minuten-Yogi" ein Hilfsmittel der Wärmelenkung zur Hand, womit er in der Tiefentspannung die so sehr wünschenswerte Durchblutung in alle Körperteile zu lenken lernt. Der Kopfstand ist also eine erstklassige Vorbereitung zur Tiefentspannung.

### Die Gefahren des Kopfstandes

So nützlich und wohltuend der Kopfstand auch sein kann, so günstig er sich auswirkt auf die Mehrzahl der Übenden — es kann sein, daß er für einzelne eine Gefährdung bedeutet. Es sei hier ausdrücklich davor gewarnt, den Kopfstand zu ver-

suchen, wenn man z. B. schwer herzleidend ist oder Schädel-
verletzungen erlitten hat. Auch muß man vorsichtig sein, wenn
man Wirbelverschiebungen in der Halswirbelsäule hat.

Es kann sein, daß jemand einen Bandscheibenschaden in der
Halswirbelsäule oder im oberen Teil des Rückens hat, ohne
sich dessen bewußt zu sein. Die auf S. 179/80 beschriebene
Vorübung (die Delfinstellung), bei welcher das Gewicht versuchsweise mit langsamer Steigerung auf den Kopf gelegt wird,
soll auch dazu dienen, solche Fälle zu ermitteln. Wenn jemand
also jedesmal Schmerzen im Nacken bekommt, knirschende
Geräusche vernimmt, der darf diese Übungen nicht machen.

Für Leute mit Bandscheibenschäden in den Lendenwirbeln ist
dagegen der Kopfstand oft ein Ausweg und eine besondere
Hilfe, da sie mitunter den Schulterstand nicht ausführen können. Es soll aber in solchen Fällen immer der Arzt befragt
werden.

Für die Schwerfälligen und Unbeholfenen kommt der Kopfstand natürlich gar nicht in Betracht. Dagegen ist er den Dicken
anzuraten, insofern ihr Blutdruck die Übung gestattet. Man
befrage seinen Arzt. Für den Dicken mit einem starken Nacken
gibt es eine Ausführung der Übung, welche in Indien als der
„Alte-Männer-Kopfstand" bekannt ist.

Für Leute mit normalem oder fast normalem Blutdruck besteht keine Gefahr eines Berstens von Blutgefäßen, wie sich
dies westliche Leser oft vorstellen. Es ist normal, daß man
bei den ersten paar Versuchen einen gewissen Blutandrang im
Kopfe verspürt, der aber bald verschwindet und dann nicht
wieder auftritt. Es ist ebenso normal, daß Übende den Kopfstand als Erholung und Erquickung empfinden und gerne wiederholen. Sollte der Andrang im Kopf nicht verschwinden, dann
soll man die Übung nicht machen. Ebenso sind unter Umständen Operationsnarben im Brustraum, Verwachsungen des
Zwerchfells Gründe, um die Übung zu unterlassen.

Für die große Mehrzahl der Übungen liegt die Gefahrenquelle
nicht in etwaigen Blutergüssen und dgl., sondern in der Nicht-
beachtung der Vorschriften. Die Gefährlichkeit des Kopfstehens
läßt sich mit der Sicherheit des Verkehrsteilnehmers vergleichen.
Wenn jemand unbedingt darauf besteht, die Fahrbahn in falschen Augenblicken zu überqueren oder auf die falsche Seite

einer Autobahn hinüberzufahren, der begibt sich in große Gefahr. Für jemand, der die Regeln beachtet, ist die Sache einfach und harmlos. Die Sicherheit beim Kopfstand beruht auf höchster Symmetrie in der Ausführung der Übung. Wenn Übende leichtsinnig oder einseitig verkrampft sind, dann treten ungleichmäßige Beanspruchungen der Nacken- und Schulterpartien auf. In der Vorübung lernt der Anfänger, auf die Symmetrie zu achten. Wenn er soweit ist, kann ihm nicht mehr viel passieren. Er wird vielleicht einmal gegen die Wand durchknicken und sich eine Schulter leicht verstauchen. Und wenn er mit steifen Beinen aus dem Kopfstand herunterkommt (anstatt im Knie abzuknicken), wenn er umfällt wie eine Leiter, dann kann er sich die große Zehe brechen. Das ist, im Lichte der Erfahrung mit Hunderten von westlichen Schülerinnen und Schülern betrachtet, das ganze Risiko.

### Kopfstand in der zweiten Stunde

Junge Leute und sportliche Menschen in mittleren Jahren machen nach meiner Erfahrung den Kopfstand — natürlich unter Anlehnung an eine Wand — in der zweiten Stunde. Weniger gewandte Leute brauchen mehr Yoga-Stunden, bis sie soweit sind. Aber alle freuen sich meist sehr über den erzielten Fortschritt. Die aufgewandte Zeit wird sich immer lohnen. Die Übenden geraten meist in eine gewisse Begeisterung und können gar kein Ende des Kopfstehens finden. Es ist nötig, hiervor zu warnen. Man soll als Anfänger nicht mehr als drei bis vier Kopfstände hintereinander machen und jeweils nur etwa 10 — 20 Sekunden in der Umkehrung verharren. Sowie man ungemütliche Gefühle bekommt, muß man die Übung beenden. Den Kopfstand gleich hundertmal hintereinander zu machen, ist nicht Yoga, sondern ein westlicher Mißbrauch der Lehre. Es gibt eine Blutdruckgrenze, aber keine Altersgrenze. Mein ältester Schüler, der es zum Kopfstand brachte, zählt 81 Jahre. In diesem Zusammenhang sei es mir auch gestattet, von einer Dame zu berichten, die in höherem Alter stand, als sie den Kopfstand erlernte. Ich vermeinte ihr ein Kompliment zu machen, indem ich ihr zu einem Kopfstand gratulierte, der einer

Großmutter alle Ehre mache. Die Antwort der Dame war unerwartet. Sie war tief empört. Sie eine Großmama zu nennen, war eine Beleidigung, denn sie war in den Siebzigern und hatte eine Urenkelin von zwei Jahren.

Damit soll den Übenden taktvoll die Tatsache nahegebracht werden, daß sie sämtlich mit jener ihnen unbekannten Urgroßmutter in die Schranken treten, wenn sie anfangen, Yoga-Übungen zu machen. Aber sie sollten sich nicht zu sehr schämen, wenn sie etwa weniger gelenkig sind. Sie sind nicht steifer als die meisten westlichen Schulkinder, und seit ihren Schuljahren haben sie, in dieser Hinsicht, nichts Neues dazugelernt.

### Zum Kopfstand aus der Delfinstellung

Übende werden ersucht, die folgende Anweisung genau zu lesen und dann auf ihrer Decke die fünf Phasen der „Delfinstellung" bis Nr. 5 (Seiten 179/80) auszuführen. Es ist im Sinne des „Nettseins zu sich selbst", wenn die Übenden eine zweite Decke gefaltet dorthin legen, wo das Kopf-Ellenbogen-Dreieck aufliegt. Es ist nicht gut, mehr als eine sechsfache Unterlage unter den Unterarmen zu haben, da sie dann zu sehr nachgibt. *Man hüte sich davor, weiche Kissen unterzulegen.*

Wichtig! Man mache die Übung gegen eine Wand oder einen hohen Schrank. Zwischen dem aufgestützten Kopf und dieser Wand soll eine Spanne freier Raum sein!

YOGA
ÜBER
SECHZIG

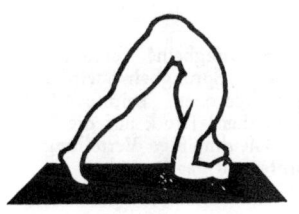

1. Beine bleiben gestreckt. Gleichmäßige Belastung des „Dreiecks". Blick durch die Füße, damit die Körpersymmetrie hergestellt wird.

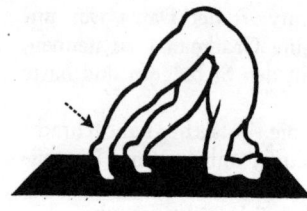

2. Das „Sprungbein" wird etwas angezogen (linkes Bein), das „Schwungbein" bleibt g e r a d e !
Gewicht auf das angezogene Sprungbein und das Dreieck verlegen!

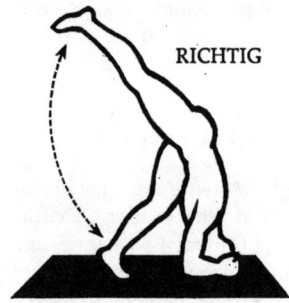

RICHTIG

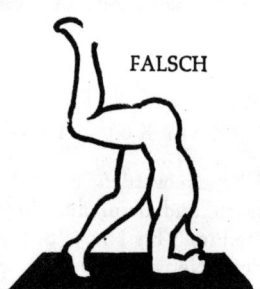

FALSCH

3. Das „Schwungbein" wird g e s t r e c k t
hochgeworfen. Nur ein gestrecktes
Bein verleiht den Schwung!
Nur e i n Bein soll die Wand erreichen!

4. Beinschwingen wird mehrmals geübt, dann Auflösung der Stellung.

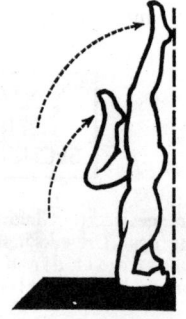

5. Das „Schwungbein" berührt die
Wand, das „Sprungbein" wird langsam nachgezogen. Leichtes Hohlkreuz machen! Druck auf die Ellenbogen! Gleichmäßige Verteilung des
Gewichtes auf das Dreieck.

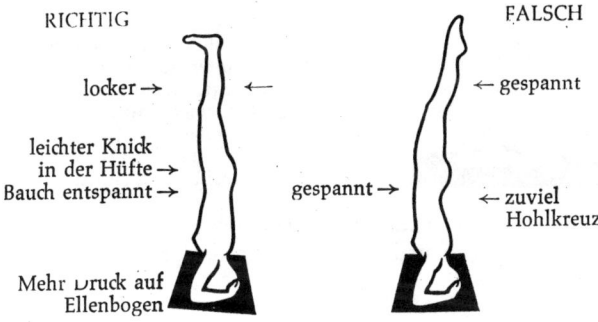

RICHTIG

locker →    ←

leichter Knick
in der Hüfte →
Bauch entspannt →

Mehr Druck auf
Ellenbogen

FALSCH

← gespannt

gespannt →

← zuviel
Hohlkreuz

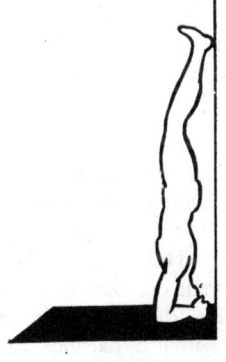

6. Kopfstand mit Anlehnung an die Wand. 10—20 Sek. zum Anfang. Nicht umfallen wie eine Leiter! Ein Knie runter!

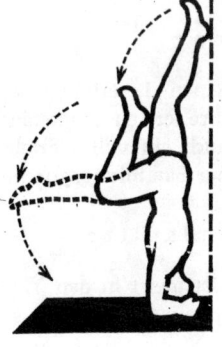

7. Das Schwungbein wird angezogen und nach abwärts geschwungen: So geht man aus dem Kopfstand herunter! Wenn man das Bein wieder sieht, dann findet man auch leicht den Boden.

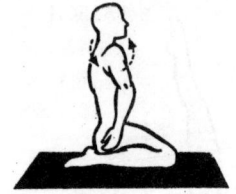

8. Schultern rollen! (Im Diamantsitz) Rechte Schulter hochziehen, während linke Schulter gleichzeitig gesenkt wird. Und umgekehrt. Der Zweck ist, eine mögliche Überbeanspruchung der Schultermuskulatur und Rückenwirbel auszugleichen.

Man soll den Kopfstand zwei- oder dreimal machen, jedesmal die Schultern rollen und dann etwas in der Sammlungsatmung ruhen!

Die üblichen Fehler sind folgende:

Verschieben der Ellenbogen nach außen. Dadurch wird der Kopf überlastet und tut weh.

Zu weit weg von der Wand. Dies bewirkt, daß der Übende ein zu hohes Kreuz macht, also sich zu sehr durchbiegt. Die den Kopf umschließenden Hände sollen eine Spanne weit von der Wand entfernt sein.

W i c h t i g ! Sollten Übende nach dem Kopfstand ein Schwindelgefühl empfinden, so wollen sie beachten, daß man nach dem Kopfstand im Diamantsitz ein paarmal tief ein- und ausatmet. Dann erst soll man aufstehen.

Sollten knirschende Geräusche in den Hals- und Nackenwirbeln hörbar werden, dann soll man die Übung unterlassen und den Arzt befragen. Anfängliche Muskelschmerzen in den Schultern sind meist gänzlich harmlos und vergehen bald.

## Sammlungsatmung

Es sei dem Verfasser gestattet, all seinen Leserinnen und Lesern zu gratulieren, wenn sie nun ihre ersten Kopfstände gemacht haben. Er wünscht ihnen nun auch ein volles Erleben der Anregung und Durchwärmung in einer Sammlungsatmung!

## Kopfstand aus der Handstütze

Die zweite Ausführung des Kopfstandes ist meist in den Yogabüchern der klassischen Literatur nicht erwähnt. Sie eignet sich mehr für alte Leute und Korpulente, denn die Dreiecksbasis ist mit der Handstütze breiter als mit dem Stand auf den Ellenbogen. Auch kann man leichter im Kopfstand die weiteren Beinbewegungen usw. machen. Da aber das volle Körpergewicht auf dem Schädeldach ruht, muß man einerseits eine weiche Unterlage haben, wozu man am besten eine achtfach gefaltete Decke oder ein h a r t e s Kissen nimmt. Andererseits muß der Nakken so stark sein, daß er u n t e r  k e i n e n  U m s t ä n d e n d u r c h k n i c k t.

### Ü b u n g :  K o p f s t a n d  a u s  d e r  H a n d s t ü t z e

### Das Dreieck

Man lege die Hände flach auf den Boden, beide in gleichem Abstand vom Kopf, indem man aus dem Diamantsitz sich nach vorne beugt. Es ist wichtig, daß alle drei Ecken des Dreiecks gleichmäßig belastet werden, wenn man steht.
Unterlage: Decke 8x gefaltet

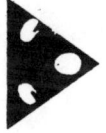

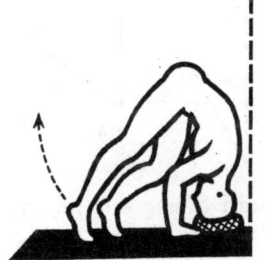

1. Wie bei der Delfinstellung blickt man zwischen den Fußgelenken hindurch, um die Symmetrie der Handlung herauszustellen. Dann: das Sprungbein (links) etwas an den Körper heranziehen und belasten. Das Schwungbein wird angehoben.

2. Mit Schwung hinauf! Das Sprungbein (links) bleibt zurück!

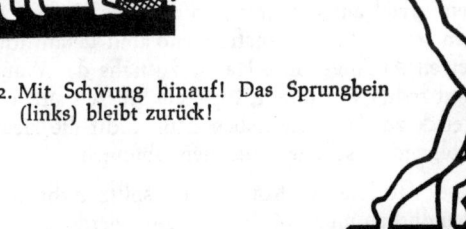

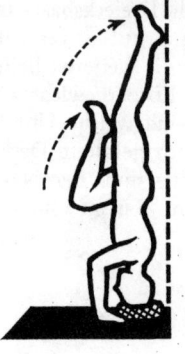

3. Wenn das Schwungbein die Wand berührt, dann wird das Sprungbein langsam nachgezogen. Dies ist wichtig für später, wenn man nämlich den Kopfstand ohne die Hilfe der Wand macht. Leichtes Hohlkreuz ist erlaubt. Es ist eine Sicherung gegen ein Umknicken des Nackens.

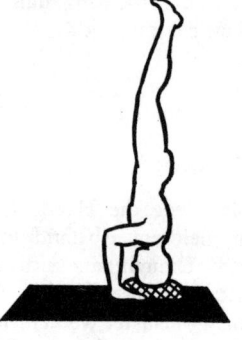

4. Freier Kopfstand mit Handstützen. Gewicht etwas mehr auf das Stirnhaupt verlegen, etwas Hohlkreuz machen. Gewicht gleichmäßig auf das Dreieck verteilen. Bauchatmung! Haaah!

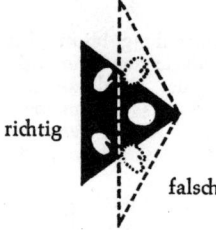

richtig    falsch

Das flache
Dreieck ist
unstabil

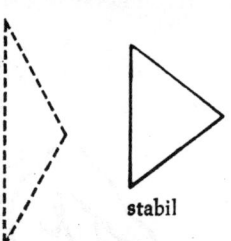

stabil

Die üblichen Fehler der Anfänger bei dieser Übung sind folgende: Sie stehen zuviel auf der Stirn, so daß der Nacken zu sehr zurückgebogen wird. Dies ist anstrengend und gefährlich. Meistens aber setzen Anfänger ihre Hände zu nahe der Wand, beinahe links und rechts von ihrem Kopf, als Stützen auf. Dadurch wird das Dreieck zu flach. Sie haben dann nicht die Hebelkraft für die nun folgenden, sehr wesentlichen Übungen.

*Wichtig:* Diese Variante des Kopfstandes sollte nicht von Kindern und Jugendlichen unter 16 durchgeführt werden.

Aufhocken mit beiden Beinen zugleich.

Ausatmen. Knie an die Brust ziehen und dann langsam, unter starkem Druck auf beide Hände, den Körper hochdrücken. Beide Beine zugleich hochdrücken!

Der Oberkörper neigt sich dabei der Wand zu. Man lernt schnell, Gleichgewicht zu halten.

Nacken muß steif bleiben!

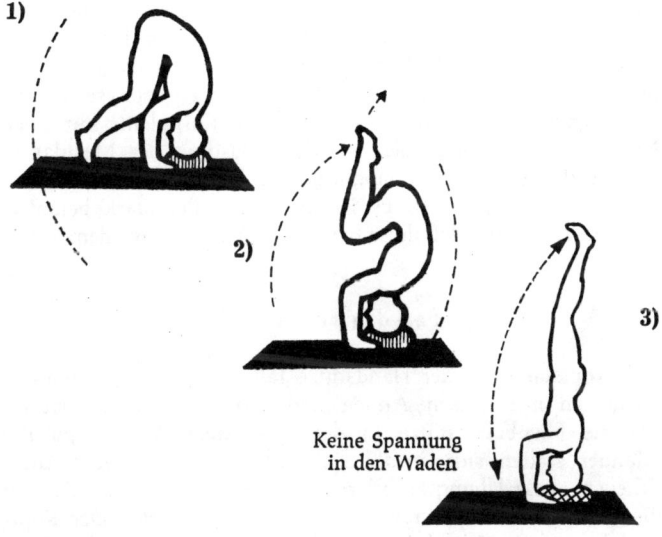

1)

2)

3)

Keine Spannung
in den Waden

Sofort leichte Hohlkreuzhaltung annehmen. Tief ein- und ausatmen!

Dieses Aufhocken entspricht in seiner Wirkung ganz den ersten Phasen des klassischen Kopfstandes der Yogabücher. Die Wirkung wird erheblich verstärkt, wenn man mehrmals mit „Haaah-Ausatmung" aus dem Kopfstand (Nr. 3) in die Stellung Nr. 2 übergeht und sich — einatmend — wieder streckt.

Ob nun Übende die wiederholten Beugungen aus dem Kopf-

stande machen oder nicht, wesentlich ist das „Sinkenlassen"
der Eingeweide in die Schale des Zwerchfells.

Die ausführliche Beschreibung der Technik von zwei Ausführungen des Kopfstandes soll nicht den Eindruck erwecken, als
handle es sich hier um eine rein akrobatische Übung ohne
Anteilnahme des Denkens. Auch zum Kopfstand gehört die
kurze Pause der Verinnerlichung. Erst dann nämlich wird der
Leib lebendig und die Anregung in ihrer ganzen Fülle zum
Erlebnis.

Den Übenden wird geraten, im Kopfstande so lange zu verharren, als ihnen ohne irgendein Unbehagen möglich ist,
etwa 20—40 Sek., dabei das „Herauswandern aus dem Becken"
zu beobachten und die Durchblutung hinter den Augen zu erleben (das ist nach indischer Auffassung die Hypophyse, welche
hier angeregt wird). Für ältere Leute und Korpulente mit einer
Neigung zu Hämorrhoiden ist die Entlastung des Mastdarms
wesentlich. Auch ist es möglich, den bekannten Darmvorfall
bleibend zu korrigieren. Es ist immer bei der stark betonten
„Haaah-Atmung", daß diese Bewegungen fühlbar werden.


### Kopfstand auch für Dicke?

Der Kopfstand aus der Handstütze fällt gerade den stämmigen
Menschen mit kurzen Armen und starken Schultern leichter
als die Ellenbogenstütze in der klassischen Art. Korpulente
Männer sollten sich, insofern ihr Blutdruck es erlaubt, nicht
scheuen, diese Übung zu erlernen. Sie entspricht sogar oft dem
Bedürfnis, die Körperkraft zur Geltung zu bringen. Der Kopf-
stand ist nun einmal „athletischer" als die meisten anderen
Yoga-Übungen.

Da aber die Dicken meist auch unter Obstipation (Verstopfung)
leiden und zugleich vergreiste Fußgelenke und Zirkulationsbe-
schwerden in ihren Beinen haben, ist dieser Kopfstand mit
Fußrollen das stärkste Hilfsmittel der Korrektur.

## Übung für Dicke:

## Fußrollen im Kopfstand

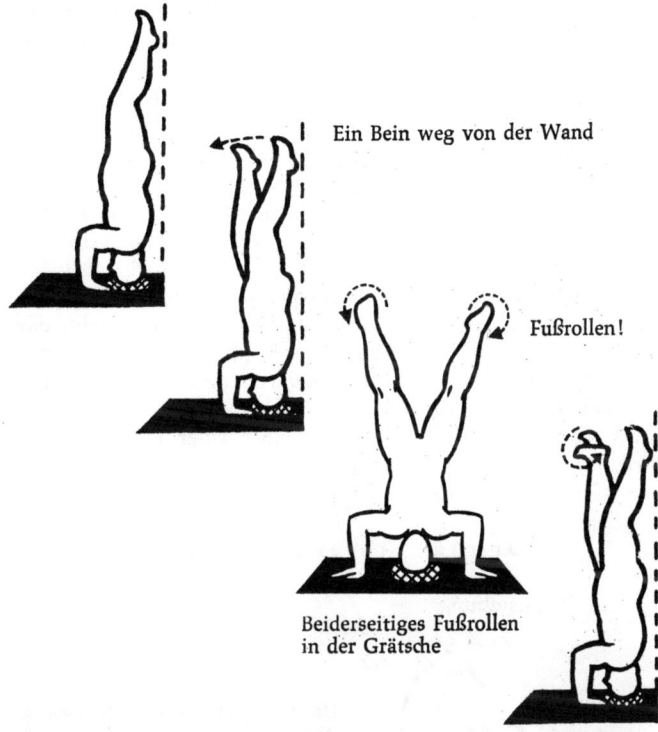

Ein Bein weg von der Wand

Fußrollen!

Beiderseitiges Fußrollen
in der Grätsche

Wenn auch der Kopfstand „athletischer" ist als andere Yoga-Stellungen, so soll das nicht bedeuten, daß er anstrengend sein soll. Man soll imstande sein, ruhig atmend ohne Anstrengung im Kopfstande zu sprechen und ohne jegliches Zittern minutenlang auszuhalten. Man versuche, im Kopfstand aus der Handstütze sich mit nur drei Fingern an jeder Hand auf den Boden zu stützen und so mehrfach ab- und aufzuhocken. Die Übung ist ja leichter als eine Rumpfbeuge aus dem Stande, da die Beine leichter zu heben sind als der schwere Rumpf.

## Der freie Kopfstand

Den Übenden wird empfohlen, den Kopfstand auf einige Monate hinaus nur gegen eine Wand oder einen Schrank zu machen, denn das Wesentliche an den Yoga-Übungen ist ja keineswegs die Akrobatik, sondern ihre innere Auswirkung auf Nervenzentren, Gefäße und Organe.

Da diese Vorsichtsmaßregel auf die Dauer die Ehrgeizigen nicht befriedigen wird, sei hier ein wesentlicher Trick verraten, der den Kopfstand mitten in einem Zimmer erleichtert. Jedermann weiß, daß man einen Güterwagen der Eisenbahn, etwa vor der Tür eines Lagerhauses, zum Stehen bringt, indem man eine Eisenstange auf die Schiene legt. Das Rad wird nicht über diese Stange klettern und bleibt stehen.

Gleichermaßen kann man, indem man die beiden kleinen Finger im Ellenbogenstand so unter das Schädeldach schiebt, daß sie die Tragfläche vergrößern, dem Kopf einen sicheren Halt geben. Das Umknicken nach rückwärts im Nacken, vor dem sich der Anfänger fürchtet, wird verhindert. Man lege den Druck bewußt so, daß beide oder ein kleiner Finger gepreßt wird.

## Übung: Freier Kopfstand

Aus der Delfinstellung

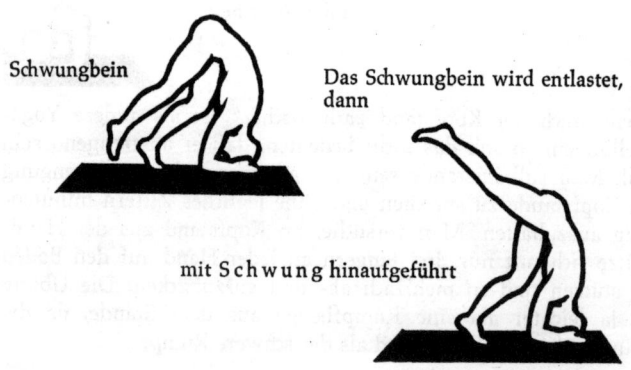

Schwungbein

Das Schwungbein wird entlastet, dann

mit S c h w u n g hinaufgeführt

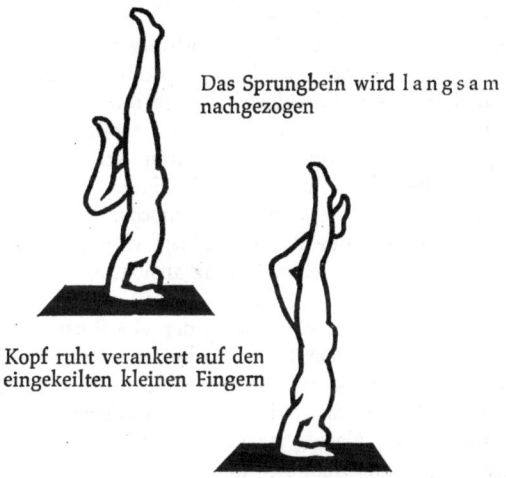

Das Sprungbein wird l a n g s a m nachgezogen

Kopf ruht verankert auf den eingekeilten kleinen Fingern

Weiterhin: Es ist eine Erleichterung, wenn man bei längerem Stehen im Ellenbogenstand die Füße kreuzt. Diese Ausführung vermeidet die Querbelastung der Halswirbel.

## Abstandnehmen von sich selbst

Leserinnen und Leser werden gebeten, sich auf eine Sammlungsatmung vorzubereiten, indem sie zunächst etwa zwei Kopfstände machen und sich dann in folgenden Vergleich einzuleben versuchen, während sie auf ihren Decken die Sammlungsatmung durchführen.

## Erst lesen! Und durchdenken!

## Nehmen Sie an:

Sie sind der Leiter eines großen Betriebes, den sie in langen Jahren selbst aufgebaut haben. Alles, was da auf Ihrem Gelände steht, haben Sie selbst entwickelt und geschaffen. Da gibt es Arbeitsräume und Lagerhallen, da ist eine Verwaltungsabteilung und ein Versandbüro. Sie haben aber kürzlich die Leitung der Geschäfte einem Nachfolger übergeben und gehen sozusagen nur noch zu Ihrem Vergnügen durch den Betrieb. In allen Räumen begrüßen Sie ihre alten Freunde, die Arbeiter und Angestellten, und Sie gehen weiter mit einem Lächeln und mit einem Gruß: Macht Euren Kram weiter! Sie geben keinerlei Befehle, denn das ist die Sache Ihres Nachfolgers. Sie haben weder die Verantwortung, noch müssen Sie ein Soll erfüllen! Sie sind nur Zuschauer wie ein Fremder, der sich die Fabrik aus einer anderen Distanz ansieht als der verantwortliche Leiter.

Machen Sie es wie ein Maler, der ein Porträt auf eine Leinwand setzt. Alle paar Pinselstriche lang tritt er zurück und betrachtet sein Werk aus der Ferne. Dann sieht er nämlich die Mißverhältnisse, die sich da eingeschlichen haben. Wenn er immer mit der Nase ganz nahe an seiner Staffelei steht, dann sieht er die Fehler nämlich nicht.

Nehmen Sie einmal Distanz zu Ihren Gefühlen und Wünschen. Erlauben Sie einmal Ihrem Körper, seinen Kram allein zu machen. Gestatten Sie einmal Ihren Augen, sich auf ihre eigene Art auszuruhen, und Ihren Gefäßen, sich im ganzen Körper zu öffnen und diesen Leib in dem Wohlgefühl der Entspannung zu baden.


Sammlungsatmung:

Jetzt tun!

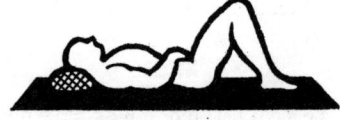

Der Kopf liegt auf dem Kissen (nicht der Nacken!). Die Hände ruhen locker auf dem Leibe. Wenn wir es vorziehen, dann nehmen wir auch Kissen unter die Ellenbogen. Wenn der Raum kühl ist, dann decken wir uns auch noch zu!
Atmung. Durch die Nase! EIN! Kalt AUS! Warm! Langsam fließend atmen wir EIN! und AUS! Dann denken wir an den

Rücken und die Schultern, wie sie hinsinken auf diese Decke!
Wie sie zerfließen, als seien sie knochenlos.
Und schon ist die Wärme da hinter den Augen! Sie ist in den
Händen und im Rücken und im Sonnengeflecht. Und wir sehen
diesen Dingen zu. Sachlich und ruhig und vollkommen wach,
als sähen wir hinein in den Leib eines anderen.
Die Zunge ruht in der „De-Position". Wir beobachten das Fließen und Strömen der Atmung. Ganz besonders in jenem Punkt
hinter diesen beiden Augen, aus dem Wärme hervorzubrechen
scheint. Eine wundervolle, badende Wärme, die sich wie eine
Schale um unsere Augen legt.


## I. Uddiyana Bandha — Die Saugpumpe

Eine weitere Übung im Programm des „20-Minuten-Yoga" ist
eine Übung, welche hier die Saugpumpe genannt sein soll.
Denn mit Hilfe einer Saugwirkung des Brustraumes im Zustande der Ausatmung wird das gesamte Eingeweide aus seiner Bettung gehoben und gelüpft, worauf man dem Darm und
den Organen erlaubt, langsam wieder in ihre Lage zurückzu-
kehren.
Man macht die Übung nach den zwei oder drei Kopfständen,
da während des Kopfstandes diese Bewegung der Eingeweide
schon eingeleitet wurde und nun leichter zu erzielen ist. Was
im Kopfstande durch den Zug der Schwerkraft bewirkt wird,
das erzielt man bei der „Saugpumpe" durch energische Ausatmung („Haaah!") und ein Einziehen und Heben des Zwerchfelles.
Es sind jedoch nicht nur die Organe des Unterleibs, welche
hier gehoben, gestreckt und massiert werden. Die Knetwir-
kung drückt auch das Herz zusammen. Daher führt die Übung
oft zu einem leichten und kurz andauernden Schwindelgefühl,
das an sich harmlos ist und sofort vorübergeht. Es ist jedoch
notwendig, sich zu beobachten, wie man auf die Übung reagiert,
und sich auch an die hier folgenden Vorschriften zu halten.

W i c h t i g ! Man darf diese Übung niemals mit vollem
Magen versuchen. Schwangeren Frauen ist sie verboten.

Auch darf man sie nicht öfter als zwei- bis dreimal hintereinander machen, und man muß jedesmal eine Sitzpause von etwa 10 Atemzügen nach j e d e r Saugpumpe einschalten.

Im Sinne des Strebens nach der Entleerung auf Wunsch ist diese Übung das wirksamste aller Mittel im Hatha Yoga. Für jene Übenden, welche an Darmträgheit leiden, das sind also oft die Korpulenten, ist sie besonders zu empfehlen. Wenn bei ihnen die gewünschte Einwölbung des Unterleibes, welche bei schlanken Leuten so imposant wirkt, vorläufig kaum zu sehen ist, so ist das kein Grund, die Übung zu unterlassen.

Übung: Vorübung Schulterstand (Siehe Seiten 97—101)

SCHLANKE                                    DICKE

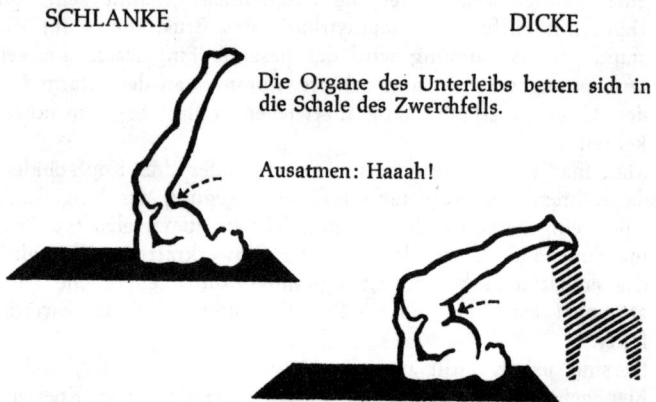

Die Organe des Unterleibs betten sich in die Schale des Zwerchfells.

Ausatmen: Haaah!

Die „Saugpumpe" ist im Prinzip nichts anderes als eine sehr energische „Haaah-Ausatmung", die im Stehen gemacht wird. Der bisher geübte Schulterstand war nichts anderes als eine Vorbereitung auf die Saugpumpe. Die Übung wird in vier Phasen erlernt und ausgeführt. Leute mit Operationsnarben im Unterleib oder Verwachsungen des Zwerchfells dürfen diese Übung nur mit Erlaubnis ihres Arztes machen.

# Übung: Die Saugpumpe

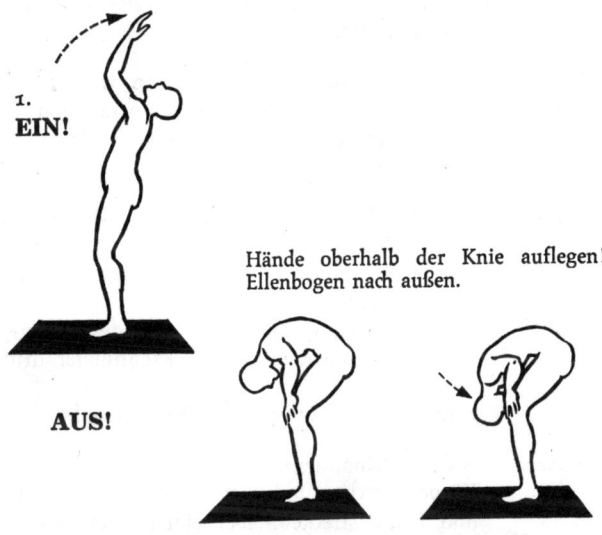

**1.**
**EIN!**

Hände oberhalb der Knie auflegen!
Ellenbogen nach außen.

**AUS!**

2. Mund auf! Luft ausquetschen!

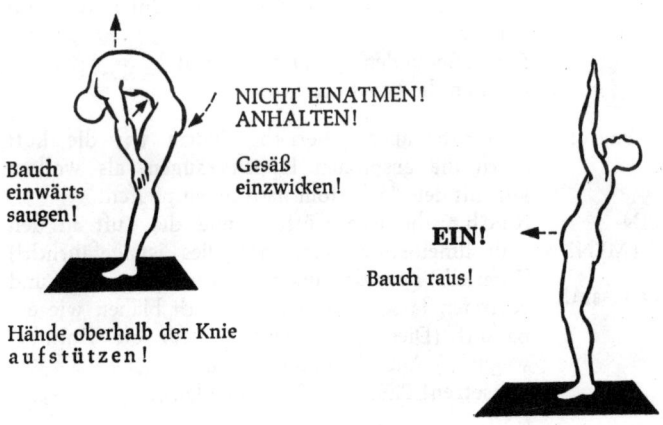

3. Die „Sackträgerstellung"

NICHT EINATMEN!
ANHALTEN!

Bauch
einwärts
saugen!

Gesäß
einzwicken!

**EIN!**

Bauch raus!

Hände oberhalb der Knie
aufstützen!

| | |
|---|---|
| 1. Phase: | Man stelle sich breitspurig auf mit lockeren Knien. Beide Arme werden gehoben, wobei man durch den Mund tief einatmet. |
| EIN-ATMEN! | Die Lunge wird gut gefüllt, so wie etwa beim Tauchen. Wir werden einen Vorrat von Sauerstoff benötigen, denn bei den nächsten zwei Phasen wird nicht eingeatmet. |
| 2. Phase: <br><br><br> AUS-ATMEN! | Ausatmen! Heftig durch den offenen Mund, Haaah! Man beugt sich vorwärts, indem man die Hände auf die Knie stützt und den Leib auf die Schenkel legt.<br>Luft ausquetschen aus der Lunge, als wollte man nicht einen Kubikzentimeter drin lassen!<br>Kopf wird fast zwischen die Knie gesenkt. |
| 3. Phase <br><br><br><br> NICHT EIN-ATMEN! | Nicht einatmen!<br>Körper strecken, indem wir die Arme aufstützen und Beine strecken, aber einen krummen Rücken machen und die Beckenstellung des „Schwanzeinziehens" einnehmen.<br>Unterleib einwärts saugen! (Nicht pressen!)<br>Der beinahe „luftleere" Brustkorb wirkt als Saugpumpe und zieht den Inhalt des Unterleibs nach aufwärts.<br>Einige Sekunden verharren! Pause!<br>Kinn an die Brust drücken. |
| 4. Phase! <br><br> EIN-ATMEN! <br><br> Langsam! | Einatmen, aber beherrscht, indem wir die Luft durch die gespitzten Lippen saugen, als wollten wir mit dem Luftstrom nach innen pfeifen.<br>Nicht die Kehle öffnen und die Luft in den Leib hineinstürzen lassen! (Dies ist gefährlich!)<br>Unterleib bewußt sinken lassen (langsam!) und vortreten lassen, als würde er sich blähen wie ein Ballon! (Dies ist so wirksam für die Darmbewegung!) Aufrichten, ausatmen.<br>Hinsetzen! Pause. 10 Atemzüge lang! |

Die üblichen Fehler der Anfänger sind folgende:

Phase 2: Das „Nichteinatmen" wird nicht beachtet.
Wenn Übende bei dieser Phase schon wieder einatmen, dann geht die Saugwirkung des Brustraumes verloren.

Phase 3: Übende versuchen, den Bauch mit Muskelkraft ein-
zudrücken, anstatt ihn von innen heraus hinein-
zusaugen. Man mache einen krummen Rücken, als
wolle man eine Last (etwa einen Sack) mit den
Schultern in die Höhe drücken (daher: „Sackträgerstellung").
Die Gesäßhälften werden zusammengezwickt in
der Gebärde des „Schwanzeinziehens" des Hundes.
K i n n  a n  d i e  B r u s t ! Gesäß zuzwicken! Dann
geht es auf einmal von selbst!

Falsch!                          Richtig!

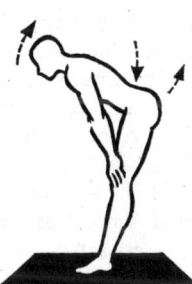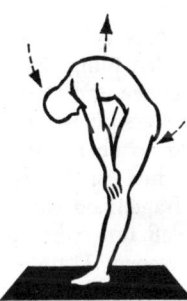

Diese Übung des Uddiyana Bandha gilt in Indien mit Recht
als die wichtigste Übung und die Bekrönung der Bemühungen
von Anfängern im Hatha Yoga.
Darüber hinaus gehen weitere Übungen, die man aus der
Phase 3 machen kann, wie etwa Nauli. Dies sind kreisende
Bewegungen gewisser Bauchmuskeln, die man in den meisten
Yoga-Büchern kurz beschrieben findet. Sie sind nicht für den

201

Anfänger geeignet und sollen nicht versucht werden, ehe man nicht mindestens sechs Monate lang die „Saugpumpe" geübt hat.

In brahmanistischen Schulen in Indien wird diese Übung als Mittel der inneren Reinigung gelehrt. Man macht sich, womöglich in einem heiligen Fluß stehend, einen Einlauf. Lesern, welche nach Indien fahren und vielleicht im Ganges zu baden gedenken, wird angeraten, sich stromaufwärts zu begeben, wenn sie jemand im Flusse stehend „Uddiyana Bandha" machen sehen! Es wird ausdrücklich davor gewarnt, diese Art von Einlauf an sich selbst zu versuchen.

## Training der Schließmuskeln

Da nun einmal die wichtigsten Funktionen unseres Körpers in elastischen Schlauchleitungen stattfinden, sind wir eigentlich Schlauchgeschöpfe. Die äußere wie die innere Atmung, der Blutkreislauf, unsere Verdauung und die Ausscheidung durch Darm und Nieren, all dies vollzieht sich in Röhrensystemen, von denen wir unser Leben lang störungsfreie Dienste verlangen. Der Druck in den Blutgefäßen darf weder zu hoch noch zu niedrig werden, Lunge und Darm sollen sich nicht erweitern. Alle Klappen und Verschlüsse müssen dicht bleiben — ein Leben lang, auch wenn es über achtzig Jahre dauert. Wenn es nun bei älteren Menschen an der Elastizität der Gefäße hapert, so sollten sie sich fragen, ob sie sich nicht ein bischen darum kümmern sollten, daß ihre Schlauchleitungen und Verschlüsse nicht vorzeitig versagen. Denn — schließlich — erwarten wir ja mehr Dauerleistung von ihnen als von jedem Autoreifen . . .

Neben den unerwünschten Entleerungen der Blase gibt es den entgegengesetzten Kummer: eine vergrößerte Prostata behindert die Harnausscheidung bei älteren Männern. Gegen dieses Leiden gilt die hier angeführte Übung in Indien als eine wirksame Vorbeugung, das Training der Schließmuskeln des Afters, welches zur gleichen Übung gehört, ist gegen Hämorrhoiden und den Darmvorfall wirksam. Es ist natürlich besser, wenn man schon in den Fünfzigerjahren mit dem Yoga-Programm — einschließlich dieser Kontraktionsübungen — beginnt.

## Übung: Die Schließübung — Blase und After.

Diese Übung wird im Stand ausgeführt und hat drei Phasen: Einatmung — Kontraktion unter gleichzeitiger Ausatmung — Loslassen — mit Einatmung . . .

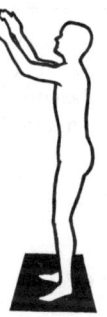

1. Lockerer Stand mit Fersenschluß — Füße bilden ein Dreieck

Arme anheben — gleichzeitig einatmen! durch die Nase! Hände offen.

Einen Augenblick anhalten!

2. Atem durch den Mund ausstoßen! Zugleich: Arme herunternehmen — Fäuste ballen! Kinn an die Brust! Gesäß kneifen! After einziehen! Blase einziehen!

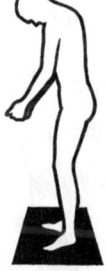

Es geht leichter wenn: man die Arm- und Beinmuskeln alle anspannt und die beiden Fersen gegeneinander drückt. Und die Schultern nach vorne nimmt.

In der Maximalspannung einen Augenblick verharren . . . Dann:

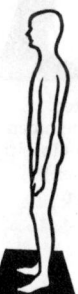

3. Loslassen — aufrichten! Einatmen — durch die Nase.

Entspannen!

*Bemerkung:*

Wenn man Ihnen sagt, es sei nicht möglich, die Blase zusammenzuziehen, versuchen Sie es trotzdem. Es geht wirklich, aber vielleicht erst nach einem Jahr . . .

# Übung: Magenheben — „Darmmühle"

Die hier gezeigte Variante der „Saugpumpe im Stand" wird vor allem älteren Übenden leichter fallen.

1. **Nie mit vollem Magen!**

2. **Auf Schilddrüse achten!**

3. **Am Anfang langsam!**

Der Druck des gestreckten Arms auf den Oberschenkel hebt eine Schulter hoch. Dadurch wird der Bauch zur Seite gezogen. Im Wechsel von links nach rechts und zurück wird eine Schaukelbewegung herbeigeführt, die sich sehr günstig auf den Stuhlgang auswirkt.
Die Bauchdecke ganz locker lassen!
Nie mit vollem Magen!
Auch für Dicke geeignet.

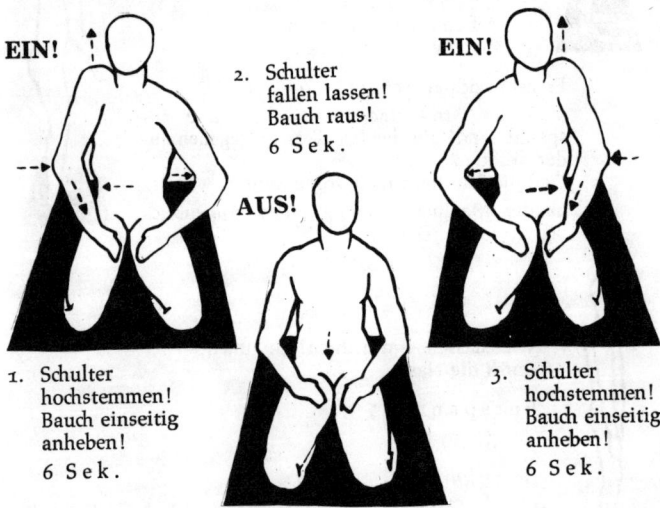

**EIN!**

2. Schulter fallen lassen! Bauch raus! 6 Sek.

**AUS!**

**EIN!**

1. Schulter hochstemmen! Bauch einseitig anheben! 6 Sek.

3. Schulter hochstemmen! Bauch einseitig anheben! 6 Sek.

4. **Schnelle Ausführung**
Rascher Seitenwechsel

1 Sek.          1 Sek.          1 Sek.

## VI. YOGA ÜBER SECHZIG

### Vom Älter-werden und vom Altern

Viele Leser dieses Buches werden sich schon Gedanken darüber gemacht haben, daß zwischen dem Vorgang des Älter-werdens und dem des Alterns Unterschiede bestehen. So ist es auch. Das Älter-werden ist für uns alle unausweichlich, auch für den Yogi, denn die Zeit ist ein absoluter Faktor. Wir werden auch alle zusammen jeden Tag um 24 Stunden älter: Das Tempo ist für alle Lebewesen gleich.

Das Altern dahingegen hat seine eigenen Gesetze. Es beruht auf Faktoren teils körperlicher und teils geistiger Natur. Und das ist alles nur zu verstehen, wenn man in jedem Falle die Konstitution, die Umwelteinflüsse und auch Intelligenz und Charakter des Alternden mit berücksichtigt. Die rein körperlichen Vorgänge lassen sich allgemein als V e r lagerung und V e r schleiß von Organen, V e r änderungen der Wirbelsäule und als V e r giftungen zusammenfassen. Dabei kann aber von einer Gleichzeitigkeit für alle keine Rede sein. Einer altert viel zu früh und zu schnell, während sein Nachbar ewig jung zu bleiben scheint. Das Altern ist also ein relativer Begriff. Der Ablauf kann durch eine Reihe von Einflüssen beschleunigt und auch durch andere gebremst werden. Es gibt sogar eine Umkehrung, wie sie so manche Leser dieses Buches an sich verwirklicht haben. Und dies ist eben jene Verjüngung, welche den Titel dieses Buches dadurch rechtfertigt, daß sie erlernbar ist.

### Die Möglichkeit der relativen Verjüngung

Für einen großen Prozentsatz aller Erwachsenen, welche gerade in jene wichtigen Jahre der größten Verantwortlichkeit und Schaffenskraft eingetreten sind, hat diese Möglichkeit Bedeutung. Und sie wird — für diese Menschen — nicht etwa dadurch entwertet, daß sie relativ ist.

Um das zu verstehen, müssen wir wissen, was Vitalität ist. Vitalität ist ein zusammengesetzter Begriff und ist nur dann gegeben, wenn in einer Person die gesundheitliche Konstitution als Geschenk der Natur noch durch Charaktereigenschaften — Wie Mut und Geduld — und durch erworbene Fähigkeiten — wie Einsicht und Bildung — ergänzt wird.

Eine natürliche, gesunde Konstitution, wie sie vielleicht ein Naturbursche in den Bergen besitzt, sagt, für sich allein betrachtet, noch wenig über dessen Vitalität aus. Wollen wir als erklärendes Beispiel den Fall annehmen, daß er in der Stadt einen gleichaltrigen Freund hat, dessen Gesundheitszustand sehr viel schwächer ist. Und daß die beiden bei einem Unfall jeder ein Bein verlieren; dann hat derjenige, welcher die Qualen der Gewöhnung an eine Prothese auf sich nimmt, die höhere Vitalität. Er wird mit seinem Kunstbein weiter arbeiten können, er wird noch Reisen unternehmen und sich weiter entwickeln. Der andere wird lebenslang in Krücken hängen bleiben, weil die geistige Komponente seiner Vitalität geringer ist. Und dieser Mann kann sehr wohl der bärenstarke Gebirgler sein . . . Die Vitalität ist — wie jeder Arzt bestätigen wird — ein entscheidender Faktor bei der Heilung von Knochenbrüchen und der Überwindung des Schocks nach Operationen.

Diese Vitalität ist also ein Sammelname für das Gesamtbild des Gesundheitszustandes eines Menschen und zugleich der wichtigste Faktor der möglichen Verjüngung. Als Arbeitsbegriff erlaubt sie uns, den komplizierten Vorgang einer Verjüngung in einfachen graphischen Kurven anschaulich zu machen. Und das ist wichtig: was jeder sehen kann, kann auch jeder verstehen.

## Drei Vitalitätskurven

Nehmen wir als Beispiel einen Mann von vierzig Jahren, dessen Vitalitätskurve soweit abgesunken ist, daß sie dem Stande eines 55jährigen entspricht, was durchaus kein seltener Fall ist. Dieser 40jährige ist also vorzeitig um 15 Jahre gealtert. Wenn er nun — mit Hilfe von Yoga — die Linie seiner Vitalität wieder zu einem Aufschwung bringt, der ihm die Lebenskraft eines Vierzigjährigen wiedergibt, dann hat er sich um diese 15 Jahre verjüngt. Dieses AUF und AB und AUF ist in der Graphik als Kurve A sichtbar.

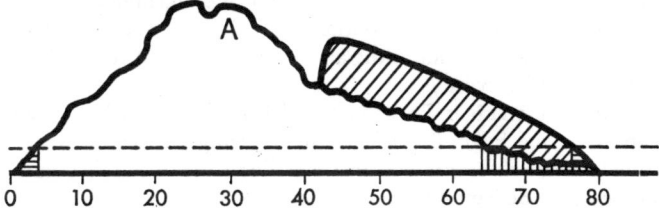

Theoretische Überlegungen verlangen, daß sich die Kurve vom Tage der Geburt bis etwa zum 25ten Lebenjahr in einer ungebrochenen Linie bis zum Scheitelpunkt aufschwingt, dort ein Jahrzehnt horizontal verläuft, und dann abzusteigen beginnt. Das Älter-werden stellt sich als der sanft nach abwärts gewölbte, stetige Niedergang dar, welcher etwa bei dem 80. Jahr endet. In der Wirklichkeit sieht der Verlauf anders aus. Jede Erkrankung, wie die Masern, eine schwere Erkältung usw. verzögert den Aufschwung und macht einen Knick — etwa so ⌐́ — in die Kurve. Auf dem Scheitel verursacht sie eine Mulde ‿. Infektionen oder Unfälle, von denen sich der Alternde nicht mehr ganz erholt, beschleunigen seinen gesundheitlichen Verfall und müssen in der Graphik wie Stufen nach abwärts erscheinen ‾＼ . Die gestrichelte Fortsetzung deutet den mutmaßlichen Verlauf der Kurve an, wie sie sich ohne Verjüngung vollzogen hätte. Der schraffierte Raum ist dann der Gewinn an Leistungskraft und Lebensfreude.


## Der Idealfall des vollkommenen Menschen

Mit derselben Leichtigkeit können wir die Vitalitätskurve des gesundheitlich und geistig perfekt erzogenen und äußerst disziplinierten Menschen aufzeichnen, der nie krank wird. Daher hat seine Linie keine Zacken, Mulden oder Stufen. Weil er

immer auf dem Höchststande der Lebenskraft verbleibt, gibt es
für ihn keine relative Verjüngung. Er hat sie auch nicht nötig,
denn er versündigt sich nicht gegen sich selbst und ist deshalb
äußerst langlebig. Der vollkommene Mensch könnte sehr wohl
120 Jahre alt werden. Er müßte natürlich auch in einer Gesellschaft ebenso hochentwickelter und gleichgebildeter Zeitgenossen aufwachsen, in welcher der Hundertzwanzigjährige
ein Normalfall wäre und nicht als Sehenswürdigkeit hinter Glas
bestaunt werden würde.

Für uns, die weniger Entwickelten, hätte die Vorstellung, daß
man alle seine Enkel überleben müßte, wenig Anziehungskraft.
Trotzdem hat diese graphische Darstellung des Idealfalles auch
für uns eine Bedeutung, welche über eine akademische Spielerei
hinausgeht.

Sie wird sofort deutlich, wenn wir die Kurve A des normalen
Zeitgenossen zusammen mit der Linie B des Idealfalles und
einer dritten Linie C, des Primitiven, in einem Bild übereinan-
derstellen und miteinander vergleichen.

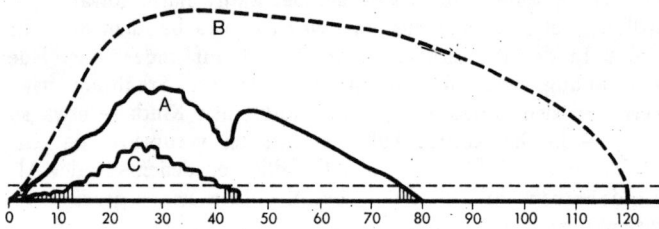

In diesem Schaubild ist C keine Annahme oder weit hergeholte
Spekulation. Diese gequälte Kurve mit den vielen Knickstellen
erreicht nur eine geringe Höhe und senkt sich bald dem Ende
entgegen. Und damit entspricht sie der niedrigen Vitalität
der Ewig-Unterernährten, die lebenslang von Ungeziefer und
Würmern geplagt werden, die eine Infektion nach der anderen
erleiden und sich von ihren vielen Erkrankungen niemals richtig erholen, jener dahin-Vegetierer, die vielleicht ein Drittel der
gegenwärtigen Menschheit ausmachen. Die Vitalitätskurve C
ist eine schauerliche Tatsache.

Irgendwo in dem Raume zwischen dem Minimum von C und dem Optimum von B zeichnet jeder von uns seine persönliche Kurve A mit Aufstieg und Niedergang in das Buch des Lebens. Irgendwann in den Jahren zwischen sechzig und siebzig überschreiten wir die Schwelle zu einer neuen Lebensphase. Die Möglichkeiten der Verjüngung werden immer weniger und hören schließlich gänzlich auf. Es ist für uns kein leichter Schritt, wenn wir uns mit dem Gedanken des Alt-seins vertraut machen müssen. Die Feststellung, daß das Feld unserer Betätigungen enger geworden und von einem Zaun von Verbotstafeln umringt ist, ist für Jedermann schmerzlich. Auf diesen Tafeln lesen wir: „Lasse, was du nicht mehr tun kannst!" So geht es mit mancher früher geliebten sportlichen Betätigung. Die Berge, die wir vielleicht noch besteigen wollen, werden immer niedriger. Manche Freuden des Lebens verlieren ihren Reiz. Die Freunde werden immer weniger an Zahl. Aber die Zahl der täglichen Wehs und Achs nimmt zu . . .
Hat es dann am Ort dieser Schwelle noch einen Sinn, wenn Altgewordene noch mit ihren Übungen fortfahren? Wenn es schon keine Verjüngung mehr für uns gibt, können wir unsere Vitalitätskurve noch irgendwie beeinflussen? Und schließlich: wen interessiert das schon?

## Das Problem der U-Linie

Ob sie sich für ihre Position an dieser Schwelle nun interessieren oder nicht: die Leute über Sechzig machen heute in den modernen Industrienationen des Westens zwischen 15 und 20 % der Bevölkerung aus. Davon lebt ein nicht geringer Anteil unterhalb einer weiteren Schwelle, in verschiedenen Stufen der Abhängigkeit und Hilflosigkeit, und erschöpft mit seinen wachsenden Ansprüchen die Mittel und die Möglichkeiten von privaten und öffentlichen Einrichtungen zur Versorgung der Alten. Das sind alles Menschen, welche die Grenze der Unabhängigkeit — sie sei hier die U-Linie genannt — unterschreiten mußten. Sie sind gegen ihren Willen zu dem Status des Kleinkindes zurückgekehrt, das mit etwa fünf Jahren noch keine Selbständigkeit besitzt: es muß an- und ausgekleidet, gefüttert und behütet werden. Man darf es nicht allein über die Straße gehen lassen. Und, wenn es größer geworden ist, hat es kaum eine Erinnerung mehr an diese frühen Jahre . . . Denn die Entfaltung der Persönlichkeit beginnt erst etwas weiter oben.

Wenn der Alte unter die U-Linie gerät, dann verliert er mitsamt seiner Unabhängigkeit auch wesentliche Elemente seiner Persönlichkeit. Seine eigenen bewußten Erinnerungen, Ziele, Bevorzugungen sind ausgelöscht.

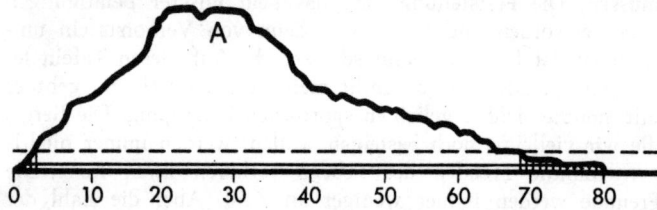

Noch eine Stufe tiefer liegen die tragischen Fälle der Sprachgestörten, der Gelähmten, Blinden und geistig Entmachteten am Ende ihrer Kurve, dem Säugling vergleichbar.

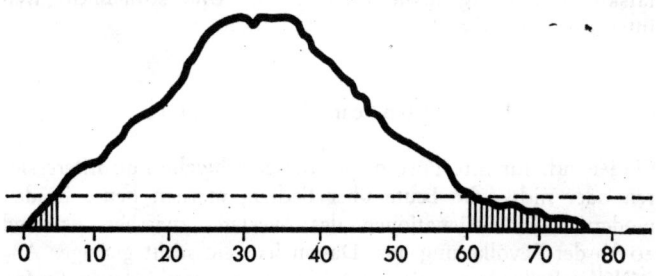

## Der Beitrag der Alten

Es gibt heute unter den Industrienationen des Westens keine einzige, in der der Bedarf an Pflegestellen und Altersheimen nicht größer wäre als das Angebot. Je langlebiger die Leute werden, desto schneller wächst die Nachfrage; und es läßt sich leicht voraussehen, daß die Lage für jene Altersgruppen bedrohlich wird, denen das Alt-werden erst in Jahrzehnten bevorsteht. So sollten sie wenigstens so vernünftig sein, Opa und Oma nicht auszulachen, oder sie daran zu hindern, wenn er oder sie — oder beide zusammen — auf ihre alten Tage noch mit Yoga anfangen. Yoga über Sechzig ist mehr als ein Versuch der Anpassung an das Unvermeidliche: ein ehrenwerter Vorsatz, oberhalb jener U-Linie weiterzuleben, damit sie nicht nur selbst noch etwas vom Leben haben, sondern auch nicht zu endgültigen Lastposten werden. Und somit ist die Bemühung von Oma und Opa ein selbständiger Beitrag der Alten, welchen die Allgemeinheit anerkennen und fördern sollte.

### Was kann man noch verwirklichen?

Alte Leute lassen sich häufig durch den Gedanken verängstigen, daß es eine zeitliche Barriere gäbe — eine obere Altersgrenze — und somit sei Yoga für sie verboten. Wenn eine solche Grenze existiert, dann liegt sie weit unten, bei den 12jährigen. Denn es ist nicht ratsam, törichte Buben dieses Alters in den Yoga einzuführen: sie machen aus allem ein Theater, sind zu hastig und haben noch zu schwache Wirbelsäulen. Ein Verbot für ältere Herrschaften gibt es nicht; und wenn sie hinterher etwas zu bedauern haben, dann ist es die Tatsache, daß sie so spät damit anfingen. Zu bereuen hat man nur Sünden und Unterlassungen.

Nun, wenn man nicht mehr so sehr von Trieben und Sehnsüchten geplagt ist, wenn man eine große Erfahrung und gereifte Selbsterkenntnis hat und auch Zeit, dann besteht die einzige Gelegenheit zu sündigen eigentlich nurmehr darin, daß man zu kleinmütig und zu schnell verzagt ist und daß man sich nicht vorstellen kann, daß es überhaupt noch einen Weg und eine Lösung gibt. Denn diese Geisteshaltung führt zur Unterlassung. Wenn wir zwei Seiten zurückblättern und uns die drei Linien noch einmal ansehen, dann muß uns doch schließlich auffallen, daß diese armen Menschen dort drunten eigentlich von ihrem sechsten Kindesjahr bis zu ihrem frühen Tod immer nur in dem Gedanken leben, daß sie nichts an dem Elend verbessern können. Und — ebenso — daß sich unsere eigene Verzagtheit, von einer Etage höher gesehen, eigentlich genau so ausnimmt, auch wenn sie erst ein bißchen weit gegen das Ende zu zur bestimmenden Geisteshaltung wird.

Gibt es eine Ausweglosigkeit mit so viel Raum über uns? Yoga über Sechzig ist ein tapferes Ringen um die Erhaltung der Persönlichkeit. Man macht seine täglichen Übungen mit einem Lächeln, um die etwas strapazierte Kurve der Vitalität über jenem roten Strich zu halten. Und man freut sich auch über kleine Erfolge. Man kann noch reisen. Immer noch Vorlesungen hören. Und — wenn wir uns diese Vitalitätskurven noch einmal genau ansehen — dann finden wir eigentlich keine Verbotstafel. Nirgends steht geschrieben, daß wir nicht können oder dürfen. Wer hat es jemals verboten, daß alte Menschen von hoher Intelligenz einen Versuch machen, durch eine weitere Entfaltung ihrer geistigen Gaben einen spürbaren Anstieg ihrer Vitalität zu verwirklichen? Wir mögen über olympische Goldmedaillen lächeln — aber wäre solch ein Erfolg nicht eine Goldmedaille wert?

## Das Nahziel

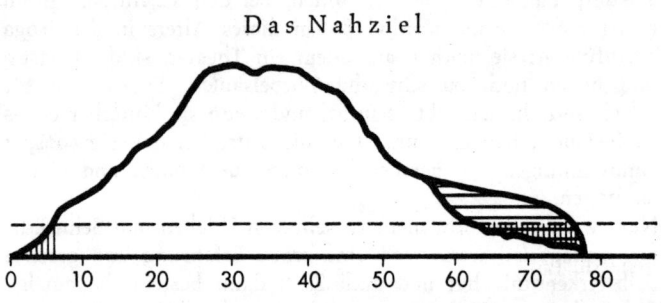

## Aufrechterhaltung vitaler Funktionen

Die Verteidigung der Unabhängigkeit und der Persönlichkeit des Alten hängt davon ab, daß die vitalen Funktionen aufrechterhalten werden. Die wichtigste ist das Denken. Dann folgen Atmung, Verdauung, Ausscheidung, Kreislauf und Schlaf. Zum Nahziel gehört ebenso die unablässige Bemühung um die Beweglichkeit der Gliedmaßen und des Rückgrats. Die tägliche

Entspannung soll körperliche und auch geistige Erlebnisse ermöglichen, welche zusammen Erleichterungen des Alltags gewähren. Gerade auf diesem Gebiet hat der Alte noch Entwicklungsmöglichkeiten.

Diese Zielsetzung hat eine einzige große Voraussetzung: Diese Dinge müssen irgendwie erlernbar sein.

Nun werden aber alle vitalen Vorgänge von einem besonderen Netz von Nerven gesteuert, welches man das vegetative nennt. Es unterscheidet sich von dem sog. „motorischen" Nervensystem dadurch, daß man ihm keine Befehle erteilen kann. Der Finger beugt sich und streckt sich nach unserem Befehl. Einem Ringmuskel, welcher den Darm abschnürt, können wir nicht auftragen, sich zu öffnen. Das ist auch gut so, denn die wichtigen Funktionen gehen weiter, während wir in Narkose liegen oder schlafen. Die Atmung und die Verdauung nehmen ihren Fortgang auch ohne jegliche bewußte Steuerung — solange wir nicht verbraucht und krank sind. Manchmal wäre es jedoch sehr wünschenswert, daß man auch dem vegetativen System einen Befehl geben könnte, wenn wir z. B. unter einer schwerer Verstopfung leiden.

## Yoga — die Schule der indirekten Beherrschung

Die Literatur des Yoga beschreibt Methoden, wie man es lernt, eben diese Funktionen zu steuern. Dieses Buch geht von der Annahme aus, daß man durch Atmungsübungen, zusammen mit einem täglichen Programm an Posituren und Entspannungen, die Atmung, die Verdauung und die Ausscheidung soweit zu beherrschen lernt, daß auch die Tätigkeit des Herzens, der Inneren Sekretion und die Fähigkeit zu schlafen gesteigert werden. Wenn dieses Buch von einer „Entleerung auf Wunsch" spricht, so ist dies eine durchaus erlernbare Erleichterung des Daseins. Ebenso ist schon oft bewiesen worden, daß die durch Yoga bewirkte Gesamtentgiftung den angeknacksten Herzen Entlastung bringt und auch Schlaflosen geholfen hat. Das sollte auch den Yogi über Sechzig interessieren. Er sollte sich auch darüber freuen, daß für ihn als intelligenten Menschen die Meisterschaft in seinem Yoga nicht in akrobatischen Übungen zu suchen ist, sondern in der gekonnten Anwendung einer durchdachten Auslösungsmechanik.

Er wird keineswegs erlernen, dem vegetativen Nerv Befehle zu erteilen; er wird ihn nur, um zwei Ecken herum, dazu bringen, doch das zu veranlassen, worauf es ihm ankommt, z. B. Stuhlgang oder warme Füße durch bessere Durchblutung.

## Spaß an der Begrenzung

Der Yoga über Sechzig besteht aus denselben drei Disziplinen der Atmung, der Posituren und der Versenkung in der Tiefentspannung. Aber für die Alten muß die ganze Lehre durch ein Sieb gegossen werden, welches für Oma und Opa eine für sie passende Sortierung vornimmt. Was obendrauf liegt, das dürfen und sollen sie machen.

Haben die Alten dann noch eine Chance?

Der Yogi über Sechzig, welcher schon seit Jahren seine täglichen Yoga-Übungen macht, weiß aus Erfahrung, daß da schon einiges durch das Sieb gefallen ist: wenn nach einem Unfall seine Wirbelsäule steifer ist als vorher. Oder, wenn ein Knie nicht mehr so richtig gehorcht, und wenn Operationsnarben fühlbar protestieren.

Wenn er nun — als alter Leser dieses Buches — auch damit vertraut ist, daß es auch Übungen gibt für Behinderte und Schwerfällige, dann wird er sich mit seinem Arzt besprechen und sich an die Begrenzungen halten, welche sein Betätigungsfeld etwas eingeengt haben.

Schwieriger ist es schon für Oma und Opa, wenn sie jetzt erst zum erstenmal an Yoga denken und aus einer sehr umfangreichen Literatur das für sie Passende selbst heraussuchen sollen. Es vergrämt sie, daß sie noch selbst aussieben sollen: was bleibt denn dann noch für sie übrig? Das macht doch überhaupt keinen Spaß mehr!

Darauf ist zu sagen, daß bei der richtigen Einstellung gerade die Begrenzung den Spaß erhöht!

So beim Tennis. Die weißen Linien und das Netz sind die Begrenzungen. Man darf den Ball nicht über den Kreidestrich und nicht ins Netz schlagen. Bei einem anderen Spiel, Federball oder Badminton genannt, ist der Platz halb so groß und das Netz dreimal so hoch. Dies macht Badminton viel schneller und aufregender als Tennis. Ohne die Kalkstriche und das Netz, auf einem Exerzierplatz gespielt, wären beide Spiele bodenlos langweilig. Und so sollte der Yogi über Sechzig sein verkleinertes Spielfeld betrachten. Was seinem Programm an Abwechslung und Umfang abgeht, das kann er durch Präzision und Konzentration auf feine Details ersetzen. An einem bescheideneren Erfolg kann auch er große Freude haben.

## Anpassung an das Noch-Soviel-Lernen-Müssen

Wenn sich unsere Alten auch mit dem verkleinerten Spielfeld einigermaßen abgefunden haben, so sind sie doch entsetzt darüber, daß sie jetzt noch soviel nachzuholen und zu lernen haben. Nun — als völlige Neulinge über Sechzig — haben sie es nicht leicht. Umlernen ist immer schwierig. Die meisten Alten sind der Ansicht, daß Gesundheit eine Frage der richtigen Diagnosen, von guten Arzneien und wirksamen Spritzen sei. Jetzt verlangt man von ihnen eine geistige Umkrempelung, welche sie weitaus mehr ermüdet als die paar Übungen auf der Matte. Auch finden sie es entwürdigend, immer wieder — wie unvorbereitete Schüler im Examen — darauf hingewiesen zu werden, was sie alles schon viel früher hätten lernen sollen. Sie kommen sich wie Schulkinder vor und fragen sich empört: wird man denn eigentlich nie erwachsen?

## Homo Sapiens: das spätreife Geschöpf

In ihrem Alter werden sie sich aber doch schon einige Gedanken darüber gemacht haben, daß der Mensch als Gattung zu den Spätentwicklern gehört. Kein anderes Lebewesen braucht so lange wie er zur vollen Reife. Es ist einfach nicht wahr, daß uns ein Schulzeugnis in den Stand der Herangereiften befördert. Kein Fahrschüler kann wirklich Autofahren, wenn er soeben den Führerschein erworben hat. Junge Leute unter Dreißig heiraten und kriegen Kinder: sie werden Erzieher ihres Nachwuchses, ohne ihre eigene Erziehung bereits abgeschlossen zu haben. Nicht einmal ein langes Hochschulstudium macht aus dem jungen Doktor sogleich den guten Arzt oder tüchtigen Anwalt. Das wird er erst Jahre später. Wenn man einen Mann unter Dreißig völlig erwachsen nennen kann, dann ist er eine Ausnahme und ein Wunderknabe. Um die Vierzig herum ist man dann soweit gebildet, man hat ein Gefühl für Mitverantwortung und kann sogar einen Irrtum zugeben ...

Und so wird man — spät, aber doch — Erwachsener. Gerade diese Spätentwicklung ist einer der Gründe für die Forderung, daß der Mensch eigentlich 120 Jahre alt werden müßte. Der Prozentsatz der Erwachsenen und wirklich Gebildeten würde dann etwas mehr ins Gewicht fallen.

## Der Gebildete hat mehr Chancen

Seine geistige Reife ist der Vorteil des Yogi über Sechzig. Er ist als Gebildeter nicht nur belesen, er kann sein Wissen auch besser verwerten. Wenn er verwickelte Vorgänge betrachtet, die sich zu gleicher Zeit auf verschiedenen Ebenen abspielen — wie etwa im Bewußtsein und im Unterbewußtsein — dann hilft ihm das Streben nach einem logisch zusammenhängenden Gesamtbild. Sein Geist steht unter einem Ergänzungszwang: er muß Gegensätze überbrücken und Lücken ausfüllen. Und deshalb hat er mehr Möglichkeiten, seine Persönlichkeit zu erweitern und sich auch zu freuen. Gerade diese Gabe fehlt dem stumpfen Menschen. Wenn man diesem ein Bild der Venus von Milo zeigt, dann sieht er bloß, was ihr fehlt: sie hat ja keine Arme, sagt er enttäuscht. Für ihre Schönheit ist er völlig blind, weil er nicht automatisch ergänzt. Nur der Gebildete erkennt Schönheit im Fragment.

Bildung macht nicht nur hellhöriger, feinfühliger und reicher, sie eröffnet dem reifen Menschen völlig neue Denkebenen und neue Freuden. Der Yogi über Sechzig hat die große Chance, in das Gebiet der irrationalen Erfahrungen einzudringen, dessen Tor ihm während seiner täglichen Entspannungen und Versenkungen geöffnet wird. Und damit steht für Opa und Oma der Weg offen, welcher sie dem Überbewußtsein näher bringt: zur Meditation. Für diese sind alte Menschen nicht selten besser vorbereitet und gerüstet als jüngere Generationen.

Es ist dann auch durchaus möglich, daß ihre geistige Entwicklung nochmals einen neuen Aufschwung nimmt, der über die Anfangsgründe des Hatha Yoga weit hinausgeht. Und wenn sie es soweit gebracht haben, dann hat der Yoga über Sechzig seine eigentliche Bekrönung gefunden.

Zum Schluß dieses Kapitels veröffentlichen wir mit freundlicher Erlaubnis der Deutschen Krankenversicherungs A.G., Köln, eine Leistungsübersicht aus 1966/67, die gründlich mit dem Vorurteil aufräumt, daß die Frauen der höheren Altersstufen viel krankheitsanfälliger seien als die Männer.

### Deutsche Krankenversicherungs-A.G., Köln
*Leistungen pro Kopf der Versicherten 1966/67 in DM*

| Alter | ambulante Arzt-behandlung | Arzneien ambulant | Ope-rations-kosten | Pflegekosten u. Visiten u. Arznei im Krankenhaus |
|---|---|---|---|---|
| | I | II | III | IV |
| | DM | DM | DM | DM |
| Männer 55—59 | 116 | 125 | 123 | 134 |
| Frauen 55—59 | 108 | 117 | 91 | 120 |
| Männer 60—64 | 133 | 154 | 154 | 159 |
| Frauen 60—64 | 116 | 134 | 89 | 138 |
| Männer 65—69 | 156 | 196 | 190 | 203 |
| Frauen 65—69 | 127 | 154 | 92 | 167 |
| Männer 70—74 | 169 | 220 | 195 | 228 |
| Frauen 70—74 | 140 | 173 | 85 | 209 |
| Männer 75—79 | 201 | 259 | 229 | 278 |
| Frauen 75—79 | 166 | 204 | 82 | 256 |

# Das tägliche Tun

Dem Wesen des Orientalen ist jegliche bindende Methodik z
wider. Der westliche Leserkreis hingegen kann eine größe
lose zusammenhängende Menge von Lehren und Ratschlägen n
dann verdauen und verwerten, wenn sie in einem System unte
gebracht sind. Es besteht ein Bedürfnis nach einer architekt
nisch geordneten Zusammenfassung von den Kernpunkten u
Lehrsätzen, wobei jeder Gegenstand an seinen Platz gehört u
die Schlußfolgerung an das Ende.

Aus diesem Grunde hat ein wirklich nutzbringendes Yoga-Bu
für westliche Leute sich recht weit von der indischen Auffa
sung zu entfernen. Je mehr es dem Zeitmangel und dem Bedür
nis nach Methodik Rechnung trägt — je „un-indischer" es ist
desto mehr Aussicht besteht darauf, daß eine große Anza
von Leserinnen und Lesern tatsächlich den Weg der Verjüngu
durch Körperbeherrschung einschlagen und bis an das Ziel ve
folgen.

Somit glaubt sich der Verfasser verpflichtet und daher au
berechtigt, auf den folgenden Seiten Übungsfolgen da
zustellen für Schlanke, für Korpulente und auch für Unbeho
fene, und zwar mit Zeitangaben. Diese Tabellen sind nur V o
s c h l ä g e !

Niemand soll aus ihnen den Schluß ziehen, daß er oder sie nt
all diese Übungen machen m u ß und in der angegebenen Ze
ausgeführt haben m u ß ! Es soll damit nur angedeutet sei
daß man in dem täglichen TUN jeden Morgen die aufgezählte
Übungen tatsächlich machen kann!

Wer die für ihn in Betracht kommende Übungsfolge studier
wird bemerken, daß eine Reihe von Pausen eingeschaltet wir
D i e s e  P a u s e n  d ü r f e n  n i c h t  a u s g e l a s s e n  w e r
d e n . Wer mit den Übungen nicht zu Rande kommt, der mad
eben nur einen Schulterstand statt deren zwei oder drei.

Auch soll sich niemand unglücklich fühlen, wenn die eine od
andere Übung nur sehr unvollkommen gelingt. Oder gar z
schwierig erscheint. Die Echtheit und somit die Wirksamke
des Yoga liegt nicht in der Vollendung der Ausführung, nic
in unerreichbarer Gelenkigkeit, sondern in der stillen und gedu
digen Ausübung eines reinen Vorsatzes.

YOGA
ÜBER
SECHZIG

Wer des morgens zu steif ist, verlege die Übungszeit auf den späten Nachmittag. Immer recht schön gemächlich üben! Mit vielen Pausen, in einer Geisteshaltung der Freundlichkeit!

Zur Methodik der Verjüngung gehört, daß man sich einmal in der Woche wiegt. Leute, die dies unterlassen, haben ein schlechtes Gewissen. Nur wer sich regelmäßig wiegt, hat den Erfolg. Die ersten zwei Kilos abzunehmen ist am schwierigsten. Dann kommt die Belohnung in Gestalt einer auch in Zahlen ablesbaren Verjüngung. Außerdem gibt es noch eine andere Weise der lohnenden Verjüngung. Sie kommt zu uns in der Tiefentspannung.

## VII. DER „20-MINUTEN"-YOGA

### Übungsfolge für die Schlanken

| Art der Übung Name und Beschreibung | wie oft? | Gedanken- richtung auf: | Zeit Sek. |
|---|---|---|---|
| **ATMUNG** | | | |
| a) Vollatmung im Diamantsitz | 6x | Ruhe und Kraft | 60-90 |
| b) Bastrika im Diamantsitz | abwechselnd links u. rechts je 6x | Reinigung | 60 |
| **LOCKERUNGEN** | | | |
| a) Windmühlenarmkreisen stehend, Grätsche | 6x vorwärts 6x rückwärts | Lockerung (Schultern) | 60 |
| b) Durchschwingen stehend, Grätsche | 6x | Schwung! | 30 |
| c) Trikon-Asana stehend, Grätsche Beugung seitwärts | 3x | Dehnung (Hüfte) | 30 |
| | | Bis hierher etwa 4–4¹/₂ Minuten | |
| **ASANAS** Rückenlage: | | | |
| a) Sammlungsatmung Rückenlage, Knie hoch! | 1x | Sammlung (Trikuta, der Punkt hinter den Augen) | 15 |
| (als Vorbereitung!) | | | |
| b) Schiefe Kerze, 6x Haaah!, Abrollen, | 2x | Bauch | zus. 90 |

| Art der Übung Name und Beschreibung | wie oft? | Gedanken- richtung auf: | Zeit Sek. |
|---|---|---|---|
| das Haaah ist tonlos! Sammlungsatmung | | | |
| c) Dasselbe mit Fußrollen, Überschlag rückwärts, Abrollen, Überschlag vorwärts, Hinlegen, Sammlungsatmung | 1x | Sonnengeflecht | 90 |
| Magenheben | | Bauch | |
| Bauchlage: | | | |
| d) Die Kobra | 3x | Nierengegend | 30 |
| Pause (Phase Nr. 7 Seite 134) | 1x | Kreuzbein | 10 |
| e) Heuschreckenstellung | 3x | Rücken | 30 |
| Pause | 1x | Kreuzbein | 10 |
| f) Bogenstellung | 2x | Nieren | 30 |
| Pause | 1x | Kreuzbein | 10 |
| | | Bis hierher etwa 14 Minuten | |
| Kopfstände: | | | |
| g) Sammlungsatmung | 1x | Ruhe, Trikuta | 30 |
| h) Kopfstand aus der Delfinstellung, jeweils etwa 15 Sek. Schultern rollen! | 2x | Bauch! | 60 |
| i) Sammlungsatmung | 1x | Bauch! | 30 |
| Stehend: | | | |
| k) Die Saugpumpe (jeweils 10 Sek.) mit Pause (sitzend!) | 2x | Bauch! | 60 |
| l) Sammlungsatmung | 1x | Wärme! | 60 |
| | | Gesamtzeit 18 Minuten | |

Übungsfolge für Korpulente

| Art der Übung Name und Beschreibung | wie oft? | Gedanken- richtung auf | Zeit Sek. |
|---|---|---|---|
| **ATMUNG** | | | |
| a) Vollatmung aus der knienden Haltung | 6x | Ruhe und Kraft | 60 |
| b) Bastrika, sitzend | abwechselnd links u. rechts je 6x | Reinigung (Nebenhöhlen) | 60 |
| **LOCKERUNGEN** | | | |
| a) Windmühle, Armkreisen, stehend, Grätsche | 6x vorwärts 6x rückwärts | Lockerung (Schultern!) | 60 |
| b) Durchschwingen, stehend, Grätsche | 6x | Schwung! | 30 |
| c) Trikon-Asana stehend, Grätsche Beuge seitwärts | 3x | Dehnung (Hüfte) | 30 |
| **ASANAS** Rückenlage: | | | |
| a) Sammlungsatmung Rückenlage, Knie anziehen! | 1x | Sammlung (Trikuta, der Punkt hinter den Augen) | 20 |
| b) Schiefe Kerze Beine auf Stuhllehne 6x Haaah tonlos! Abrollen, Sammlungsatmung | 2x | Bauch | 90 |

| Art der Übung Name und Beschreibung | wie oft? | Gedankenrichtung auf | Zeit Sek. |
|---|---|---|---|
| c) Schiefe Kerze Fußrollen, Abrollen Sammlungsatmung | 2x | Sonnengeflecht Fußgelenke | 90 |
| d) Überschlag nach vorwärts, versuchen, die Zehen zu berühren, Sammlungsatmung | 2x | Bauch | 60 |
| Magenheben Bauchlage mit Kissen: | | Bauch | |
| e) Die Kobra dann Pause (Seite 134) | 3x 1x | Nierengegend | 40 |
| f) Heuschreckenstellung dann Pause | 3x | Kreuzbein | 40 |
| g) Sammlungsatmung | 1x | Ruhe-Trikuta | 30 |
| h) Delfinstellung mit Haaah-Atmung | 1x | Bauch | 20 |
| i) Sammlungsatmung | 1x | Bauch | 30 |
| k) Kopfstand aus der Handstütze Haaah-Atmung im Kopfstand | 1-2x | Bauch | 30 |
| l) Sammlungsatmung | 1x | Wärme | 60 |

Gesamtzeit etwa 20 Minuten

| YOGA ÜBER SECHZIG |
|---|

Übungsfolge für Schwerfällige,
Herzkranke usw.

Übenden wird geraten, diesen Vorschlag mit ihrem Arzt zu
besprechen

| Art der Übung Name und Beschreibung | wie oft? | Gedanken- richtung auf: | Zeit Sek. |
|---|---|---|---|
| **ATMUNG** | | | |
| a) Vollatmung sitzend auf Hocker | 6x | Ruhe | 30-60 |
| b) Bastrika, sitzend | je 3x rechts u. links | Reinigung der Nebenhöhlen | 60 |
| **LOCKERUNGEN** | | | |
| a) Windmühle stehend, Grätsche | 6x vorwärts 6x rückwärts | Schultern | 30 |
| b) Trikon-Asana stehend, Grätsche Beuge seitwärts | 3x rechts 3x links | Dehnung (Hüfte) | 30 |
| **ASANAS** Rückenlage (Seite 101/102): | | | |
| a) Sammlungsatmung Rückenlage, Knie hoch! | 1x | Sammlung (Trikuta, der Punkt hinter den Augen) | 120 |
| b) Beinanziehen, wechsel- weise, Haaah! beim Anziehen! | 3x rechts 3x links | | |
| c) Sammlungsatmung „Nachhilfe mit den Händen" | 1x | Bauch | 120 |

| Art der Übung<br>Name und Beschreibung | wie oft? | Gedanken-<br>richtung auf: | Zeit<br>Sek. |
|---|---|---|---|
| d) Fußrollen | 2x | Fußgelenke<br>Waden | 10-20 |
| e) Sammlungsatmung | 1x | Beine | 120 |
| Bauchlage: | | | |
| f) Die Kobra, | 2-3x | Bauch | 20 |
| Pause, flach atmend | 1x | | 20 |
| g) Heuschreckenstellung<br>ein Bein rückwärts he-<br>ben | abwechselnd<br>3x rechts<br>3x links | Rücken | 30 |
| Pause | | Nierenbecken | 20 |
| h) Fußrollen | 2x | Fußgelenke | 20 |
| Rückenlage: | | | |
| i) Sammlungsatmung | 1x | Wärme | 120 |

Gesamtzeit etwa 14 Minuten

Für Bettlägerige:

Die Sammlungsatmung in der Rückenlage mit angezogenen Knien, tief bewußt bauchatmend

| | | |
|---|---|---|
| morgens (im Bett!) nüchtern | 1x | 10 Min. |
| mittags (vor der Mahlzeit) | 1x | 10 Min. |
| abends (vor dem Schlafen) | 1x | 10 Min. |
| nachts (bei Schlaflosigkeit<br>und Depressionen) | lange Zeit<br>wiederholen! | |

YOGA
ÜBER
SECHZIG

# VIII. SELBSTHILFE DURCH ENTSPANNUNG

## A. Entspannung: ein Erleben, nicht ein Tun

„Heute wollen wir etwas für unsere Gesundheit tun! Wir gehen zur Sauna und zum Massieren!"
Ausgezeichnet!
Saunabäder sind eine gute Sache. Solange man sich darauf beschränkt, nicht mehr als etwa 400 g auf einmal abnehmen zu wollen. Sachgemäße Massage ist ebenfalls ein vorzügliches Mittel der Körperpflege. Jedoch sollen wir uns darüber klar sein: weder der Besuch der Sauna noch beim Masseur ist eine Handlung aktiver Selbsthilfe.

Wenn sich jemand in die Schwitzkammer begibt oder auf die Massagebank legt, dann hat er Opfer gebracht an Zeit und Geld, wofür er ausgedämpft und durchgeknetet wird. Er läßt sich mit einem Wohlgefühl bedienen.

Das Behagen nach einem Bade oder einer Massage ist erkauft, aber nicht erworben und wird nicht lange anhalten. Man kann diese Euphorie wie alle passiv erlebten Behagenszustände nur mit erneuter Bezahlung wieder hervorrufen.

Es ist merkwürdig, wie wenig sich westliche Menschen dieser Unterschiede von Aktiv- und Passivsein bewußt sind. Sie sind meist der festen Überzeugung, daß sie mit dem Besuch der Sauna etwas für ihre Gesundheit „getan" haben. Sie haben aber nur etwas tun lassen mit sich selbst.

## Vom Nichtstun und vom Nichttun

Für den tätigen westlichen Menschen ist der Schritt vom Tun zum Tunlassen ein sehr weiter. Seine Lebensauffassung ist im allgemeinen aufgebaut auf einer überzeugten Bevorzugung des

Aktivseins und der Verachtung allen Nichtstuns. Nichtstun ist sündhaft und eine Schande. Gut. Aber man sollte doch im Westen nicht gänzlich übersehen, daß es neben dem Nichtstun auch das östliche Nichttun gibt. Wir sollten keineswegs das Nichttun ebenfalls verachten und als unrentabel verwerfen.

Das Nichttun ist etwas anderes als die Nichtleistung des Nichtstuns. Es ist ein Sich-bewußt-der-Tat-Enthalten, eine Form geistiger Selbstbeherrschung und somit eine Leistung. Dieser Unterschied der Bewertungen ist der hauptsächliche Unterschied von östlichem und westlichem Denken. Wir stehen an dem entscheidenden Punkt, von welchem aus die Wege sich teilen. Die höhere Einsicht in den Wert des Nichttuns ist entscheidend für das Verstehen östlicher Lebensweisheit und auch der Tiefentspannung des Yoga.

Die Auffassung von der Belohnung des bewußten Passivseins zeigt sich in Spielen östlicher Herkunft, wie etwa im Schachspiel. Die japanische Lehre des Yudo (auch Jiu-Jitsu genannt) betont die Möglichkeit des Sieges über den Stärkeren durch Nachgeben und Passivsein. Die östliche Diplomatie und Politik greifen mit Vorliebe zum Mittel des Nichttuns und des passiven Widerstandes.

Für das Eindringen in die Yoga-Entspannung ist es unerläßlich, daß man diese Unterscheidungen gut begreift. Die Yoga-Entspannung ist eine Art geistiger Disziplinierung, bei der es darauf ankommt, daß man zu gleicher Zeit aktiv und passiv ist. Wer darin Bescheid weiß, hält den Schlüssel zur Entspannung und zu den Anfängen der Meditation in den Händen.

### Körperliche Aktivität bei geistiger Passivität

Östliche Menschen sind mit solchen Dingen vertraut. Für sie ist es nichts Besonderes, jemanden in Trance zu sehen und das einseitig geistige Passivsein von hypnotisierten Medien zu betrachten. Denn es ist dies der Zustand von hypnotisierten Leuten. Sie nehmen Befehle mit passivem Geist entgegen, um sie mit Händen und Füßen, also aktiv mit dem Leib, auszuführen.

Noch vor etwa 40 Jahren (um 1925) waren hypnotische Dar-
bietungen in Deutschland eine beliebte Volksbelustigung. Versuchspersonen wurden auf einer Bühne hypnotisiert. Man gab
ihnen Befehle wie etwa den Auftrag, Cello zu spielen. Das
Publikum im Saale fand es höchst belustigend, wenn eine Ver-
suchsperson mit Hingabe und einem Regenschirm auf einem
Besenstiel herumgeigte. Was uns erheitert, ist der Verlust an
Würde, welchen die Versuchspersonen erleiden. Östliche Leute
würden so etwas nicht komisch finden.

Die Vorstellungen der beruflichen Hypnotiseure pflegten mit
einer Glanznummer abzuschließen. Dies war gewöhnlich eine
Art von Rennen auf der Bühne um einen Tisch herum. Es
wurde ausgetragen von sechs oder acht hypnotisierten Per-
sonen, die rittlings auf ihren Stühlen einen wahnsinnigen Galopp um diesen Tisch aufführten, wenn man ihnen sagte, sie
seien Rennreiter oder Radfahrer. Die armen Opfer pflegten
sich entsetzlich abzustrampeln. Die Vorstellung endete meist
damit, daß jemand zusammenbrach und Herzkrämpfe bekam.
Auf Grund solcher Vorfälle wurde der Unfug dann auch verboten. Aber er wurde niemals gänzlich abgestellt. Er besteht
weiter, in einer anderen Form. Und es gibt heute mehr der
Strampler als je.

Es ist bedauerlich, daß es von dieser Darbietung keinen Film-
streifen gibt, den man in westlichen Filmtheatern der Allgemeinheit vorführen könnte. Sie würde in der Hetzjagd unter
Hypnose von damals eine Ähnlichkeit mit den Lebensgewohnheiten vieler Zeitgenossen entdecken. Denn die Strampelei der
Hypnotisierten hat keineswegs aufgehört. Im Zeitalter der
Selbstausbeutung hat sie sich zu einer Zeitkrankheit ausge-
wachsen.


Selbsthypnose


Heute findet man diese unglücklichen Opfer zu Hunderttausenden in fast allen Familien und in jedem größeren Betriebe.
Es sind die Menschen, die niemals zur Ruhe kommen. Die da
leben, als seien sie an ein Schwungrad gekettet, das sie hin-

überträgt von einer Aktivität zur anderen. Deren Gedanken immer gefesselt sind an die Notwendigkeiten ihrer Stellung im Erwerbsleben. Es sind die Menschen, die sich keinen Urlaub gönnen und ihr bißchen Freizeit ebenfalls ausfüllen mit Betriebsamkeit: von einem Lokal ins andere. Schließlich ziehen sie von einer Kuranstalt zur nächsten, immerzu.

Dieser allgemein bekannten Erscheinung hat man den Namen der „Managerkrankheit" gegeben. Der Ausdruck deckt den Begriff, insoweit er die davon am meisten betroffene Kategorie der Opfer nennt. Er sagt nichts aus über die Ursache. Treffender wäre die Bezeichnung der „Galopphypnose".

Die Managerkrankheit ist durch eine Selbsthypnose verursacht. Ein Teil des Wesens, jener herrschsüchtige, aufsichtführende Teil des Bewußtseins, hat sich zum Herrn aufgeschwungen und tyrannisiert mit seinen ewigen Befehlen das Ganze. Es gibt eine Selbsthypnose, und sie ist viel häufiger, als man denkt.

Zum Teil beruht diese Selbsthypnose auf einem einfachen Denkfehler: auf der falschen Einstellung, als ob jegliche Aktivität des Geistes immer ein von Ich-Denken gelenktes Befehlen sein müßte. Das führt von selbst zu dem Eindruck des „Überwachenmüssens", zu einem ununterbrochenen „Hineinschreien von Befehlen in uns selbst". Man endet bei einem ewigen „Erzwingenwollen" alles körperlichen Geschehens. Die Galopphypnose ist letzten Endes ein Sklavenaufseherdasein und ein „Grausamsein zu uns selbst".

Dem gegenüber steht die Geisteshaltung östlicher Menschen, welche wir die „Innenschau" nennen wollen und auch im bisherigen Teil des Buches schon so genannt haben.

## Enthypnotisierung durch Innenschau

Die Innenschau ist ein Erlebnis während der Yoga-Entspannung. Sie ist das genaue Gegenteil eines „Befehleschreiens". Sie besteht aus einem „Hineinhorchen". Dieses „Hineinlauschen" verlangt einen gewissen Grad von Aufmerksamkeit, eine uns fremd gewordene Art der Konzentration.

Es gibt zwei Formen des Konzentriertseins. Die für den Westen typische Art ist die Konzentration der Leistung. Wir erwerben sie in der Schule und steigern das Vermögen im Erwerbsleben. Unsere Umwelt erzieht uns zu einer Verantwortung für zu erzielende Resultate. Der Sinn für Verantwortlichkeit ist der Sporn, mit welchem wir aus unseren Mitmenschen und aus uns selbst Leistungen herausholen. Die „Galopphypnose" ist eine übersteigerte Form der Leistungskonzentration.

Die Konzentration des Orientalen ist hingegen der Betrachtung von Dingen und Vorgängen gewidmet, von welchen er Kenntnis nimmt, ohne sich verantwortlich zu fühlen für den Ablauf der Entwicklung. Dieser betrachtenden Konzentration fehlt der Stachel eines Pflichtbewußtseins. Sie bewegt sich auf der Ebene der Nichtverantwortung und wird nicht belohnt durch Resultate, welche sich in Zahlen und Gewichten ausdrücken lassen. Sie findet ihre Erfüllung in Einsichten, Erkenntnissen und vielleicht in Erlebnissen und in der Befreiung von der Selbsthypnose.

Den von der Galopphypnose Befallenen ist diese Fähigkeit des Horchens und Lauschens abhanden gekommen. Der westliche Mensch besitzt dieselbe Gabe, aber er pflegt sie nicht und läßt sie verkümmern. Die Strampler mit der triebhaft übersteigerten Leistungskonzentration sind wie Gehörlose, welche sich in der Oper einen Logenplatz genommen haben. Sie sehen zwar, daß sich da allerhand Dinge im Orchester und auf der Bühne abspielen, aber sie sind taub für die rührendsten Arien und das innigste Flehen. Sie sind so erfüllt mit den vermeintlichen Erfordernissen ihrer Position und einer Angst um die erwartete Belohnung, daß sie nicht merken, daß das aufgeführte Drama sie selbst angeht. Sie werden nur aufgerüttelt von den lautesten Schlägen der Pauke.


## Der Kalte Krieg


Diese Taubheit hat schwerwiegende Folgen; man überhört die Klagen und die Hilferufe, die Beschwerden und Proteste des eigenen Körpers. Man hält sie für Aufsässigkeit und Unbotmäßigkeit. Man fühlt sich nicht nur berechtigt, ja sogar gewissermaßen verpflichtet, hart zu sein mit sich selbst, wenn der Körper über Müdigkeit klagt. Die Opfer der „Galopphypnose" wünschen nicht gestört zu werden in ihrem Galopp. Sie gewöhnen sich daran, alle Warnungen und Notschreie ihres erschöpften Körpers systematisch abzutun und zu unterdrücken. Sie greifen zur chemischen Kriegführung.

Die „ewigen Strampler" führen einen Kalten Krieg gegen sich selbst. Ihr Wunsch ist, die Proteste des erschöpften Körpers zu unterdrücken. Sie wollen der Ermüdung nicht abhelfen, sondern sich die Ohren zuhalten, Jalousien herablassen, den Schmerz und die Belästigung draußen halten. Sie wollen jede Beschwerde aufheben durch eine künstliche Euphorie, die man käuflich erwirbt.

Sie gewöhnen sich daran, Mittel einzunehmen gegen Kopfschmerzen, gegen Verstopfung, gegen Schlaflosigkeit und Herzbeschwerden. Sie bekommen auch, wofür sie bezahlt haben. Jedoch dauert die Wirkung nicht lange genug, und die Dosierung mit chemischen Mitteln muß wiederholt und verstärkt werden. Der Kalte Krieg artet aus wie ein Kampf gegen Partisanen, in welchem die Druckmittel und Vergeltungsmaßregeln zunehmend grausamer werden. Es kommt dann bald zu dem bekannten Zusammenbruch. Das ist der Punkt, an welchem der Körper nicht mehr mittut. In der Nachbarschaft dieses Punktes beginnen die ewigen Strampler gewöhnlich ein gewisses Interesse für Yoga-Entspannung zu zeigen. Es sei dem Verfasser gestattet, die Opfer der Galopphypnose mit dem Wunsche zu begrüßen, daß dieses Interesse hinüberleiten möge zu einem Wendepunkt ihrer Entwicklung; daß von hier aus eine Besserung den Anfang nehme, welche aus der Einsicht entspringt, daß die Abhilfe in uns selbst liegt: in einem Nettsein zu uns selbst.

Darum sei auch sogleich ein praktischer Anfang gemacht mit der edlen Kunst der Entspannung. Sie beginnt mit der Frage: wie legt man sich hin? Die Antwort lautet natürlich: so bequem wie nur möglich!

# Ruhelage

Man sollte glauben, daß jedermann imstande sei, sich bequem niederzulegen. Die praktische Erfahrung zeigt jedoch, daß westliche Menschen eine genaue Anleitung benötigen, ehe sie sich auf eine Dauer von 20 bis 40 Minuten hinlegen können, ohne Schmerzen im Rücken zu bekommen. Die brahmanistische Literatur nimmt von diesen besonderen Schwierigkeiten westlicher Leser keine Notiz. In den Yoga-Büchern steht immer, man solle sich flach auf die Decke hinstrecken, wie die Abbildung I zeigt. Dies ist nur möglich für Übende, welche keinen Rundrücken haben und kein Hohlkreuz. Der Rundrücken läßt, besonders bei den Dicken (Zeichnung II), den Kopf zurücksinken, wodurch die Schnarchhaltung entsteht. Dadurch wird die Höhlung des Rückens unter den Lendenwirbeln noch mehr betont. Die Lehrbuch-Haltung ist für die meisten westlichen Übenden einfach unpraktisch und unbequem.

## UNBEQUEM

### I. Lehrbuch-Haltung

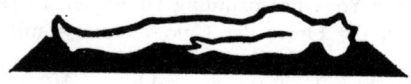

### II. Für Dicke ungeeignet! Schnarchstellung!

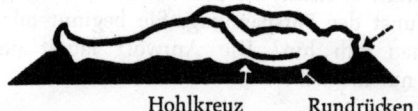

Hohlkreuz          Rundrücken

BEQUEM

### III. Für Schlanke

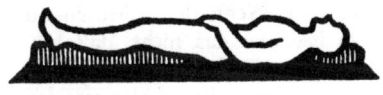

Matratze

### IV. Für Dicke

Je dicker man ist — desto dicker Matratze und Kissen!

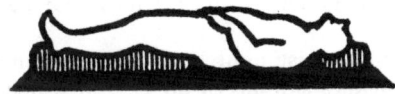

Matratze

Der Rücken liegt ganz flach auf!

Zu Bild III und IV: Man beachte, daß der Nacken nicht auf
    dem Kissen aufliegt!
    Die Schulterblätter sollen auf die Decke durchsinken!
    Der Rücken soll flach aufliegen. Das Auflegen der Hände
    auf den Schenkel ist wichtig für das Wärmeerlebnis.

Die Lehre vom Nettsein zu uns selbst gebietet auch, daß man
sich während der Entspannung vor Kälte schützt.
Man darf nicht einer Bodenkälte ausgesetzt sein, die uns von
unten her abkühlt. Man lege sich also nicht im kältesten Raume
eines Hauses nieder und lege noch eine Decke auf den Teppich.
Außerdem decke man sich zu.
Der Verfasser weiß aus vielfacher Erfahrung, daß es immer
einen Kampf kostet, bis sich Anfänger dazu entschließen, eine
Decke überzulegen. Meist ist es notwendig, sie zu ersuchen,
daß sie auch noch die Hände unter dieser Decke auf den Schenkel legen. Von selbst kommen sie nicht auf den Gedanken!

Das Zudecken ist aber wirklich notwendig. Es erlaubt uns, die anfänglich schwachen Regungen und Wärmeerscheinungen im Körper besser zu verfolgen. Zum Nettsein zu uns selbst gehört ein gewisser Mut! Man klammere sich nicht an den Wortlaut von Büchern. Wenn die indischen Bücher nichts von Decken sagen, so bedeutet das nicht, daß für westliche Leser die Annehmlichkeit einer Decke verboten ist.

Ebenso beachte man die Lichtverhältnisse des Raumes. Man lege sich so, daß man die stärkste Lichtquelle mit den Augen meidet, man drehe starke Lampen aus!

Und so gehen wir zur ersten Tiefentspannung!

### Aufführung einer Entspannung

Die Tiefentspannung ist nicht etwas, das man macht. Sie ist ein Erlebnis, welches sich aus mehreren Akten und einer Reihe von kleinen Szenen aufbaut, wie etwa ein Theaterstück. Die Verfasserin des Stückes ist die Natur, und das Stück wird aufgeführt auf der Bühne unseres Leibes, in allen seinen Teilen. Unser Geist ist ein wacher Zuschauer, der die Reihenfolge der Geschehnisse erlebt und auf sich wirken läßt, wie ein Mensch im Theater eine Aufführung etwa des Hamlet miterlebt. Er macht sie ja nicht.

Der wesentliche Unterschied zwischen einem Entspannenden und dem Zuschauer im Theater ist dies: im Theater ist der Zuschauer stationär. Er sitzt auf seinem Platz und verläßt ihn während eines Aktes nicht. Der wache Geist des Entspannenden aber muß wandern. Er muß herumgehen durch die Räume dieses Körpers, wie man durch ein Museum geht. Und er muß überall dabeisein und auch dabeibleiben. Das ist wichtig. Wenn der zuschauende Geist nicht mehr dabeibleibt, wenn er zum Fenster in die Außenwelt hinausschaut oder sich in den Erfrischungsraum begibt, dann hört die Vorstellung auf.

Die damit verbundene gewisse Anstrengung ist rein geistig, und daher heißen wir die Entspannung eine geistige Disziplin. Den Übenden wird hier geraten, ihre Aufmerksamkeit bei Beginn jeder Entspannung zunächst der Atmung zu widmen, da es, wie gesagt, leichter ist, einem Wellenschlag zuzusehen, als einen festen Punkt zu fixieren. Die ersten Übungen sollen sich darauf beschränken, die Eindrücke des ersten Aktes zu sammeln und zu überblicken. Der erste Akt des Stückes heißt: das Erlebnis der Schwere.

## Übung: Tiefentspannung — Dauer: etwa 15—20 Minuten

Übenden wird vorgeschlagen, noch einmal aufmerksam zu lesen, was auf der vorhergehenden Seite über die bequeme Lage gesagt wurde, dann die Matratzen und Decken zu holen und sich genau nach der Beschreibung hinzulegen und zu bedecken. Auch muß man vorher noch diesen Absatz mehrmals lesen, so daß man sich die hier gegebenen Anweisungen vergegenwärtigen kann.

Augen zu! Sammlungsatmung: ruhige Welle. Zunge in der „De-Position"! Die Knie sind aber nicht angezogen wie bei der Sammlungsatmung, sondern die Beine liegen flach auf der Matratze. (Die Matratze reicht bis a n das Gesäß, aber n i c h t b i s u n t e r das Gesäß!)

Die Füße liegen so, daß die Fersen sich berühren und die Zehen nach außen zeigen.

Nach einigen Minuten der Atmung beobachten wir die Schwere, die in die Hände und Füße hineinkriecht, als käme sie von außen. Es ist ein Sichverflüssigen, ein Knochenlos-Werden. E s wird schwer. Die Schwere geschieht von selbst. Sie wird nicht etwa durch einen Befehl hervorgerufen und „gemacht". Das Schwereerlebnis breitet sich durch den ganzen Körper aus, vor allem sinkt der Rücken flach auf die Unterlage, bis man den Eindruck hat, er sei zu einer flachen Pfanne oder Schale geworden. Dieses Empfinden spielt bei der dritten Stufe der Tiefentspannung eine wichtige Rolle.

Nun zu dem „Einsinken" und dem „Zurückwandern" der Eingeweide. Dadurch, daß die Übenden ihre Beine auf die Matratze und somit etwas höher gelegt haben als den Rumpf, hat sich die Schale des Beckens gehoben. Der Darm und die Eingeweide werden dadurch „eingeladen", zurückzukriechen, hinein in die Leibeshöhle in der Richtung auf die Plätze, an welchen sie in jungen Jahren gewohnt haben.

Die Innenschau richtet sich auf den Unterleib und beobachtet das Einsinken! Vielleicht Verdauungsgeräusche. Ein Kluckern hier. Ein Fließen von Verdauungssäften dort!

Wir laden die Arme und Beine ein, zu werden wie Teig, zu werden wie Sandsäcke, zu schmelzen wie ein weicher Käse. Es entsteht dann der Eindruck eines Zerfließens der Muskulatur, als ob sie sich verflüssigen würde. Sie wird von einer bleiernen Schwere. Wir haben die Vorstellung, daß es uns unmöglich sein wird, uns plötzlich zu erheben. Das Skelett würde vielleicht noch aufstehen können, aber unsere Muskeln würden liegenbleiben!

Dann:

Wir kehren zurück.

Langsam! Wir erlauben unsern Gliedern, s i c h  l a n g s a m  a u s  d e m  B a n n e  d e r  S c h w e r e  z u  l ö s e n. Man wird dabei fühlen, daß eine Neigung zu gewissen Verschmelzungen bestand, als seien die Hände z. B. schon mit dem Leib zu einem Ganzen zusammengewachsen. Wir laden sie ein, sich zu lösen, und fühlen, daß sie wieder da sind als halb selbständige Glieder.

Dann die Lösung aus der Unbeweglichkeit, aus dem Banne der Schwere. Ihr dürft euch lösen! sagen wir zu den Händen und Füßen, ihr dürft euch auch rühren!

Dann atmen wir ein paarmal tief auf und öffnen die Augen. Die erste Entspannung ist vorüber!

Die Zeit? Wie lange haben wir gebraucht? Wir merken uns das!

W a r n u n g : Es ist falsch und auch gefährlich, sich aus einer tiefen Entspannung plötzlich herauszureißen. Es ist besser, das Telefon auszuhängen oder erwartete Anrufe erst abzuwarten, als sich unterbrechen zu lassen. Die unnötige Unterbrechung bringt das Element des „Sichbefehlens" ins Spiel und schadet dem Lernenden, indem die unerwünschte Art der Konzentration herbeigerufen wird.

## Wann soll man entspannen?

Alle Yoga-Bücher sind sich darüber einig, daß man seine Entspannung am besten nach den morgendlichen Übungen macht. Das ist zu einer Tageszeit, wenn der tätige westliche Mensch niemals Zeit und Sammlung dafür hat.
Auch haben die Yoga-Bücher recht, wenn sie sagen, man solle vorzugsweise nicht bei vollem Magen entspannen. Dies nehmen nun manche Leute zum Anlaß, sich von jedem Versuch zur Entspannung abhalten zu lassen. Das ist sehr verkehrt. Wenn man nicht die idealen Bedingungen herstellen kann, dann muß man mit der nächstbesten Lösung zufrieden sein und sich mittags, nach Tisch, hinlegen. Die Erfahrung mit Hunderten von Schülerinnen zeigt ja, daß die Hausfrau meist nur nach dem Essen Muße zu einer Ruhepause hat. Ebenso geht es mit den Berufstätigen beider Geschlechter. Sie sollen von der Mittagspause Gebrauch machen. Für Leute über 50 Jahre ist dies eine absolute Notwendigkeit. Auftretende Künstler, wie Sängerinnen, Schauspieler und Musiker, finden vielleicht eine späte Nachmittagsstunde geeigneter.

## Entspannung oder Mittagsschlaf?

Die glücklichen Menschen sind heute selten geworden, welche sich einen Mittagsschlaf von einer Stunde oder mehr gestatten können. Für Erwerbstätige steht dieser Erholungsschlaf vielleicht nur einmal in der Woche oder gar im Monat auf dem Programm, an einem Sonnabend oder Sonntag. Der überarbeitete Mensch fällt dann meist in einen Erschöpfungsschlaf, aus welchem er sich nur mit Überwindung löst und mit Hilfe von Kaffee und dergleichen herausreißen muß. Die zurückbleibende Trägheit ist ein fast schmerzhaftes Erlebnis.
Dieser Mittagsschlaf ist, betrachtet vom Standpunkt des Hath Yogi, eigentlich eine überwundene Sache, um nicht zu sagen eine der vielen westlichen Barbareien. Eine Tiefentspannung dauert beim Anfänger vielleicht 30 Minuten, beim Fortgeschrittenen nur eine Viertelstunde, und man öffnet die Augen mit einem Gefühl eines tiefen Erquicktseins. Der Mittagsschlaf ist

ein bloßes Nippen an der Quelle der Erholung, welches den Körper nach Ruhe nur durstiger macht. Entspannung ist etwas anderes als Schlaf.

Im Schlafe ist der Geist und der Körper des Menschen passiv. Bei der Entspannung ist der Körper passiv, aber der Geist aktiv. Und diese Aktivität des Geistes beschleunigt die Durchblutungs- und Umsatzvorgänge im Körper, auf welchen die Erholung beruht. Man findet dies ja auch meist selbst heraus, daß man nach den ersten Entspannungsversuchen ein ausgeruhtes Empfinden hat, das sich besonders um die Augen herum fühlbar macht. Und daß man nicht träge ist, sondern hellwach und rege.

Den Überanstrengten und den Bejahrteren unter den Übenden wird es geschehen, daß sie bei Entspannungsversuchen einschlafen. Das geschieht meist dann, wenn das Wärmeerlebnis eintritt. Dieses Einschlafen ist falsch und auch lästig. Falsch, indem es hinterher zu dem „Unausgeschlafensein" führt, welches so schwer zu überwinden ist. Lästig, weil es vielleicht dazu führt, daß man nicht rechtzeitig aufwacht und seine Arbeit oder Verabredungen versäumt. Gegen das Einschlafen bei der Entspannung gibt es Hilfen.

Zunächst stelle man sich eine Uhr in das Blickfeld, so daß man ablesen kann, wie spät es ist, ohne den Kopf zu heben oder zu drehen, nur, indem man die Augen öffnet. Dies wird die Tiefentspannung nicht unterbrechen. Der Verfasser stellt einen Wecker auf einen Kleiderschrank, was sich sehr bewährt hat. Weiterhin beachte man die Atmung. Solange man in der ruhigen, mäßig tiefen Welle atmet, solange bleibt man wach. Sowie der Atem kurz wird, ist es ein Zeichen des Nachlassens der geistigen Anwesenheit, und man schläft ein. Man gewöhne sich an den Rhythmus der langsamen Atmung als etwas Hörbarem. Dann wird man nicht mehr einschlafen.

Es sei hier kurz erwähnt, daß bei täglichem Üben die fortgeschrittenen Schüler manchmal die umgekehrte Erfahrung machen werden: sie fallen aus dem Schlafe heraus in eine sehr tiefe Stufe der Entspannung. Solche Erlebnisse sind aber nur zu erwarten, wenn man gefastet oder wenigstens sehr mäßig gelebt hat. Man wird sich dieses Überganges aus dem Schlafe heraus plötzlich sehr deutlich bewußt und bemerkt, daß man schon hörbar tief atmete, ehe der Übergang einsetzte. Die dann einsetzenden Erlebnisse sind unvergeßlich. Der Allgemeinheit der Übenden sei empfohlen, darauf zu vertrauen, daß die Gewohnheitsbildung sie vom Einschlafen abhalten wird.

## Gewohnheitsbildung

Man mache sich die tägliche Entspannung von etwa 20 Minuten zur Regel. Der Erfolg, d. h. das Ausgeruhtsein und die Regsamkeit nachher, stellt sich mit Sicherheit ein, wenn man zu einer Art von mechanischem Ablauf gelangt, wenn man schließlich die Schwere und die Erlebnisse der Wärme herbeirufen kann mit der gleichen automatischen Sicherheit, mit welcher der geübte Autofahrer schaltet. Er ist sich des Zusammenspieles seiner Schaltbewegungen von Hand und Fuß gar nicht mehr bewußt. Er hat auch vergessen, wie dumm er sich vielleicht bei seinen ersten Versuchen angestellt hat, wie sehr die Zahnräder damals gekreischt haben.

Dieselbe Gewohnheitsbildung wird ihm auch die Entspannung leicht machen. Je regelmäßiger man übt, desto rascher und sicherer treten die Phasen eine nach der anderen auf, denn der Körper tut ja mit. Es ist ja nicht so, als müsse man eine widerstrebende Maschine mit Gewalt dazu bringen, etwas ihr Widerwärtiges zu tun. Ganz und gar nicht. Der Körper wartet ja nur darauf, eine Erholung zu genießen, auf welche er einen Anspruch hat und worauf er jahrelang vergeblich gewartet hat. Auch muß er keineswegs Anleitungen erhalten und auf Befehle warten, um zu wissen, wie die Schwere und die Wärme herbeizuführen sind. Das kennt er ja aus den Tagen der ersten Kindheit. Er muß nur wissen, daß er darf. Bei den ersten Versuchen hat man manchmal das Gefühl, als könne es dieser arme Leib gar nicht recht fassen, daß er nun wirklich einmal die Wohltat einer Erholung nach seinem eigenen Sinn genießen darf. Daher müssen wir ihm helfen und mit dem wachen Geist durch den Körper wandern, in alle seine Teile, und immer wieder sagen: du darfst!

Nicht der Körper „erlernt" die Technik der Entspannung, sondern unser etwas undisziplinierter Geist. Es ist der Geist, welcher versagt hat, wenn der Leib bei der Entspannung eingeschlafen ist oder aus anderen Gründen nicht dazu gelangt. Man gönne diesem Geist vor allem die Zeit, die er benötigt. Genau so wie der Lernende längere Zeit braucht, um zu schalten als der erfahrene Fahrer, so benötigt der Anfänger bei der Entspannung eben oft seine 30 Minuten, ehe die Reaktionen einsetzen, wie sie sollen.

Man breche nicht zu früh ab, um dann zu sagen: es geht bei mir nicht! Nur der Meister erlebt die tiefsten Stufen innerhalb weniger Minuten. Die Reaktionen bewegen sich auf gewissen Bahnen wie Geleisen, und diese Bahnen müssen wie ein neuer Wagen eingefahren werden. Das aber erreicht man nur bei täglicher Übung. Wenn man aussetzt, dann fällt man zurück. Manchmal gänzlich zurück, bis zu den alten Hemmungen.

## Innere Widerstände

Es wäre unrealistisch, wenn man die Hemmungen mancher Leute übersehen wollte. Es gibt da den krankhaften Überwachungstrieb und noch andere Hürden zu überwinden. Die inneren Widerstände, die ja nicht vom Körper ausgehen, halten gerade jene Menschen von der Entspannung ab, welche sie dringend nötig haben.

Manche Leute haben einfach Angst vor östlichem Hokuspokus. Sie haben aufregende Bücher über das geheimnisvolle Indien gelesen und befürchten, verhext oder hypnotisiert zu werden oder sich im entspannten Zustand von einer schlechten Seite zu zeigen. Meist haben sie ein schlechtes Gewissen. Wenn sie sich halbwegs in einer Entspannung befinden und die Sache höchst angenehm finden, dann erhebt sich in ihrem Wesen der Feldgendarm. Er hat Bedenken: ,etwas so Angenehmes kann gar nicht erlaubt sein! Alles, was wir sonst so gerne täten, weil es so angenehm ist, ist irgendwie verboten! Nein! Du darfst nicht!

Diesen bedauernswerten Menschen kann durch die Einsicht geholfen werden, daß diese Entspannung doch schließlich eine

Gabe der Natur und nicht eine Erfindung der Yogis ist. Yoga lehrt nur wieder zu benutzen, was die Natur uns in die Wiege gelegt hat, und was wir alle im Stande der tiefsten Unschuld in den Armen der Mutter schon genutzt haben. Die Entspannung ist etwas Hochanständiges und Erlaubtes. Wir begegnen ihr überall in der Natur: unser Dackel in seinem Körbchen, der

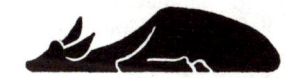

Das Tier des Waldes entspannt auch!

Kater auf der Ofenbank und die Hirschkuh, sie alle entspannen. Folglich ist die Entspannung eine legitime Erholung, an welcher nichts ist, dessen wir uns zu schämen hätten. Darum betrachten wir den aufgeregten Feldgendarm mit einem Lächeln: er hat uns gar nichts dreinzureden! Er soll sich zum Teufel scheren! Er kann uns ...!

Wirkliche Ursache zum schlechten Gewissen hat man nur, wenn man seine Entspannung nicht regelmäßig macht. Die Entspannung ist mehr als eine kurzfristige Wohltat und ein Genuß. Sie ist eine Reinigung und Entgiftung des Leibes durch Hinauswachsen des Unerwünschten. Sie gehört zur täglichen Körper- (und Seelen-)pflege, genau wie das Zähneputzen und unsere Waschungen. Wer seinem Leibe diese Reinigungen vorenthält, der tut etwas Sträfliches. Nicht das Entspannen ist die Sünde, sondern die Unterlassung. Das Nichtentspannen ist eine schwere Versündigung gegen uns selbst.

Niemand kann der Strafe für das Nichtentspannen entrinnen. Es gibt genug der Beispiele überall. Genug der Leute, die vorzeitig altern, die mürbe und erschöpft, des Lebens und der Arbeit unfroh, einem frühen Ende entgegenwanken. Wer nicht entspannt, stirbt früher.

Und damit wollen wir unsere Bedenken fröhlich über Bord werfen, den Feldgendarm mit der bekannten Wendung nach Hause schicken und uns einer neuen Übung zuwenden.

# Übung: Entspannung: Schwereerlebnis im Leib und im Kopfe

Dauer: 20 Minuten

Erst lesen und aufnehmen! Dann tun!
Hinlegen. Augen zu. Zunge in die richtige Lage bringen. Langsam fließende Atmung. Bauchatmung. EIN! AUS! EIN! Es fließt kalt. AUS! Es fließt warm! Hinter den Augen!

Nun — ganz wie vorher (Seiten 233—234) — das Schwerwerden der Glieder, das Sichverflüssigen des Leibes zu einer homogenen knochenlosen Masse. Das Sandsackgefühl in Beinen und Armen. Das Schalengefühl im flachen Rücken. E s wird schwer!

Zurück zur Atmung! Wir beobachten das Fließen von Kalt und dann wieder Warm! Es gibt da eine Stelle tief im Kopfe, hinter unseren Augen, in der Mitte, die sich deutlich erwärmt. Ein weiches, angenehmes Gefühl der Schwellung breitet sich aus und legt sich um die Augen und fließt durch den Innenraum der Nase.

Das Gefühl einer angenehmen Schwellung in der Entspannung ist beruhigend, badend und reinigend. Es unterscheidet sich von dem Erlebnis jener Verhärtung, welche Entzündungszustände — wie etwa einen Abszeß — ankündigt.

Nun wieder zu den Augen. Es ist, als wollten diese Augen sich zurückfallen lassen in ihre Höhlen, wie man hineinsinkt in ein weiches Bett!

Es kommt zu der Empfindung, daß die Augen groß und glatt und schwer sind, als seien sie gläserne Kugeln, die sich von innen heraus mit einer schönen Wärme füllen. Die Augen sinken zurück in ein Nichtsehen, in eine selbstgewählte Dunkelheit, die ihnen unendlich wohltut. Es ist, als wollten sie sich zurückziehen in eine Abkapselung, in eine Art von Schale, welche sie schützt gegen die Eindrücke der Außenwelt.

Dann beginnt diese Wärme auch durch die Faltungen der Nasenschleimhaut und durch den Schlund zu fließen. Sie breitet sich in der Mundhöhle, im Gaumen und in den Wangen aus.

Plötzlich ist das Gefühl da von den gerundeten Wangen, welche sich von innen heraus durchglühen, wie die runde Wange des schlafenden Kindes. Dieselbe Wärme fließt auch durch die Stirnhöhlen.

Wir liegen und betrachten diese Vorgänge, als geschähen diese Dinge auf einer Bühne oder im Körper eines anderen Menschen. Ganz ruhig und sachlich.

Zurück zur Atmung!

Inzwischen hat die Schwere vom ganzen Körper Besitz ergriffen.

Ruhig weiter atmend, erlauben wir nun dem Körper, sich aus der Schwere zu lösen und einen langsamen Rückweg anzutreten, zurück zu der Ebene unserer täglichen Obliegenheiten. Es ist ein langsames Schweben, ein sich „Hinauftragenlassen", als schwebe man in einem Aufzug in horizontaler Lage aus dem Keller eines Hochhauses bis hinauf zum Dachgarten.

Dann atmen wir tief und ruhig mehrmals ein und aus.

Wir öffnen die Augen und sind wieder da.


## Das Zurückziehen der Sinne (Pratyahara)

Die Entspannungsübung, welche wir soeben versuchten, war der erste wirkliche Schritt zum Verstehen der indischen Lehre vom Zurückziehen der Sinne.

Westliche Menschen sind meist reine Augentiere. Das soll besagen, daß sie die Sinneswerkzeuge des Hörens, Tastens, Schmeckens, Riechens zugunsten des Sehens vernachlässigen. Daher ist auch ihr Denken mit optischen Eindrücken verbunden, die ununterbrochen durch unseren wachen und halbwachen Geist als eine ewige Kette von Bildern wandern, kunterbunt durcheinander wie ein schlecht geschnittener Film.

Der tätige Mensch beschäftigt seine Augen den ganzen Tag, während er arbeitet. Damit ist ihre Arbeit aber noch nicht getan. Die Augen sind auch das Instrument seiner Erholungen und die Eingangspforte, durch welche er seine Vergnügungen aufnimmt. Das bedeutet, daß er von diesen Augen viel zuviel verlangt. Daß er ihnen keine Ruhe gönnt, bei Tage schon gar nicht und des nachts zu wenig.

Denn wenn er ein Buch liest oder zu seinem Vergnügen Auto fährt oder in ein Kino geht, die guten Augen müssen ihn ununterbrochen bedienen. So ist es denn nicht mehr als recht und billig, daß wir mit der Entspannung zuerst den Augen eine Erholung gönnen, auf welche sie einen redlichen Anspruch haben.

Das Hineinsinken in eine weiche Dunkelheit, das „Sichabkapseln" in einer undurchdringlichen Schale ist nicht etwas, das man den Augen mit sanfter Gewalt aufdrängen muß. Sie können es schon. Sie warten ja nur darauf, daß man es ihnen erlaubt. Und außerdem hat dieses „Sichzurückziehen in das Nichtsehen" noch eine andere, sehr wichtige Auswirkung.

Das Hinaussperren von Gesichtseindrücken ist zugleich auch ein Hinaussperren von unerwünschten Gedanken. Es ist ein großartiges Hilfsmittel zu einer nach innen gerichteten Konzentration, zur Versenkung und der von vielen westlichen Menschen so sehr ersehnten Verinnerlichung.

Wenn wir in einer Entspannung unseren Blick nach innen richten, auf jenen Punkt rückwärts hinter unseren Augen, von welchem die Wärme sich ausbreitet, dann tun wir das, was in der indischen Literatur unter der „Betrachtung der Nasenwurzel" gemeint ist. Man denke also nicht an ein unsinniges Verdrehen und Schielen der Augäpfel, sondern an eine „Innenschau" mit einem geistigen Auge.

Erst dann, wenn man sich an diese Innenschau gewöhnt hat, erst dann wird man den Ausdruck jener indischen, chinesischen und japanischen Skulpturen verstehen, in welchen heilige Männer in der Meditation dargestellt sind. Erst dann wird man auch begreifen, daß man die Yoga-Meditation nicht erlernen kann, wenn man nicht zuvor in die Kunst der Innenschau und des „Freundlichseins zu uns selbst" eingeführt wurde.

# Tiefentspannung für Schlaflose

Es ist möglich, daß die indische Lehre vom „Hinaussperren"
unerwünschter Gedankenbilder wichtige Hilfen für ungezählte
Schlaflose im Westen enthält. Manchen verschafft sie eine
Erleichterung, die ihnen das Leben erst wieder lebenswert
macht. Nachdem nun im Vorhergehenden die Tiefentspannung
als eine Schulung zum bewußten Wachbleiben beschrieben wurde, ist es nötig, näher auseinanderzusetzen, wieso sie helfen
kann, Schlaflosigkeit zu überwinden.

Ebenso wie sich die Gründe der Schlaflosigkeit voneinander
unterscheiden, sind auch die Wege dieser Überwindung verschieden. Da gibt es z. B. Schlaflose unter den Betagten und
Bettlägerigen, die zu wenig aktiv sind und sich einfach nicht
genug ermüden. Während ihr Geist sich nach Ruhe sehnt, hat
der Leib noch das Bedürfnis, sich etwas auszuarbeiten, vielleicht um eine Zirkulationsstörung zu beheben. In solchen Fällen wird oft eine Viertelstunde tiefer Bauchatmung den gewünschten Ermüdungsgrad herbeiführen und somit auch den
Schlaf.

Eine andere und sehr häufige Ursache der Schlaflosigkeit ist
die rein mechanische Auswirkung der Überladung mit Speis
und Trank. Es ist im Bisherigen schon viel davon die Rede
gewesen. Nach der indischen Auffassung wird die Schlaflosigkeit durch den „Innendruck" auf das Sonnengeflecht ausgelöst.
Die allgemeine Anschoppung wirkt störend auf die Atmung
und erzeugt Angstzustände. Es wird kaum jemand geben, der
das bezweifelt. Die Meinungen gehen nur hinsichtlich der Abhilfe auseinander. Der Westen sucht Erleichterung in gekauf-
ten Mitteln, der Osten aber in der tiefen Bauchatmung.

Daher der Rat des Yoga, den „Innendruck" durch eine Viertelstunde (oder mehr) energischer Bauchatmung zu vermindern.
Die kräftige Massage des Magens und des Oberdarms vermindert und verlagert den Druck. Sowie die Erleichterung des
Atmens eintritt, wird auch das Einschlafen wieder möglich
sein. Die Wellenatmung in der Entspannung hat aber auch
eine andere Art von Wirksamkeit durch das, was die Inder für
einen chemischen Abbau von Reizstoffen im Körper halten.

Östliche Völker sind davon überzeugt, daß nicht nur Übermüdung giftige Reizstoffe im Körper anhäuft, sondern auch seelische Erregung. Die lähmende Müdigkeit der völlig Erschöpften hat viel Ähnlichkeit mit Vergiftungssymptomen. Eine Erregung, wie heftiger Zorn, ist in den Augen der Japaner auf einen Giftstoff im Körper zurückzuführen, den sie den „Wutstoff" nennen. Sie glauben, daß er den Menschen zornig macht und wütend erhält, solange er ihn nicht hinweggeatmet hat. Da ein Zuviel dieses „Wutstoffes" beim Zweikampf mit dem Schwert oder dem Bogen entscheidend sein kann, ist es in der ganzen Alten Welt eine selbstverständliche Taktik (zum Teil noch heute befolgt!), den Gegner vor dem Kampf durch Beschimpfungen aus seiner Selbstbeherrschung zu bringen. Er wird dadurch in einen Erregungszustand hineingesteigert, der seine Hand zittern läßt, indem sich sein Körper immer mehr mit dem „Wutstoff" anfüllt. Somit werden seine Schwertführung und das sichere Zielen beeinträchtigt. Die indische Auffassung geht darüber noch hinaus. Sie meint, daß jede tiefe Erregung, wie Angst, Eifersucht oder Scham, eine eigene Anreicherung mit unerwünschten Reizstoffen im Körper herbeiführt, daß diese Reizstoffe alle den Zweck haben, die Atmung zu vertiefen, damit der Leib in die höchste Leistungsfähigkeit versetzt wird. Die westliche Medizin wird vermutlich damit übereinstimmen, daß die Hormonausscheidung der Nebennieren — das Adrenalin — als „Krisenhormon" anzusehen ist. Es wird in kleinen Mengen in den Augenblicken der Bedrohung in die Blutbahn ausgeschüttet und führt zu einer Gefäßverengung und einem augenblicklichen Alarmzustand im ganzen Leib. Daher die Blässe des Erschrockenen und sein kurzer, stoßweiser Atem.

Es ist deutlich, daß eine reichliche Dosis von diesem „Krisenhormon" auch das Einschlafen verhindert, genau wie es so bekannt ist vom Kaffee oder anderen Reizstoffen, die man von außen in den Kreislauf aufnimmt.

## Das „Hinausatmen" der Störung

Ob es sich nun um einen Reizstoff oder deren mehrere handelt, es liegt jedenfalls nahe, daß man in der Entspannung durch die tiefste Atmungswelle die Gifte unschädlich macht. Dabei soll dahingestellt bleiben, ob sie nun vielleicht durch Oxydation abgebaut und harmlos gemacht oder anderweitig entfernt werden, wie sich die Inder das so vorstellen. Besonders die „Viertaktatmung" in der Entspannung ist hier sehr wirksam.

Es ist ein merkwürdiges Erlebnis, wie man eine Erregung hinwegfließen sieht, wie man dieses „Hinausströmen des Unerwünschten" von Atemzug zu Atemzug verfolgen kann. Im umgekehrten Sinne beginnt man dann auch körperlich zu verstehen, warum Menschen mit flacher Atmung mit den Erregungsgiften überladen sind und folglich schlecht schlafen. Diese Entgiftungen gehören zu den tiefsten Erlebnissen des Hatha Yoga. Sie lassen sich kaum mit Worten darstellen und sind daher in der Literatur nur unzulänglich geschildert.

Die hohe Lebenskunde der bewußten Befreiung vom „Steuerbescheid-Gift" und vom „Terminangst-Gift" und dem „Niemandmagmich-Gift" ist der Höhepunkt des Hatha Yoga.

## B. Die Kunst der Wärmelenkung

### Der Aufführung zweiter Akt

Im Vorhergehenden wurde die Tiefentspannung als ein Erlebnis beschrieben, das sich in einer Reihe von Akten abspielt. Der erste Akt ist das Erlebnis der Schwere. Darauf folgt das Erlebnis der Wärme als zweiter Akt.

Es ist aber nicht so wie auf der Bühne, daß das Spiel zwischen zwei Akten unterbrochen wird. Eine Tiefentspannung muß ohne Vorhang und ohne Unterbrechung weitergehen. Auch finden die ersten Szenen des zweiten Aktes meist schon irgendwo im Leibe statt, ehe der erste Akt ganz beendet ist. Der Übergang ist also fließend.

Übende werden an sich schon bemerkt haben, daß eine gewisse Wärme fühlbar wurde, etwa in den aufgelegten Händen, im Sonnengeflecht und hinter den Augen. Weniger häufig in den Füßen. Das war der Übergang zum zweiten Akt. Eine Minderheit von etwa 10 Prozent der Übenden wird die Erfahrung machen, daß bei ihnen jegliches Wärmeerlebnis im Sonnengeflecht beginnt, daß sie nicht, wie die meisten anderen Leute, die Wärme von den Extremitäten nach innen zu fließen fühlen.

Ihnen sei gleich hier gesagt, daß sie sich die Anweisungen des nun folgenden sogenannten „Fahrplanes durch den Körper" umdenken müssen. Für sie ist das Sonnengeflecht der Ausgangspunkt, und die Gliedmaßen sind die Endstationen.

Außerdem wird es eine Anzahl von Übenden geben, die bisher noch keinerlei Wärmegefühl in der Entspannung kennengelernt haben. Es ist nützlich, dies klar festzustellen, denn wir wollen uns hier ja nichts einbilden, sondern wirklich etwas erleben.

Nach den praktischen Erfahrungen des Verfassers handelt es sich meist um Leute in mittleren und höheren Jahren, die oft auch zu den Ungelenken gehören und schlecht atmen. Ihnen darf hier geraten werden, sich zunächst die Atmungsübungen zu eigen zu machen und dann die Körperübungen im Rahmen des „15-Minuten-Programmes" hintereinander zu machen und sich anschließend zum Entspannen hinzulegen. Das bedeutet demnach, einmal eine ganze halbe Stunde dem Yoga zu widmen. Es ist zu erwarten, daß sie das Ergebnis befriedigen wird. Allen Übenden wird der „Fahrplan" eine große Hilfe sein. Er erleichtert uns die Denkarbeit während der Entspannung und auch die Feststellung von Fortschritten.

### Geleise werden gelegt

Das Wesentliche an einem Fahrplan der Bundesbahn ist die Gesetzmäßigkeit der Wiederholung. Man weiß, daß der oder jener Zug um so und so viel Uhr hier abfährt, sich mit jener Geschwindigkeit dorthin begibt und um so und so viel Uhr dort ankommt. Denn der Zug fährt täglich dieselbe Strecke auf Geleisen, die ihm die Sache leicht machen. Wenn sich dieser Zug jedesmal einen Weg suchen müßte durch Wälder und über Bachbetten, dann würden so viele veränderliche Faktoren eingreifen, daß niemand sagen könnte: der Zug kommt um 10 Uhr an.

So ist es auch mit den Denkprozessen der Ungeübten. Sie kommen an der ersten Ecke von der Straße ab und verrennen sich im Walde. Es gibt nur einen Weg, sich die Entspannung leicht zu machen — sie ist ja auch ein Denkvorgang —, und das ist durch das Legen von Geleisen, auf welchen sich die Wanderung sicher und leicht vollziehen läßt und immer an denselben Wegpunkten vorbeiführt. Nur kommen wir jedesmal ein Stückchen weiter als bei den Versuchen.

Der „Fahrplan" der Entspannung beginnt also mit den Zehen der Füße und führt uns zu dem Mittelfuß, dann zur Fessel und Wade, schließlich zum Knie und in den Rücken. Und wo wir hinkommen, da wird es schwer. Ebenso geht es von den Fingern zum Handrücken, von dort weiter zum Unterarm und so in die Schulter.

Dann wandert der Geist weiter in den Rücken, hinein in die Bauchdecke und zum Sonnengeflecht. Dann geht man zu dem Punkt hinter den Augen. Nun beginnt die Reise um die Augen herum und in die Faltungen der Nase. Überall beginnen die Teilerlebnisse der Schwere und sogleich die ersten Erscheinungen der Wärme aufzutreten.

Der Fahrplan kennt auch Stationen unterwegs. Das sind immer wiederkehrende Augenblicke, in welchen sich der Geist mit der Atmung befaßt. Es ist so, als ob die Lokomotive Kraftstoff für die nächste Teilstrecke einnehmen würde.

Und dann kommen wir zu Akt II, zu den Verschmelzungen des Körpers.


## Das Säulenerlebnis

Die Entspannung ist voller Überraschungen für Übende. Es gibt da immer wieder Dinge, die man nicht erwartet und sich daher auch nicht vorgestellt hat. Dies ist für den Seelenforscher interessant. Es scheint, daß die Erlebnisse der Tiefentspannung doch nicht ausschließlich das Ergebnis einer von außen auferlegten Empfindungsfolge sind. Sie werden anscheinend durch die Fremd- oder Selbstsuggestion nicht erzeugt, sondern nur ausgelöst.

So ist den meisten Anfängern das Erleben von „Verschmelzungen" neu. Eine „Verschmelzung" ist der Eindruck eines Zusammenfließens der Hände mit dem Oberschenkel (oder dem Unterleib, je nachdem, wo man sie aufgelegt hat). Ein gleiches „Einswerden" vollzieht sich deutlich zwischen den Fersen, Waden und Knien. Damit kommen Übende zu dem „Säulenerlebnis". Es ist das Empfinden, daß der Leib ein säulenartiges Gebilde ist, ohne Äste und Verzweigungen, welches tonnenschwer daliegt und eine Furche in den Boden hineindrückt. Wie etwa eine gestürzte Säule.

Die buddhistische Literatur der Chinesen beschreibt diesen Entspannungszustand als eine Stufe auf dem Wege zur Meditation. Sie nennt ihn das „Baum-Werden" (Block-Werden im autogenen Training). Nach der indischen Auffassung sind die Stufen der Entspannung Schritte auf dem Wege des Pratyahara, des „Sichzurückziehens der Sinne". Die Entspannung des Fortgeschrittenen führt zunächst über diese „Verschmelzungen" zu starkem Wärmeerlebnis, dann zu weiteren Umformungen, welche in einem wunschlosen „Ganzheitsgefühl" enden.

Übende machen von der Möglichkeit dieser Verschmelzung zur Säule Gebrauch, um bewußt den Übergang zum Wärmeerlebnis einzuleiten. Das Zusammenfließen der Hände und Füße gehört zum „Fahrplan" der Entspannung. Somit ist es möglich, die so sehr wünschenswerte Wärme auf dem Umweg über die Einladung aktiv hervorzurufen und schließlich in jeden Körperteil zu lenken.

## Das Auflegen der Hände

Es ist die natürlichste Sache der Welt, daß sich ein kranker Mensch die Hand auf den Unterleib legt, wenn er eine Kolik hat oder eine Blasenreizung schmerzlich verspürt. Die Hand strahlt eine gewisse Wärme aus, welche als wohltuend empfunden wird.

Man kann dies an sich selbst versuchen, indem man sich wie bei der Sammlungsatmung niederlegt und, falsch atmend, die Hände auf den Leib legt. Die Handwärme wird sich kaum bemerkbar machen. Sowie man jedoch mit einer tiefen Wellenatmung beginnt, tritt eine Art von Aktivierung ein, und man stellt von der aufgelegten Hand in den Körper hinein das Fließen einer Wärme fest. Diese Empfindungen werden auch von Leuten erlebt, denen sie niemals vorher in Wort oder Schrift geschildert worden sind. Die Inder sagen, daß die tiefe Atmung eine Gabe wieder erweckt, welche in uns allen schlummernd ruht. Das Auflegen der Hände ist ein Hilfsmittel der reaktiven Wärmelenkung.

Einen großen Schritt über die reaktive Wärmelenkung hinaus tut die bewußte Wärmelenkung durch den reinen Denkvorgang. Das ist die Entspannung des Meisters und bedeutet eine aktive Beherrschung von Teilen des vegetativen Nervensystems. Geistige Aktivität löst körperliche Vorgänge aus, wie gesteigerte Durchblutung und damit erhöhte Funktion von gewissen Organen, Drüsen usw., welche wir auf dem Wege des Befehlenwollens nicht erreichen können. Dies ist eine bewundernsund erlernenswerte Körperbeherrschung. Der Meister des Hatha Yoga erreicht sie ohne Hilfsmittel.

Dem Anfänger aber ist es erlaubt, von Hilfen Gebrauch zu machen, wie etwa Abreibungen mit Bürsten, gewissen Massagen vor der Entspannung und von seinen Händen. Er wird bald, auf dem Wege der Gewohnheitsbildung, von solchen Hilfen unabhängig werden, ebenso wie ein Radfahrer von dem stützenden Arm des Freundes unabhängig wird.

Einige Bürstenstriche mit einer Massagebürste, immer von unten nach oben, auf dem Kreuzbein und unter die Nieren, erleichtern das Erlebnis von Wärme im unteren Rücken, besonders im Nierenbecken. Man kann dadurch Nierenleidenden unter Umständen bei Koliken usw. eine große Hilfe geben, wenn man gleich eine Tiefentspannung anschließt.

Die „Umrahmung" des Sonnengeflechtes ist ebenfalls gut.

Übung:

Erst lesen und aufnehmen! Dann tun!

Hinlegen, mit Kissen unter Kopf und Armen, ganz wie auf dem unteren Bilde.

Zudecken mit warmer Decke!

Augen zu! Zunge in „De"-Position. Sammlungsatmung im Viertakt. Die Hände umrahmen das Sonnengeflecht. (Das ist die Magengrube, wo sich die beiden Rippenbogen auseinanderwölben!)

„Hineinsinken" der Eingeweide.

Innenschau! Dunkelheit um die Augen!

Dann die Wärme!

Zusammenfließen der Füße! Der Hände! Verschmelzung zur Säule. Gesteigerte Wärme im Unterleib. Bewegungen, Geräusche. Tief atmen! Langsames Sichlösen! Augen auf! Tief atmen! Ende!

Sonnengeflecht

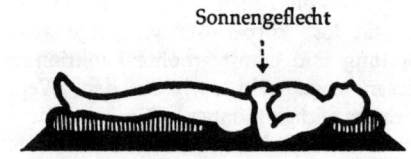

Erhöhte Bequemlichkeit mit Kissen unter den Armen

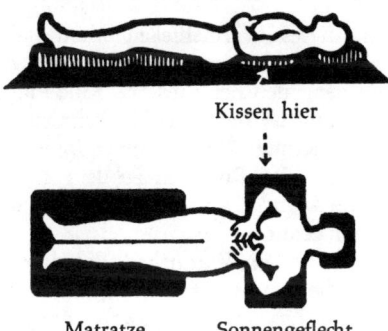

Kissen hier

Matratze          Sonnengeflecht

Wohltat der Wärme...
Nicht nur für kalte Füße...

Neben der Handhaltung der eben geübten „Umrahmung" gibt
es noch andere Hilfen. So kann man z. B. eine Hand auf eine
rebellische Leber oder einen schmerzhaft verkrampften Dickdarm legen. Das Fließen der Wärme wird auch in einer arthri-
tischen Hüfte, welche man berührt, als Linderung empfunden.
Es ist aber auch möglich und sehr wünschenswert, diese schöne
Wärme weiter zu dirigieren, als unsere Armlänge gestatten
würde: hinab zu den ewig kalten Füßen westlicher Hausfrauen.
Das Wärmeerlebnis der Tiefentspannung ist die kostenlose
Kur der Kreislaufstörungen, ohne Apparat, ohne jede chemische
Beeinflussung, nur durch den Denkvorgang der „Einladung"
und eines „Sichöffnens der Wärme", als wollte man diesen
Wärmefluß in sich hineintrinken, wie ein trockener Schwamm
das Wasser in sich selbst hineinsaugt.
Biologisch ist das Erlebnis zu verstehen als ein Sichauftun der
Blutgefäße in den Muskeln und Bindegeweben, in den Orga-
nen und Drüsen, in der Haut und den Nervenbahnen. Es ist
ein unbeschreiblich wohltuendes Gefühl.
Das Wärmeerlebnis ist die Entgiftung des Körpers als bewuß-
ter Vorgang.

## Das Wohlgefühl der Verjüngung

Wir alle haben dieses Wärmefließen schon unbewußt erlebt. Damals, als wir ganz klein waren und in den Armen unserer Mütter und in dem Bettchen unserer Kindertage schlummerten. Die Entspannung ist nur eine Rückkehr zur eigenen Kindheit, zu einer Erinnerung, welche immer in uns gewohnt hat. Die Entspannung ist eine Rückkehr zu dem Zustand der Reinheit, des Unberührt- und Unvergiftetseins, den der Erwachsene bewußt nicht mehr kennt.

Das Wärmeerlebnis ist ein Wärmebad, das durch unseren Leib strömt und das die Ungerechtigkeit und den Unrat hinausschwemmt, den der Erwachsene kiloweise aufgehäuft hat. Die Gefäße öffnen sich und erlauben ein Hinausspülen der Reizstoffe, der zahllosen Abbauprodukte, der Rückstände und Gärungsstoffe. Man kann fühlen und erleben, wie das Gift uns verläßt, wie es mit jedem Atemzuge weniger wird. Wenn nun die Wangen sich runden und zu füllen scheinen wie die Wangen des schlafenden Kindes, wenn der ganze Leib sich mit dem inneren Bade der Wärme durchpulst, dann kehren wir auch zurück zur Reinheit und Unberührtheit, die einst unser war.

Die Tiefentspannung ist ein inneres Baden. Nicht das übliche Auskratzen der Haut und der Poren mit Seifen und Bürsten von außen. Eine Reinigung von Rückständen, Schlacken und den aufgespeicherten Giften im Leibe selbst. Es ist nun einmal so, daß sich der westliche Mensch mit seiner Nahrung, mit seinen Genußmitteln vergiftet; daß er mit seiner verschleppten Ausscheidung und mit seinen Verkrampfungen den Abtransport des Unerwünschten tagelang aufhält. Es ist nun einmal so, daß er die Reizstoffe nicht los wird, ohne, wie es seine Art ist, mit anderen Reizmitteln nachzuhelfen.

Die Tiefentspannung ist die von der Natur gewollte, ihm in die Wiege gelegte Selbsthilfe. Sie ist kein östlicher Hokuspokus und keine Unterwerfung unter den Willen eines anderen. Das Wärmeerlebnis ist der Weg der Befreiung und Erlösung von unseren inneren Spannungen und Verkrampfungen. Der Weg zurück zur Reinheit und Unberührtheit, in welcher wir als Kinder atmeten. Und damit der Weg der Selbstverjüngung. Denn Jungsein ist ein Reinsein.

# Nicht bloße Kosmetik...

Auch bleibt die Wirkung der Tiefentspannung nicht bei der körperlichen Erfrischung und Erquickung stehen. Jede Entspannung von einiger Tiefe ist ein seelisches Erlebnis. Man kann sich nicht körperlich entgiften, ohne auch die geistigen und seelischen Stufen einer Verjüngung zu durchlaufen.

Die Entspannung ist auch ein Pfad zur Verinnerlichung, von welcher in der westlichen Literatur so viel geschrieben wird. Aus dem Bisherigen wird wohl zur Genüge hervorgegangen sein, daß die Verinnerlichung nicht eine einseitige Angelegenheit intellektueller Umschichtungen, sondern auch körperlicher Erlebnisse ist. Die Verinnerlichung wird nicht befohlen, nicht gemacht; sie wird ersehnt und erworben und als Geschenk erlebt.

Die Annäherung und die Vollendung kann der Fortgeschrittene erleben in der dritten Stufe der Tiefentspannung, in dem Erlebnis des Schwebens.

Diese Stufe wird erfahrungsgemäß nur von einem kleinen Teil der Übenden erreicht. Daher sei hier noch einiges gesagt, das für die Allgemeinheit der Leserschaft von Bedeutung ist, ehe das Schwereerlebnis behandelt wird.

## Entspannungen in meditativen Posituren

Es wird manchmal die Frage gestellt, ob es außer der Rückenlage auch andere Entspannungshaltungen gibt, ob ein Radscha Yogi im Liegen oder im Sitzen entspannt und auch meditiert.

Die Radscha Yogis unterscheiden vier sogenannte „meditative" Posituren von den übrigen Asanas. Es sind dies die drei klassischen Formen der Sitzhaltung mit gekreuzten Beinen, welche sozusagen zum Symbol des Yoga geworden sind. (Padmasana = Lotossitz und die beiden Variationen, genannt: Siddh-asana und Vir-asana.) Als vierte gilt merkwürdigerweise der Kopfstand.

Der Lehrgang des Radscha Yogi verlangt von ihm, daß er in jeder dieser vier Haltungen drei Stunden lang unbeweglich aushalten kann. Es ist klar, daß westliche Leserinnen und Le-

ser, welche weder als Bodensitzer aufwuchsen, noch jemals die
Zeit haben werden, solche Vollendung zu erreichen, sich besser an die allgemeine Vorschrift der Literatur des Hatha Yoga
halten und in der Rückenlage entspannen. Auch in Indien entspannt der Anfänger liegend.

Man liest manchmal, daß jemand den Kopfstand zur „Entspannung" macht. Das soll wohl heißen: Erfrischung, Erholung. Zu einer Tiefentspannung, die sich auf den ganzen Körper erstreckt, kommt es weder beim Kopfstand noch in Sitzhaltung, wenn man sein Gleichgewicht dabei bewahren muß.
Denn das Prinzip der vollen Passivität des Körpers ist ja durch-
brochen.

Nehmen wir an, jemand versucht im Kopfstand aus der Delfinstellung (= Kopf-Ellenbogen-Dreieck) zu entspannen. Es
wird ihm nach einiger Übung ziemlich gut gelingen, die Beinmuskeln und die Eingeweide zu entspannen. Er muß aber
dauernd die Muskelgruppen des Rückens und der Schultern
überwachen, daß sie nicht ebenfalls nachlassen, denn dann
würde er umkippen. Die Pflicht des Balancierens verlangt von
ihm eine Spaltung seiner körperlichen Konzentration in ein
Passivsein in den Beinen und im Unterleib und ein aktives
„Befehlen" in den Armen und in der Rückenpartie. Hierzu
tritt nun noch ein geistiges Aktivsein, welches unter keinen
Umständen ein „Befehlenwollen" sein darf. Das ist recht
schwierig zu erreichen, wenn man nicht mit dem Maximum der
Bequemlichkeit auf dem Rücken gebettet ist.

Der Wunsch nach gänzlicher oder teilweiser Entspannung im
Sitzen ist bei Autofahrern häufig lebhaft. Sie würden, ach so
gerne, einmal den Fuß vom Gaspedal nehmen und die Augen
ausruhen. Ihnen sei geraten, sich mit angezogenen Beinen auf
den Rücksitz zu legen und eine Sammlungsatmung zu machen,
wie sie auf den Seiten dieses Buches wiederholt beschrieben
wurde. Sie vermeiden auch, daß sich bei der Entspannung in
der Sitzhaltung die Organe des Unterleibes noch mehr senken,
wenn der Erschlaffungszustand eintritt. Dies wäre besonders
bei Korpulenten sehr unerwünscht. Die Lage bei der Sammlungsatmung, mit angezogenen Knien, bewirkt gerade das
Gegenteil und verhindert zugleich Stauungen in den Beinen.

Fünf Minuten Teilentspannung auf dem Rücksitz gehört zur

Kunst des „Freundlichseins zu uns selbst". Gar mancher Unfall
würde nicht geschehen, wenn ermüdete Fahrer sich diese Ruhepause regelmäßig gönnen würden. Es ist gerade das Auge, welches bei solchen Entspannungen zur tiefsten Erholung kommt.
Eine andere Frage lautet: kann die Entspannung unter Umständen gefährlich sein?
Hierzu ist zu sagen, daß die Tiefentspannung vermutlich die
einzige menschliche Aktivität ist, an welcher noch niemals jemand gestorben ist.

> W i c h t i g ! Die Schule der Entspannung lehrt die gu-
> ten Umgangsformen mit uns selbst. Übende werden be-
> merken, daß man diese guten Manieren nicht auf einmal
> erwirbt. Es kommt immer wieder zu Rückfällen in die
> schlechten Gewohnheiten der Selbstausbeutung und
> Selbstmißhandlung.

Die schwierigsten Schüler sind jene Menschen, die nicht
einmal bemerken, wenn sie sich selbst mißhandeln. Bei
ihnen hat der Gedanke des „Nettseins zu sich selbst"
noch nicht gezündet.
Es sei daher gestattet, eine kleine Selbstprüfung nach
jeder Entspannung vorzuschlagen. Man frage sich fol-
gendermaßen:

> Ist es nicht schade um die schöne Wärme im Rücken
> und in den Füßen? Wär' es nicht besser, warme
> Hausschuhe anzuziehen? Und den Schal umzuneh-
> men? Ist es nicht zu kalt in der Küche?

Es ist eine westliche Barbarei, wenn man sich etwa sofort
nach der Entspannung mit dem warmen Rücken in eine
zugige Fensteröffnung stellt. Es ist ein Mißbrauch des
eigenen Körpers, nach der Entspannung gleich kalt zu
duschen oder zu baden! Das kann gefährlich sein.
Niemand hat das Recht, sofort wieder in die Gewohnheiten der Selbstvernachlässigung zurückzufallen, nur weil
er einmal 15 Minuten lang versucht hat, sich zu bessern.

## C. Die Stufe der Ganzheit

Der Blick durch das Fenster

Leserinnen und Leser werden sich jener Gegenüberstellung entsinnen (Seite 24), welche im einleitenden Kapitel die Abgrenzung von Hatha und Radscha Yoga schematisch wiedergibt. Es sei dem Verfasser gestattet, hier auf das „Fenster" in der Trennungswand zwischen den beiden Auffassungen und Schulen des Yoga aufmerksam zu machen. Durch dieses Fenster zeigt ein Pfeil. Er geht aus von der dritten Stufe der Entspannung und deutet hinüber in die Welt des Radscha Yoga, in die Regionen der Konzentration und der Meditation.

Mit diesem Pfeil soll auf die wichtige Veränderung hingewiesen werden, welche eintritt, wenn wir uns in das Grenzgebiet begeben. Denn die dritte Stufe der Tiefentspannung ist ein Übergangsgebiet von Hatha zum Radscha Yoga mit einer nicht scharf abgesetzten Grenze. Von dieser Stufe aus ist es möglich, Einblicke zu tun durch das „Fenster" hinüber in eine fremde Welt, in welcher ganz andere Gesetze herrschen und wo neue und vielleicht schöne und unerwartete Erlebnisse unser harren.

Der Eintritt in das Grenzgebiet — die dritte Stufe — ist schon gekennzeichnet durch das überraschende Erlebnis einer neuen (natürlich nur subjektiven) Umformung und „Verschmelzung". Sehr bald kommen wir zu dem angenehmen Gesamteindruck, daß die körperlichen Erlebnisse mehr und mehr in den Hintergrund treten. Es erfolgt eine Art von vollkommener Versöhnung von Körper und Geist und ein „Wunschlos-Sein". Diese Verkettung von Erlebnissen leitet dann hinüber zu dem „Schalenerlebnis", dann zu dem „Nichtmehr-Körper-Sein" und schließlich zu einem Getragensein in einer wundervollen Schwerelosigkeit.

Auf den Übenden macht das Empfinden des Schwebens den stärksten Eindruck. Es scheint aber nur eine Nebenerscheinung eines ihm übergeordneten „Ganzheitsempfindens" zu sein, welches noch beschrieben wird. Inzwischen werden die Leserinnen und Leser gebeten, sich das „Schwebeerlebnis" nicht als eine echte Levitation vorzustellen; daß man etwa hoch droben in einer Ecke des Zimmers unter dem Stuckengel am Plafond eine Zeitlang festgehalten wird, der Schwerkraft nicht mehr untertan. Derartige Dinge werden zwar von den Radscha Yogis aus Indien berichtet. Es soll hier nicht untersucht werden, was daran glaubhaft ist. Der Verfasser hofft, daß sich seine Leserschaft mehr für die Frage interessiert, ob tätige westliche Menschen im Rahmen ihres „20-Minuten-Yoga" dieses Grenzgebiet und seine Erlebnisse erreichen können.

## Die Fahrkarte zur Bergstation

Wenn wir zu dem Bilde eines Fahrplanes der Tiefentspannung zurückkehren, dann wollen wir uns nun einmal vorstellen, daß dieser Fahrplan auf einer Bergbahn von drei Stufen Gültigkeit hat, so wie etwa die Bahn auf den Piz Nair bei St. Moritz. Da gibt es drei Stationen auf verschiedenen Höhen. Sie entsprechen den Stufen der Entspannung. Von St. Moritz bis nach Chantarella sind es nur 200 m Höhenunterschied. Das Billet kostet einen Franken. Diese Haltestelle entspricht dem Schwereerlebnis.

In Chantarella steigt man in einen anderen Wagen um. Dann geht es hinauf nach Corviglia — 450 m hoch. Kostenpunkt drei Franken. Manche Leute sind schon ausgestiegen, weil ihnen das zu teuer war. Der Hügel von Corviglia entspricht dem Wärmeerlebnis. Dort bleiben die meisten Ausflügler hängen. Nur eine kleine Minderheit nimmt die Schwebebahn hinauf zum Piz Nair. Nochmals 400 m Höhenunterschied. Gesamtpreis der Fahrkarte acht Franken. Niemand wird mitgenommen, der nicht bezahlt hat, und zwar für die Gesamtstrecke.

Die Reisenden, welche ab und zu die dritte Stufe der Entspannung erreichen, sind jene Leute, die den Fahrpreis bezahlt haben, die täglich brav ihre Übungen gemacht und damit einen gewissen Grad von Beherrschung erreicht haben, die auch nicht zuviel Ballast mitschleppen wollen. Gepäck in Gestalt von Körpergiften, Rückständen ist nicht zugelassen. Mit anderen Worten: nur wer sich entgiftet hat, erlebt die dritte Stufe und was darauf folgt.

Die Anwesenheit von Reizmitteln in der Blutbahn, die Aufnahme von schwerer Fleischkost werden jeden Versuch vereiteln: Der Körper weigert sich einfach mitzutun. Tätigen Menschen sei geraten, wenigstens einen Früchtetag einzuschalten und vielleicht einige Tage zu einer fleischarmen Kost überzugehen, wenn sie ernsthaft versuchen wollen, bis zur Gipfelstation zu kommen.

Der Preis der Fahrkarte wird beglichen durch das tägliche Tun und eine innere Bereitschaft, eine Entsagung auf sich zu nehmen, die mehr oder minder groß ist. Nicht, weil irgendein Meister sie vorschreibt! Sondern aus eigenem Triebe, aus einer gewissen Lust an geistigen Entdeckungsreisen in ein unbekanntes Ausflugsgebiet. Wenn sich die Umgebung der Bergstation als sehr anziehend herausstellt, dann wird der Reisende ja für sein Opfer belohnt. Vielleicht erlebt er eine ungeahnte Umstellung, eine Art von Umkehrung seiner Wertschätzung! Nicht das Aufgeben der Zigarette war das Opfer! Es wäre ihm aber ein Opfer, auf das Erlebnis der Levitation zu verzichten, nur um einer Zigarette willen!

Der „20-Minuten-Yogi" erwirbt im Laufe der Zeit ein gewisses Wohlgefallen an einem Spiele des „Sichzwickens mit der Zange der kleinen Entsagung". Auch wenn er weit davon entfernt ist, auf das Viertele Terlaner und den Schinken zum Osterfrühstück zu verzichten. Er begreift irgendwie, daß ein Maß von Selbstbeherrschung gewisse Pforten öffnet und trotzdem noch lange nicht Möncherei genannt werden kann. Der Fortgeschrittene bewegt sich nun einmal in einem Grenzgebiet der Askese, wenn auch als Weltmann und nicht ohne eine gewisse Eleganz.

### Auch Behinderte dürfen mitfahren ...

Die Bergbahn hat sozusagen mehrere Klassen. In der ersten Klasse sitzen jene beneidenswerten Schlanken und Eleganten, die sich ihren Platz mit der täglichen Reihe der Übungen, Atmungen und Entspannungen spielend erwerben. In der zweiten sitzen die Dicken. Sie nimmt auch ab und zu einen Bettlägerigen mit. Er muß auch das Billet nicht gleich auf einmal bezahlen, er kann auch — man möchte fast sagen — ratenweise auf die Gipfelstation kommen. Nur wird es etwas länger dauern, bis er oben ankommt. Wenn er die Zeit und die Geduld dazu hat, kann das Erlebnis ein Trost für ihn sein. Er muß eben sehr viel länger und ausdauernder üben als der Unbehinderte und sich des Ballastes durch eine größere Enthaltsamkeit entledigen.

Schwerleibigen und Unbeholfenen, die sich inmitten einer Abmagerungskur befinden, wobei der Arzt ihnen Fleischkost vorschrieb, sollen erst die Kur beenden und dann erst versuchen, die Tiefentspannung zu vollenden. Und das nur innerhalb der Anweisungen dieses Buches oder unter Aufsicht des Arztes. Das Erlebnis kann aber für Einsame und Betagte sehr großen Trost bringen, und daher sei ihnen gesagt, daß sie durch Ausdauer und Geduld ersetzen können, was ihnen an Kraft, Gelenkigkeit und Bewegungsfreiheit versagt ist. Sie können ihren Platz in der zweiten Klasse durch Hingabe und Geduld verdienen.

## Die innigste Versöhnung: Wunschlosigkeit des Körpers . . .

Alles, was Übende in der Vollendung der Tiefentspannung erleben, soll nicht in Worte gekleidet werden. Die tiefe Fülle einer Verinnerlichung soll man nicht aus einem Buch lesen. Eine Belohnung soll erlebt sein. Es darf nur kurz angedeutet werden, daß in der dritten Stufe ein Versöhntsein von Körper und Geist eintritt und eine vollkommene körperliche Wunschlosigkeit. Man erlebt Lichteindrücke und hört eine Musik, welche unvergeßlich ist. Es ist möglich, daß die großen Komponisten eben besonders begabte Entspanner sind.

## Den Seinen gibt's der Herr im Schlaf . . .

Die Natur hat den Menschen mit einer Vielfalt von Begabungen ausgestattet. Der eine hat das absolute Gehör, der andere das Talent fürs Malen. Ein dritter kann die Wünschel-

rute hantieren, und jemand anderes mit wilden Tieren umgehen. Die Gabe der Entspannung hat man — glücklicherweise
— uns allen in die Wiege gelegt. Wenn sich unsere Erlebnisse
so voneinander unterscheiden, dann liegt es nicht an einem
Mangel an Begabung. Sie ist universell, aber die Widerstände
sind erworben und in jedem Falle anders zusammengesetzt.
Es ist gut, der Gabe zu vertrauen und die Widerstände als vor-
übergehend zu betrachten. Dazu gehört die wichtige Regel,
daß man unter keinen Umständen versucht, die dritte Stufe
der Erfüllung „hinkriegen" zu wollen. Es wäre eine Versündigung wider den Geist, in welchem dieses Buch geschrieben ist.
Es gibt Leute, denen das Hinabsinken in diese Tiefen sozusagen
von selbst kommt. Sie sind die glücklichsten Ausnahmen, deren
Widerstände unbedeutend geblieben sind.
Eine Reihe von Leserinnen und Lesern wird vermutlich, wenn
sie sich an diese Vorschriften halten und die übrigen Voraussetzungen erfüllen, ihre erste Verschmelzung zur Ganzheit aus
dem Schlafe heraus erleben. Das heißt, sie werden mitten im
Schlaf plötzlich erwachen und dabei feststellen, daß sie tief
und rhythmisch atmen und sich gleichzeitig in einem unbeschreiblich angenehmen Zustand der Ruhe und Erfüllung befinden. Sie werden sich nur langsam bewußt werden, daß sie
einen unbeschriebenen Zustand erreicht haben, d. h. Dinge erleben, die in keinem Buche beschrieben sind. Dies ist ein Geschenk. Es wird nicht unverdientermaßen zu ihnen kommen,
aber sie mögen es doch betrachten als etwas, das ihnen verliehen wurde als ein Mittel der Versöhnung mit sich selbst.
Das Erlebnis in dieser Form, aus tiefstem Schlaf heraus und
kommend aus der Tiefe unseres Wesens, hat nichts Erschrek-
kendes. Irgendwie mutet es fast alle Teilhabenden an als etwas,
das ihnen schon längst bekannt ist. Aus den Briefen und Berichten, welche sie schreiben und mündlich ablegen, geht hervor, daß manche Übende die Einführung in die Tiefentspannung schließlich als eine Erklärung ureigenster Erfahrungen
betrachten, vergleichbar mit einer Einführung in das Erlebnis
einer Symphonie, welche uns von einem musikalischen Fachmann erklärt wird. Auch der musikalische Analphabet hat
gewöhnlich dann hinterher den Eindruck, daß er das eigentlich alles selbst hätte sagen können.

Wer Yoga macht, ist vergleichbar mit dem Kenner, der genießt, wenn das Konzert des Lebens beginnt, und jede Sekunde ausschöpft, solange es währt. Wer Yoga macht, hat mehr vom Leben, und wer erst in mittleren Jahren des Lebens damit beginnt, wird nur lernen zu bedauern, daß sie oder er nicht schon in jungen Jahren mit Yoga vertraut wurde.

## Sollen Kinder Yoga betreiben?

Dieses Bedauern ist oft tief empfunden und führt zu der logischen Frage, ob man nicht eigentlich als Kind und womöglich in der Schule mit Yoga beginnen sollte.

Hierzu läßt sich sagen, daß in den aristokratischen Häusern Indiens junge Leute von 12 — 14 Jahren mit den in diesem Buche beschriebenen Übungen anfangen. Es ist selbstverständlich ein großer Vorteil, wenn jemand von Jugend auf ein biegsames Rückgrat ohne Hohlkreuz beibehält, wenn er Magen und Darm und die Organe des Unterleibes niemals absacken läßt, wenn er den „Acht-Stunden-Rhythmus" schon im Elternhause sich anerzieht.

Ganz besonders segensreich wirkt sich die Beherrschung der Entspannungstechnik bei Studierenden aus. Gerade die heranwachsenden jungen Frauen und Männer haben heutzutage im Westen die Neigung zur Selbstausbeutung, den übertriebenen Ehrgeiz, den Hang zum pausenlosen Weitermachen, sei es nun in der Arbeit oder in der Jagd nach der Ablenkung. Welcher westliche Arzt kennt nicht das junge Mädchen von heute, das nur mit Hilfe von starken Abführmitteln Stuhlgang erzielt? Ist es nicht eigentlich tief betrübend, daß die Darmausweitungen und andere unerwünschte Veränderungen mit Selbstverständlichkeit hingenommen und dann ein Leben lang — gänzlich unnötigerweise — ertragen werden. Es wäre um so vieles einfacher, solche Behinderungen am jungen Menschen durch Erziehung zu korrigieren, als sie in mittleren Jahren in schwierigen Behandlungen und langwierigen, kostspieligen Kuren halbwegs zu beheben.

Die Yoga-Schulen der westlichen Länder sind vorwiegend von Schülern in mittleren und höheren Jahren bevölkert. Junge Leute sind nicht daran interessiert, sich zu verjüngen. Auch halten sie vielleicht diese Schulen für Stätten, an welchen allerhand Abwegiges gelehrt wird. Es entgeht ihnen dabei, daß die Steigerung der Leistungsfähigkeit sowohl im Tun wie im Erleben den Inhalt der Lehre ausmacht. Wenn jemand einen Achtzehn-Stunden-Werktag aushält, dann ist es der geschulte Hatha Yogi. Wenn jemand siegt, sei es im Sport, im beruflichen Wettkampf und sogar im Kriege, dann ist es die- oder derjenige, welcher gelernt hat, sich schneller von einer Strapaze zu erholen als der andere.

Die Überlegenheit eines Menschen, welcher gelernt hat, sich auf dem dreifachen Wege der Atmung, der Asanas und der Entspannung zu entgiften, ist außerordentlich. Er wird in jeder Art von Wettbewerb als Sieger hervorgehen, sei es nun in schöpferischer Tätigkeit, im Konferenzzimmer oder sogar im Kriege, auf den Schlachtfeldern; der Ungeschulte hat gegen ihn keine Aussicht. Es ist sehr wohl denkbar, daß sich in kommenden Jahrzehnten die Ansicht durchsetzt, daß der Hängebauch und der Specknacken auf dem Wege zur höheren Laufbahn in freien Berufen, im Geschäftsleben und im Staatsdienst eine Behinderung bedeuten. Es ist möglich, daß die Personalchefs der nahen Zukunft Bewerber nicht nur nach ihren Handschriften und Zeugnissen beurteilen werden, sondern auch nach ihrer Verdauung. Es ist gar nicht unwahrscheinlich, daß der Typ des erfolgreichen Geschäftsmannes und Unternehmers in einigen Jahrzehnten ganz anders aussehen wird, daß er nicht leiden wird unter der körperlichen Belastung, die den Managertyp der Gegenwart geradezu kennzeichnet.

Es dürfte daher nicht nur die ältere Generation angehen, sondern auch junge Leute mit großen Plänen für die Zukunft, daß die Gesamtentgiftung den Lebenskampf erleichtert, in vielen Fällen erst zu einem schönen Erlebnis macht. Und es dürfte für Hunderttausende von tätigen Menschen von großer Wichtigkeit sein, daß es möglich ist, diese Gesamtentgiftung innerhalb einer Zeitspanne von vier bis sechs Wochen zu erzielen. Ohne

Urlaub, ohne Sanatorium und ohne künstliche Mittel. Darum folgt als Schlußwort der Abschnitt: Verjüngung in dreißig Tagen.

## Verjüngung in dreißig Tagen — Wann ist Selbsthilfe erlaubt?

Es ist durchaus möglich, westliche Menschen in kurzer Zeit wesentlich zu verjüngen. Die Veränderung kann so drastisch und so überzeugend sein, daß sie auch auf die Umgebung von Verjüngten einen tiefen Eindruck macht. Im Vorhergehenden wurde schon auseinandergesetzt, daß die Verjüngung, um bleibend zu sein, aus einem Akt der Selbsthilfe hervorgegangen sein muß.

Ein Buch über die Lebenskunst der Verjüngung wäre nun nicht vollständig, wenn es nicht zusammenfassend erklären würde, wie man so eine Verjüngung macht. Das Geheimnis der Verjüngung liegt in der Aufstellung eines klaren Programms und einer festen Zielsetzung: wer sich verjüngen will, der muß einen Vorsatz fassen. Der Erfolg entsprießt dann dem täglichen Tun. Bevor man jedoch das Programm einer „Verjüngung in dreißig Tagen" aufstellt, muß man sich klare Rechenschaft darüber geben, inwieweit man sich auf Selbsthilfe verlassen kann und darf und inwiefern man auf die Hilfe von dritter Seite — besonders auch die Kunst des Arztes — angewiesen ist.

Das Dreißig-Tage-Programm wird hier als Vorschlag niedergelegt mit dem ausdrücklichen Vorbehalt, daß es für gesunde Menschen gedacht ist. Sie mögen überanstrengt und erholungsbedürftig sein. Sie mögen sich auch in den Anfangsstufen der Körperverfettung befinden. Solange sie nicht in ärztlicher Behandlung stehen, solange ihr Blutdruck, ihre Drüsenfunktion (Schilddrüse!) und ihr Herz es erlauben, sind sie nicht krank, sondern nur verjüngungsbedürftig. Jedoch wird grundsätzlich allen Leserinnen und Lesern geraten, ihren Arzt zu befragen, ehe sie mit dem Dreißig-Tage-Programm beginnen.

Alle Kranken und Genesenden, die sehr Schwerleibigen und Herzleidenden, mögen sich sagen, daß Hatha Yoga nicht eine Lehre ist, welche den Arzt auszuschalten wünscht. Daß ein

Buch über Selbsthilfe durch Körperbeherrschung weit davon entfernt ist, ein Lehrbuch der Selbstdiagnose zu sein. Daß sie grundsätzlich ihre Verjüngungsprogramme in Kurheimen und unter ärztlicher Aufsicht durchführen sollen. Und zwar als zweiten und wichtigen Teil einer Behandlung, zu der sie selbst Wesentliches beizutragen wünschen.

Das Dreißig-Tage-Programm läßt sich gut mit Wanderungen, bescheidenen Bergtouren und milden Sportarten verbinden. Daher sollten Gesunde während eines Urlaubes damit anfangen.

Es wäre jedoch unrealistisch zu übersehen, daß Ungezählte sehr verjüngungsbedürftig sind, denen die Zeit und die Mittel für solche Ruhepausen fehlen. In Hunderttausenden von Fällen werden sich die idealen Forderungen, wie etwa die einer ärztlich geleiteten Kur in einem Sanatorium, nicht verwirklichen lassen. Solchen Menschen kann geholfen werden, wenn sie nicht krank sind, sondern nur erschöpft, und wenn sie bereit sind, sich selbst zu helfen, wenn sie nicht nur Verjüngung kaufen wollen.

Heutzutage ist Verjüngung ein weltweit anerkanntes Bedürfnis, welches große Industrien, ausgedehnte Reklamefeldzüge, eigene Großmärkte und ein riesiges Angebot von Produkten hervorgerufen hat. Fast jedermann kauft Verjüngung in Gestalt von kosmetischen Artikeln oder als Massage und Medikament. Ein Blick in die Anzeigenseite einer westlichen Zeitung zeigt, daß jede Art von Komfort als ein Hilfsmittel der Verjüngung gilt. Zu Recht.

Über die Masse der Markenartikel, Apparate und Methoden soll hier durchaus nicht absprechend geurteilt werden. Sie erfüllen einen Bedarf. Die Lehre des Hatha Yoga aber erfüllt ein tiefinneres Sehnen nach Gesundung. Sie ist kein Markenartikel — und sie wird nur dem zuteil, der bereit ist, sie zu erwerben. Auch ohne Unterbrechung der Berufstätigkeit, ohne Urlaub, ohne daß man irgendeinen irgendwo angepriesenen Apparat oder Artikel kauft. Das Dreißig-Tage-Programm muß man nach einigen Jahren wiederholen. Aber seine Wirkung ist tiefgehend und nachhaltend.

Ein Dreißig-Tage-Programm muß geplant und beschlossen werden wie ein Hausbau.

Wenn nun jemand mit aller Anstrengung und jeglicher Art von Unterstützung die Mittel für ein Fünfzimmerhaus aufbringen kann, dann sollte er nicht eine Villa von 12 Zimmern planen. Er wird sie nie vollenden. Ebenso soll auch der 20-Minuten-Yogi seinen Vorsatz in den Grenzen des sachlich und zeitlich Möglichen halten. Das Programm soll für Übende eine gewisse Anstrengung bedeuten, die aber durch einen Erfolg belohnt wird. Und dieser Erfolg soll die Erwartung womöglich übertreffen.

Der Vorsatz des Übenden ist wie ein Samenkorn, aus welchem ein großer Baum wachsen kann. Wenn nun ein Gärtner binnen vier Wochen nach der Aussaat eine Ernte bekommt, dann macht er ein glänzendes Geschäft. Ein ähnliches Geschäft soll jedem offenstehen, der den Anlauf unternimmt und sein Programm vier Wochen durchhält. Wer den Erfolg einmal an sich erlebt hat, der wird ein Leben lang Yoga machen. Daher ist bei westlichen Menschen, mit ihrer Neigung zu radikalen Schritten, der rasche Anfangserfolg mehr als ein erfülltes Nahziel. Er ist der Ansporn, sich nun erst recht in eine Lehre zu vertiefen, die in so kurzer Zeit in einem Anfänger so viel vollbringen kann.

Wie sieht der Erfolg aus?

Verjüngung ist Entgiftung, daher ist sie bei Korpulenten auffallender als bei den Schlanken. Ob rund oder dünn, das Erlebnis eines tiefen seelischen Ausgeruhtseins, des seelischen Gleichgewichtes, das Glücksgefühl des Jungseins, welche ihm zuteil wurden, wird kein Verjüngter jemals vergessen.

## Das Programm: 1. Der Vorsatz

Die Zielsetzung beginnt damit, daß man nach dem Durchlesen dieses Buches und der empfohlenen Besprechung mit dem Arzt sich entschließt, mit der Selbstausbeutung Schluß zu machen. Ich will einmal vernünftig umgehen mit meinem Körper!

Ich verstehe, daß ich im Sinne einer raschen Erholung und Verjüngung auf einige Wochen drastische Maßregeln treffen muß. Daher wird 30 Tage lang das Übungsprogramm des „20-Minuten-Yoga" z w e i m a l  a m  T a g e gemacht. Einmal morgens, vor dem Frühstück. Dann abends, vor der Abendmahlzeit. Jeden Tag wird geübt, ohne Ausnahme. Dreißig Tage lang! Im Rahmen meines Könnens, meiner Kraft! So gut es eben gehen will, mit ein bißchen mogeln. Und wenn es nur zwei bis drei der Übungen sind! Gewogen wird jeden Tag! (Das geht die Dicken an!)

Dreißig Tage will ich kräftig frühstücken, gut zu mittag essen und das Programm hinsichtlich der Abendmahlzeit einhalten.

Dreißig Tage lang, jeden Tag — womöglich in der Tagesmitte — wird entspannt, 20 Minuten lang! Sollte sich dies nicht durchführen lassen, dann wird die Entspannung abends gemacht, nach den Übungen.

Dreißig Tage lang will ich mich auch bemühen, nicht zu übertreiben! Die Schule des Yoga ist kein Kasernenhof. Nicht einmal ein Kloster. Nicht zu tugendhaft sein wollen! Nicht alles auf einmal! Die Frage des Rauchens und des vielen Saufens wird auf später verschoben! Zunächst einmal wird verjüngt durch Entgiftung! Raus mit dem aufgespeicherten Unrat!

## Das Programm: 2. Ernährung

Der Erfolg des Dreißig-Tage-Programms hängt wesentlich von einer Steigerung der Ausscheidung ab. Es ist weniger wichtig, was man ißt. Die Hauptsache ist, daß man das Aufgenommene rasch wieder los wird. Da die Berufstätigkeit weder unterbrochen werden darf noch leiden soll, kommt eine Hungerkur gar nicht in Frage.

Die Verjüngung durch das Dreißig-Tage-Programm wird durch die Zusammenwirkung der Übungen mit einer Vermeidung der abendlichen Überbürdung erreicht. Der Verdauungsapparat muß endlich einmal auf Wochen hinaus nachts Zeit haben, sich zu reinigen und zu erholen.

Daher der Vorsatz:

Dreißig Tage zum Abendbrot nur Früchte, Salate und hinterher ein Milchgetränk. (Dickmilch, Yoghurt und dergl.) Kein Brot! Keine Kartoffeln, Nudeln! Kein Aufschnitt, keine Butter oder Margarine! Unter Salat verstehen wir grünen Salat oder solchen aus Tomaten oder Rohgemüsen, nicht aus Kraut, Rettichen, Fleisch oder Fisch!

Früchte roh oder gekocht, frisch oder trocken, je nach Jahreszeit und Belieben. Sie können einen ganzen Monat lang Äpfel essen, jeden Abend eine andere Sorte! Kerngehäuse mitessen! Trockenobst wirkt besser, wenn es vorher aufgeweicht wurde. Nicht gleich kiloweise, bitte! Kleine Portionen tun es auch! Wenn man nun einmal nicht das Gefühl eines Gesättigtseins hat, dann nehme man hinterher einen mageren Käse.

Die tägliche Fleischration essen wir zum Frühstück oder zu Mittag. Das Frühstück wird zur Hauptmahlzeit! Nach drei Früchteabenden kommt der Hunger schon! Nehmen Sie morgens ruhig Eier und essen Sie mittags viel Reis. Er gibt Ihnen die Substanz. Kein Weißbrot, die ganzen dreißig Tage! Dafür dürfen Sie Ihre Tasse Kaffee trinken und abends den gewohnten Schoppen Wein und das Glas Bier (nicht zu kalt!). Den halben Liter möglichst nicht überschreiten! Rauchen vor dem Frühstück gibt es nicht während der 30 Tage.

Dreißig Tage der Selbstbeobachtung. Wie reagiert mein Körper? Wie funktioniert die Entleerung? Wie lange dauert es, bis eine Mahlzeit wieder ausgeschieden ist? Das Ziel ist Ausscheidung nach 12 Stunden. Beobachten Sie sich, wie Sie sich halten im Stehen, Gehen, Liegen, Sitzen. Verfolgen Sie Darmgeräusche und Bewegungen. Beachten Sie, wie Ihr Rockband oder der Hosenbund plötzlich zu weit wird. Wie Sie Ihren Leib anders tragen. Wie sich die Organe verkleinern und auch verlagern.

Beobachten Sie Ihre geistigen Reaktionen, Veränderung im Wechsel der Stimmungen, Ihrer Leistungskraft. Täglich auf die Waage! Wer Angst hat vor der Waage, der nimmt nicht ab!

Wenn Sie nach dreißig Tagen Ihre Sachen aus der Zeit „vor der Währungsreform" anziehen können, dann haben Sie sich verjüngt! Aus eigener Kraft! Und dann erst sollen Sie entscheiden, ob Sie weiterhin den „20-Minuten-Yoga" machen wollen.

# Stichwortverzeichnis

* Diese Stichworte weisen auf Übungen hin

# INHALT

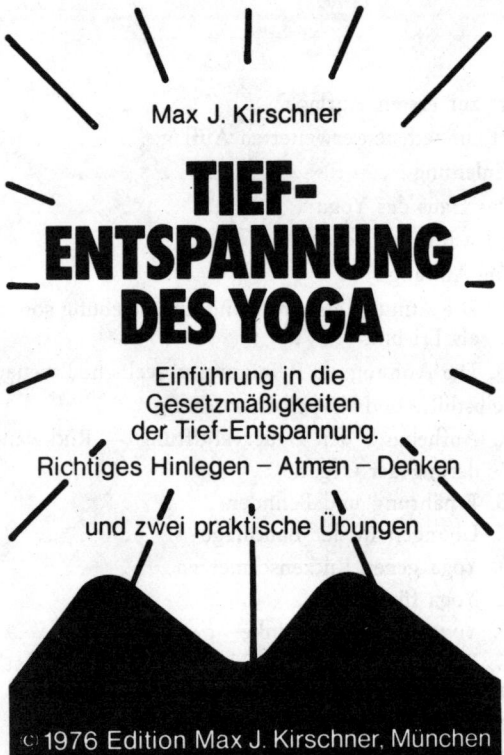